FRAUKE LIPPENS

HAUSGEBURTEN

EINE ARBEITSHILFE FÜR HEBAMMEN

1. AUFLAGE 1994

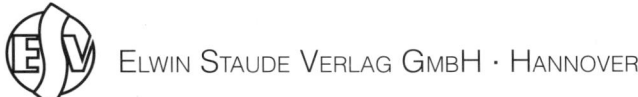
ELWIN STAUDE VERLAG GMBH · HANNOVER

Copyright by Elwin Staude Verlag, Hannover, 1994
Satz: Typotime, Schellerten
Druck: B & W Druckservice, Hildesheim
ISBN 3-87777-066-5

Inhaltsverzeichnis

Entscheidungsfindung

Begleitung der Schwangerschaft

Hausgeburt

Verlegung in die Klinik

Wochenbettsverlauf nach Hausgeburt

Zusammenarbeit

Die Schattenseiten der Hausgeburtshilfe

Statt eines Vorworts –
Geburtsbericht Jan Rasmus Willi

Der Fleck auf dem Flickenteppich in unserem Schlafzimmer ist inzwischen schlapp, grau und unscheinbar. Wie ein x-beliebiger Fleck eben. Keine echte Seltenheit in unserer Wohnung.

Und doch: Anders als die anderen Flecken wird er von uns in Ehren gehalten. Am Morgen des 14. März 1989 hat er leuchtend rot in unserem Zimmer geflattert wie eine Siegesflagge.

Eine gute Woche vorher war es Elvira schon mal so vorgekommen, als wollte es losgehen. Frauke war gekommen mit ihrer gesamten Ausrüstung. Aber dann war es doch nichts gewesen, und sie war wieder gegangen. Das Hebammen-Gepäck hatte sie vorläufig dagelassen.

An diesem Abend blieb sie.

Elvira war ihren Bauch seit langem leid und feiert jetzt – wenn auch mit gemischten Gefühlen – die herbeigesehnten Wehen, die immer stärker werden. Ich hab zuerst, ehrlich gesagt, noch Hoffnung, die ganzen mulmigen Anzeichen nicht ernst nehmen zu müssen, und fange an rumzukaspern.

Ausgerechnet heute? Am errechneten Termin?

Und auch Elvira will einen weiteren Fehlalarm vorsichtshalber nicht ganz ausschließen.

Nur Frauke hat keine Zweifel.

Irgendwann fällt mir dann auf, daß wir drei seit mehreren Stunden dabei sind, relativ schweigsam und emsig zu arbeiten: Es wird hier und da noch etwas sauber gemacht, die vorbereiteten Siebensachen werden zusammengekramt, Frauke ordnet ihren Kabelsalat, Elvira bügelt (!) und wischt und räumt zwischen den Wehen, ich fang an zu essen. Nicht mit Genuß und ausgiebig, wie sonst, sondern im Stehen, eilig, Stulle für Stulle, weil ich plötzlich das Gefühl habe, mich bei Gelegenheit stärken zu müssen.

Dann sagt Elvira, wir sollten uns alle noch etwas hinlegen. Und tatsächlich: Wir schlafen. Elvira auch. Zwischen den Wehen.

Dann werden die Abstände geringer, es fängt an sehr weh zu tun, ich seh es Elvira an. Aber trotzdem: Sie genießt noch ihre Kraft, sie triumphiert noch über die Schmerzen, und stolz sieht sie mich an, wenn die Wehe vorbei ist; sie sagt: „Mensch, die sind ja wahnsinnig", und da klingt schon Ehrfurcht mit, aber auch noch sehr viel Herausforderung. Und ich beobachte das bewundernd.

Allerdings: Ich erinnere mich nicht, daß bei der Geburt unseres Ersten Bewunderung ein wichtiges Gefühl von mir gewesen wäre. Oder daß ich Elvira als stolz und triumphierend erlebt hätte.

„Nein Elvira, ich glaub, die richtigen kommen erst noch."

Nach drei, vier Stunden sind sie da. Und sie dauern noch drei Stunden. Und sie werden immer noch stärker. Die richtigen Wehen.

Die richtigen Wehen sind übermächtig und gnadenlos und brechen jeden Stolz. Und ich lerne wieder das Gefühl, das sie mir beibringen: Mitleid! Sie werfen sich brüllend auf Elvira. Ich gebe alle meine Kraft aus meinen Armen und Beinen und meinem Rücken, um sie aufzufangen und zu stützen gegen diese unnachgiebigen Angriffe. Aber sie muß sie aushalten. Ganz alleine. Und die Pausen sind kurz und dumpf und verzweifelt. Keine Zeit für irgendwelche Triumphe. Sie erschlafft zu einem armen Häuflein Elend, das mit Entsetzen gleich wieder neu gegriffen wird.

Sie triumphiert nicht mehr: Jetzt ist sie nur noch tapfer. Gegen die Übermacht. Und mir schnürt es die Kehle zu.

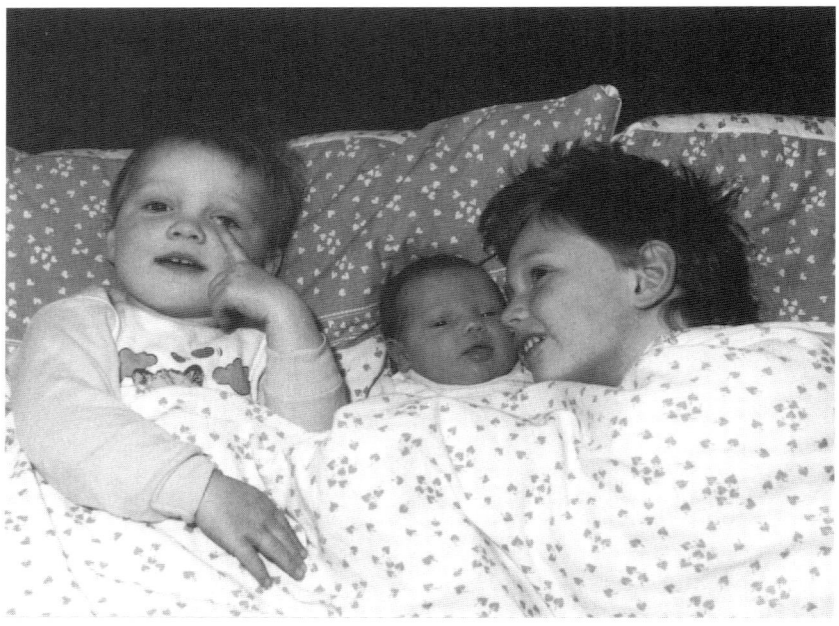

Mir tun alle Knochen weh, so oft hab ich sie aufgefangen, gehalten und gehoben, und ich will, daß sie mir wehtun. Ich möchte ihr so sehnlich helfen. Ich will alles tun, um ihr nur ein kleines bißchen von den Schmerzen abzunehmen, ich will selber Schmerzen haben, ich will meinen Rücken immer wieder beugen, um sie in der Badewanne zu halten, ich will mir die Hand blutig dabei quetschen, wenn ich sie in der Wehe vor dem vorstehenden scharfkantigen Wasserhahn schütze.

Und dann, noch in der Badewanne, kommt die Erlösung! Mit dem unglücklichen Gesichtsausdruck von jemand, der befürchtet, in die Hose zu machen, schickt sie mich: „Sag mal zu Frauke, ich muß schon pressen!" Frauke: „O.k., fisch sie raus!"

8

Dann geht alles rasend schnell. Frauke kriegt den Hocker vor, rafft schnell ein paar Tücher drunter, postiert mich hinter Elvira, gibt ihre Kommandos zum Pressen und Weiterpressen und Atmen, interviewt zwischendurch Willi: Einmal wird sein „Puck-puck-puck" so flau, daß vor Schreck mein eigenes auch ganz flau wird, dann muß Elvira ein paar Extra-Schnaufer „für Willi" machen, und wir pukkern wieder richtig.

Und Elvira hat noch Kraft! Zum Drücken. Wild entschlossen und „wie ein Gorilla", so sagt sie später selber, drückt sie ihn raus. Mit der dritten Preßwehe kommt Willi. Und hißt seine knallrote Siegesflagge. Auf unserm Flickenteppich.

Clemens Bahlmann

Meine Entwicklung

Als ich im Januar 1982 mein Hebammenexamen ablegte, hatte ich mich bereits viel mit der Frage, ob ich in die Hausgeburtshilfe gehen wolle, beschäftigt.

Ich kam aus der autonomen Frauenbewegung, hatte eine Beratungsstelle für Frauen mitaufgebaut und die boomende Literatur rings ums Kinderkriegen verschlungen.

Mein Semesterferienjob auf der Wochenstation einer großen Frauenklinik, in der es damals noch kein Rooming-In gab, hatte das Gefühl von „so nicht!" geweckt. Anderthalb Jahre als Pflegehelferin auf den verschiedensten Stationen und im Kreißsaal der Uni-Frauenklinik verstärkten meinen Eindruck einer frauen- und kinderfeindlichen, technischen Geburtsmedizin.

Es war klar, ich wollte Hebamme werden und Hausgeburten betreuen.Während meiner Ausbildung aber kamen dann immer wieder Zweifel:

Ich sah täglich, was alles bei Geburten an Schwierigkeiten, Komplikationen auftreten konnte. Das wäre doch zu Hause wirklich gefährlich!

Oder wurde dies durch den Ortswechsel bei Geburtsbeginn, die Angst vor der Klinik verursacht? Auch nahm ich wahr, wie oft diese Schwierigkeiten durch Manipulationen provoziert wurden. Wie Frauen in ihrem Bewegungsdrang behindert wurden, wie ihnen subtil verboten wurde, die Gewalt der Wehen über die Stimme hinauszulassen – und sie dann eine PDA brauchten.

Die Art, wie mit den Männern umgegangen wurde, ärgerte mich ebenso. Sie wurden oft bei Geburtsbeginn nach Hause geschickt; die Frau blieb allein, der Mann wurde sehr spät wieder gerufen.

Kein Wunder, daß er sich dann fehl am Platze vorkam und auch überfordert war. Beim Nähen, bei vaginal-operativen Entbindungen, ja manchmal sogar für vaginale Untersuchungen mußte der Partner den Raum verlassen. Nicht mal sein Kind durfte er selbst baden. Nach der Geburt trottete der Partner allein nach Hause, die Frau wurde in ihr Zimmer gebracht, das Kind für Stunden von seiner Mutter getrennt! So wollte ich nicht arbeiten!

Vor allem war mir wichtig, die Frau/das Paar nicht erst mit Wehen im Kreißsaal kennenzulernen, sondern sie schon in der Schwangerschaft zu betreuen. Auch der Kontakt nach der Geburt war in der Klinik kaum gegeben. Gerade nach anstrengenden Geburten fehlte das klärende Gespräch, die gemeinsame Freude.

So wuchs in mir der Wunsch nach ganzheitlichen Arbeitsmöglichkeiten und ich nahm Kontakt zu Hebammen auf, die bereits lange Hausgeburten betreuten; während der Ausbildung hatte ich ja nichts über Geburten „draußen" gelernt.

Daß ich als Berufsanfängerin nicht gleich in die Hausgeburtshilfe gehen würde, war für mich klar. Schließlich beginnt nach dem Examen die Zeit zu lernen, selbständig Entscheidungen zu treffen; Abweichungen, die bisher theoretisches Wissen sind, in der Praxis zu erkennen.

Wie froh war ich, als ich nach dem Examen die Möglichkeit erhielt, in der Schwangerenbetreuung und Wochenbettpflege gleich „draußen" zu arbeiten, zur Geburt aber mit „meinen" Paaren in eine Klinik zu gehen, die eine freundliche Geburtshilfe leistet. Ich habe dort in anderthalb Jahren achtzig Geburten begleitet und von den Kolleginnen und ÄrztInnen sehr viel gelernt, z.B. über Neuralreflextherapie und alternative Geburtspositionen.

Diese Arbeit war sehr befriedigend, wenn auch recht anstrengend; schließlich habe ich ja alle Geburten bis zum Ende betreut, und das hieß manchmal: erst acht Stunden bei dem Paar zuhause und dann noch zwanzig Stunden in der Klinik!

Obwohl die Ergebnisse dieser Geburtshilfe sehr gut waren[1], kamen mir wieder Zweifel bezüglich meiner Hausgeburtspläne: viele dieser ambulanten Geburten mit vertrauter Hebamme hatten lange Verläufe oder Herztonveränderungen, die ich zuhause nicht hätte tolerieren mögen.

Da auch die Zusammenarbeit mit den Klinikkolleginnen und ÄrztInnen überwiegend gut und freundschaftlich war, hätte ich sicher noch einige Zeit so weiter gearbeitet, wenn nicht die Verwaltung der Klinik eingegriffen hätte. Dem Herrn Verwaltungsdirektor paßte es nicht in sein betriebswirtschaftliches Konzept, daß „meine" Frauen fast alle binnen 24 Stunden nach der Geburt die Klinik wieder verließen. Er ging zu Recht davon aus, daß Frauen, die nicht kontinuierlich von einer vertrauten Hebamme betreut werden, nicht in gleichem Ausmaß Geburtsverläufe haben, die sie befähigen, nach der Geburt nach Hause zu fahren.

Nachdem ich in diesem Krankenhaus eine wirklich familienbezogene Geburtshilfe kennengelernt hatte, konnte ich mir nicht vorstellen, in einer anderen Klinik zu arbeiten. Aber Hebamme sein ohne Geburten?

Also stand das Thema Hausgeburten wieder auf der Tagesordnung. Übrigens hatte ich inzwischen bei drei, vier Hausgeburten hospitiert und eine Hausgeburt völlig überraschend selbst geleitet.Und das kam so: in meinem Geburtsvorbereitungskurs befand sich ein Paar, das sich auf eine Hausgeburt beim zweiten Kind vorbereitete. Die Geburt sollte eine erfahrene Hebamme leiten, die allerdings einen weiten Anfahrtsweg hatte. So war geplant, daß ich bei Geburtsbeginn Herztöne kontrollieren, einen Befund erheben und dann die „richtige" Hebamme informieren sollte. Ich war also gerade ein Vierteljahr Hebamme, als die Frau mich morgens telefonisch weckte mit den exakten Angaben: „Blasensprung, Fruchtwasser klar, keine Wehen". Wir verabredeten, daß ich kurz unter die Dusche und dann aufs Rad springen würde und in Kürze bei ihr sei. Sie solle schon mal die „richtige" Hebamme vorwarnen.

Eine gute halbe Stunde später betrat ich das Haus – und hörte einen Schrei, der mir durch Mark und Bein ging. Hinterher erzählte mir das Paar, ich sei weiß wie die Wand in die Wohnung getreten.

Das Bild, das wir boten, war sicher für eine Filmkomödie tauglich: der werdende Vater, der zum ersten Mal eine Geburt erlebte, lief in Unterhose aufgescheucht durch die Wohnung, die Kaffeekanne in der Hand und fragte mich, ob ich Tee

---

[1] Lippens. Die Tätigkeit einer freiberuflichen Hebamme, in: Nacke/Lip, Ambulante Geburt, München 1984, S. 94-104.

oder Kaffee wolle; schließlich hatte er ja in meinem Kurs gelernt, daß eine Geburt eine sehr langwierige Geschichte sein könne, für die es sich zu stärken gelte. Außerdem hatte er so etwas zum Festhalten, denn ganz geheuer ist ihm das Schreien seiner Frau sicher nicht gewesen, in dem sich die Angst ausdrückte, eventuell das Baby allein zu kriegen. Kurz nach unserem Telefonat hatten die Wehen nämlich mit Macht eingesetzt; nun lag sie auf dem Bett, umgeben von nassen Handtüchern und Haushaltspapier, um mit all dem klarzukommen, was da so kam.

Zum Glück war ich schon ganz gut ausgerüstet: ich hörte mit dem Sonicaid Herztöne, untersuchte, Muttermund vollständig, der Kopf drückte mächtig, zog mit zitternden Händen 3 VE Oxytocin auf und erfuhr, daß die „richtige" Hebamme bei einer anderen Geburt sei und ohnehin fand, dieses Paar habe sich gar nicht bei ihr angemeldet. Ich fragte die Frau, ob ich die Feuerwehr rufen solle, die nächste Klinik war nur eine Straße weiter; statt einer Antwort kam die nächste Wehe und damit war dieses Thema erledigt.

Ich plazierte den Mann hinter der Frau, so daß sie bequem in seinem Schoß lag und reichte ihm das Telefon; in den Wehenpausen sollte er nun versuchen, eine andere Hebamme, die Hausgeburten betreute, zu erreichen. Dies klappte auch.

Meine Aufregung trieb mich zwischen zwei Wehen aufs Klo.

Dann waren wir alle soweit: Jonny kam Stück für Stück ans Licht der Welt, als Steißkissen diente dabei ein „Die Axt im Haus"-Heimwerkerbuch. Für einen Außenstehenden wäre es sicher ein lustiges Bild gewesen: mit jeder Wehe, die das Köpfchen mehr brauchte, holte ich die Epi-Schere Stück für Stück näher. Schließlich hatte die Frau beim ersten Kind einen DR III (nach Epi!) gehabt und uns war doch eingebleut worden, daß dann beim nächsten Kind eine Epi zu schneiden sei. Die Herztöne waren aber gut und so mochte ich das der Frau nicht antun – gut so, der Damm blieb heil, es gab nur einen kleinen Labienriß. Der Frauenarzt, der später zum Nähen kam, lobte uns für diese gute Zusammenarbeit; ein erstes Lernen, daß Lehrmeinung und Alltagserfahrung sich nicht immer decken müssen.

Der Jonny war also geboren und es war beeindruckend zu erleben, wie ein ungestörter Mutter-Kind-Kontakt abläuft.

Der nächste Höhepunkt in unserem „Film": ich bat den jungen Vater, mir für die Plazenta eine Schüssel aus der Küche zu besorgen – und bekam ein zartes Suppentellerchen.

Zur Plazentageburt traf dann auch die hilfsbereite „Ersatz"-Hebamme ein, guckte nach dem Rechten, füllte die Papiere aus (damals durften nur die Hebammen mit Niederlassungserlaubnis Hausgeburten durchführen) und akzeptierte den Wunsch der Eltern, mir die weitere Versorgung zu überlassen. Auch das ein Erlebnis, wie die Frau, die ja in ihrem eigenem Zuhause war, das Ansinnen der Hebamme, ihr das Kind „wegzunehmen" mit einem ängstlichen, aber entschiedenen „Nein"-Schrei ablehnte und die Arme schützend um ihr Neugeborenes legte.

Dieses Abenteuer in der Großstadt hat mich konkret gelehrt, daß zu Hause auch Improvisationstalent gefragt ist – und wie wichtig zuverlässige, genaue Vereinbarungen sind.

Zurück zu meinen Hausgeburtenüberlegungen:

Ich vermutete, daß mein Klinikklientel mit den schönen, aber oft so langen, kopflastigen Geburten nicht unbedingt die Kundschaft für Hausgeburten sein würde. Es waren ja oft Mitdreißigerinnen, akademisch gebildet, die, gut informiert, nur das Feinste für sich wollten, d.h. nicht auf den Service, die apparative Sicherheit der Klinik verzichten wollten und außerdem noch die Privat-Hebamme, die mit keiner Frau geteilt werden muß, wünschten.

So machte ich mir Gedanken über meine Kriterien, was ich zu Hause machen würde, was nicht und nahm erst einmal nur Mehrgebärende für Hausgeburten an.

Am Anfang ergab es sich, daß viele Paare, die ich bei Hausgeburten betreute, Leute waren, die ich beim ersten Kind in der Klinik entbunden hatte. Sie entschieden sich, vor die Wahl gestellt, ohne „ihre" Hebamme in die Klinik zu gehen oder mit der vertrauten Hebamme eine Hausgeburt zu haben, überwiegend für die Hausgeburt.

Viele dieser Geburten verliefen in einer sehr vertrauten, freundschaftlichen Atmosphäre; mich drückte aber die Verantwortung besonders, da ich ja wußte, daß diese Paare sich nicht primär für die Hausgeburt, sondern für mich als bereits bekannte Hebamme entschieden hatten. Hier lernte ich dann auch den Unterschied zwischen den Menschen kennen, die gern mit einer vertrauten Hebamme in die Klinik gehen möchten und denen, die sich primär für eine Hausgeburt interessierten: diese haben sich aus guten Gründen für eine Hausgeburt entschieden, übernehmen Verantwortung für ihre Pläne und suchen sich zur Durchsetzung ihrer Vorstellungen eine Hebamme. Sie machen sich weniger abhängig von der Hebamme. So gab es hier auch kaum Probleme, wenn ich mich mal für ein freies Wochenende von einer Kollegin vertreten ließ. Die Paare, die ich bereits bei einer ambulanten Klinikgeburt betreut hatte, zogen eher die Möglichkeit in Betracht, in gleicher Situation wieder in die Klinik zu gehen und nicht eine Hausgeburt mit einer Hebamme zu haben, die sie vorher nur ein-, zweimal gesehen hatten.

Ich lernte allmählich die Unterschiede der Geburtsverläufe zu Hause, der Atmosphäre, meiner Rolle, der Übernahme von Verantwortung durch das Paar usw. kennen und schätzen.

Relativ bald nahm ich auch Erstgebärende für Hausgeburten an. Die Erfahrungen hiermit sind zwiespältig: oft ist bei Erstgebärenden die Motivation zur Hausgeburt durch Angst vor der Geburt oder der Klinik geprägt; dann steht die Frau unter großem Erfolgsdruck – und das führt oft zu einem Geburtsstillstand, Klinikaufnahme und z.B. PDA. Hierbei machen die Frauen oft die Erfahrung, daß die Klinik gar nicht so schlimm war, wie sie sich vorgestellt hatten. Beim zweiten Kind haben sie dann eine glatte Hausgeburt oder gehen von vornherein ohne Ängste in die Klinik. Mit Erstgebärenden, für die die Entscheidung zur Hausgeburt positiv begründet ist, habe ich sehr schöne Erfahrungen gemacht. So entwickelte sich für mich langsam die Situation, daß ich gar nicht mehr, zu welch guten Bedingungen auch immer, in der Klinik ambulante Geburten hätte begleiten wollen.

Neben den wunderschönen, dichten Erlebnissen der Hausgeburten kann ich als Grund das wirklich weitestgehend inhaltlich selbstbestimmte Arbeiten nennen.

Ich muß keine Routinen durchführen, nur weil sie in der Klinik Usus sind; ich brauche mich nicht über fragwürdige Anordnungen des Klinikchefs zu ärgern, im Balanceakt zwischen dem Paar und einem unsensiblen Arzt vermitteln. Zu Hause entscheide ich, wann ich den Arzt hinzuziehe, wann ich eine Geburt in die Klinik verlege, wann wirklich eine Episiotomie zu machen ist...

Die Zusammenarbeit mit den Hausgeburten-ÄrztInnen empfinde ich in aller Regel als sehr angenehm und unterstützend. Hier hat sich einfach vorher sortiert, wer überhaupt zu Hausgeburten kommt, so daß nicht neben der gebärenden Frau gerangelt wird.

Je länger ich in der Hausgeburtshilfe aktiv bin, um so klarer werden mir die Bedingungen, die für mich wichtig sind, um mit einem guten Gefühl und zufrieden zu arbeiten:

* ein guter Kontakt zu dem Paar

* Selektion nach meinen Kriterien

* freundschaftliche Zusammenarbeit mit einem Arzt/einer Ärztin

* Vertretungsmöglichkeit durch eine Kollegin mit ähnlichem Stil

* gute Zusammenarbeit mit einer Klinik

* angemessene Bezahlung.

Im Folgenden möchte ich ganz subjektiv über meine Arbeit berichten. Zu vielen Punkten, die ich berühre, gibt es sicher auch andere Auffassungen, ohne daß diese oder meine Position falsch sein müssen.

Ich möchte der Kollegin, die sich für die Hausgeburtshilfe interessiert, Orientierungshilfe geben; ich möchte der Schwarz-Weiß-Diskussion um Hausgeburten ein paar Zwischentöne hinzufügen.

Ich wünsche mir eine lebhafte, kreative Diskussion um eine zeitgemäße, verantwortungsbewußte Geburtshilfe, die dem Dreiklang von Körper, Geist und Seele Rechnung trägt.

Entscheidungsfindung

Telefonischer Erstkontakt

Die Frauen beziehen sich bei ihrem ersten Anruf meist auf eine Freundin, die ich bereits entbunden habe oder haben meinen Namen in der Hamburger Hebammenliste oder dem Heft „Wo bekomme ich mein Baby?" gefunden.

Öfters werden die Frauen auch von ÄrztInnen oder Kolleginnen an mich verwiesen.

Es werden folgende Fragen geklärt:

– Wann soll das Kind geboren werden?

– Wo wohnt die Frau?

– Ist die Frau schon bei einem Arzt/einer Ärztin in der Vorsorge, der/die Hausgeburten betreut?

– Wie sind ggf. vorausgegangene Geburten verlaufen?

Mit diesen Fragen können wir schon abklären, welche Frauen ich wegen Urlaubsplänen besser an eine Kollegin verweise, bei welcher mir die Entfernung zu weit ist, welche wegen vorausgegangener komplizierter Geburt nicht für eine Hausgeburt in Frage kommt. Dies kommt übrigens selten vor; die Frauen können sich meist selbst ganz gut einschätzen. Ich erinnere mich an wenige Telefonate, bei denen das „Aus" für die Hausgeburt gleich kam: Zustand nach Gemini-Sectio, starkes Asthma der Frau („aber das macht nichts, ich habe ohnehin eine Sauerstofflasche im Haus..").

Ist die Frau noch nicht bei einem Hausgeburtenarzt in der Vorsorge, so nenne ich ihr gleich die Ärzte, mit denen ich zusammenarbeite. Ich bitte sie dann, erst klarzumachen, ob einer der Ärzte Zeit und Lust hat; erst dann verabreden wir unser erstes persönliches Treffen. Seitdem nämlich immer weniger ÄrztInnen bereit sind, Hausgeburten mitzubetreuen, kommt an diesem Punkt nämlich schon oft das „Aus" und wir können uns weitere Gespräche sparen.

Während dieses ersten Telefonats stellen die meisten Frauen schon Fragen zur Geburtsvorbereitung, zum Stil der Geburtshilfe, zu den Kosten usw., so daß wir uns beide schon einen ersten Eindruck davon verschaffen können, ob eine Zusammenarbeit den eigenen Vorstellungen und Bedingungen entspricht.

Persönliches Vorgespräch

Motivation zur Hausgeburt

Zur Eröffnung des Gespräches frage ich meist, was das Paar bewogen hat, sich für die hierzulande ungewöhnliche Hausgeburt zu entscheiden bzw. sich dafür zu interessieren.

Mir ist es wichtig, abzuklären, ob die Motive einzig in einer Ablehnung der Klinik bestehen. Dahinter verbirgt sich manchmal Angst vor der Geburt an sich,

---

Checkliste zum Vorgespräch

– Motivation zur Hausgeburt

– Rahmenbedingungen

– Anamnese, Selektion

– Ablauf Hausgeburt; Überwachung

– Vertretung, Rufbereitschaft

– Zuziehung ÄrztIn

– Anmeldung in der Klinik, Verlegungssituationen

– Geburtsvorbereitung

– Geschwister bei der Geburt

– Versorgung nach der Geburt

– Finanzierung

– Bedenkzeit, Anmeldung

---

und dieser vermeintliche Fluchtweg in die Hausgeburt führt letztlich dann doch oft in die Klinik. Hier wäre es besser, die Klinikangst zu bearbeiten und sich sehr genau eine Klinik auszusuchen.

Auch gelingt es manchmal, durch Informationen über die stattfindenden Veränderungen in den Kreißsälen Vorbehalte zu reduzieren.

Eine Hilfe, dies herauszufinden kann sein, die Frau zu bitten, sich mit geschlossenen Augen all ihre Überlegungen präsent zu machen und sie auf ein einziges Gefühl zu reduzieren. Dies heißt dann oft „Angst".

Entscheidungsfindung

Anders sieht es aus, wenn die Entscheidung positiv begründet wird.

* Hier werden die Betreuung durch eine Hebamme, die schon durch die Schwangerschaftsbegleitung bekannt ist, die häusliche Atmosphäre und das Gefühl, vor unnötigen Störungen geschützt zu sein, genannt.

* Mehrgebärende geben oft das Gefühl an: „Das kann ich auch zu Hause" und wünschen sich eine bessere Atmosphäre als bei der vorausgegangenen Klinikentbindung.

Manche haben schlechte Erfahrungen gemacht, weil auf ihre Wünsche nicht eingegangen wurde; sie haben unter dem Pflegenotstand gelitten oder wurden in schwierigen Situationen nicht unterstützt.

„Wenn die Hebamme bei mir geblieben wäre, mir gesagt hätte, daß es jetzt nicht mehr lange dauert, daß ich es schaffe, hätte ich vielleicht nicht bei acht Zentimetern die PDA genommen."

* Geschwister sollen bei der Geburt anwesend sein bzw. sehr bald Baby und Mutter sehen. Die ohnehin schwierige neue Situation – Eifersucht – soll nicht dadurch verschärft werden, daß die Mutter weg ist und der Vater zwischen Klinik und den Kindern zuhause pendelt.

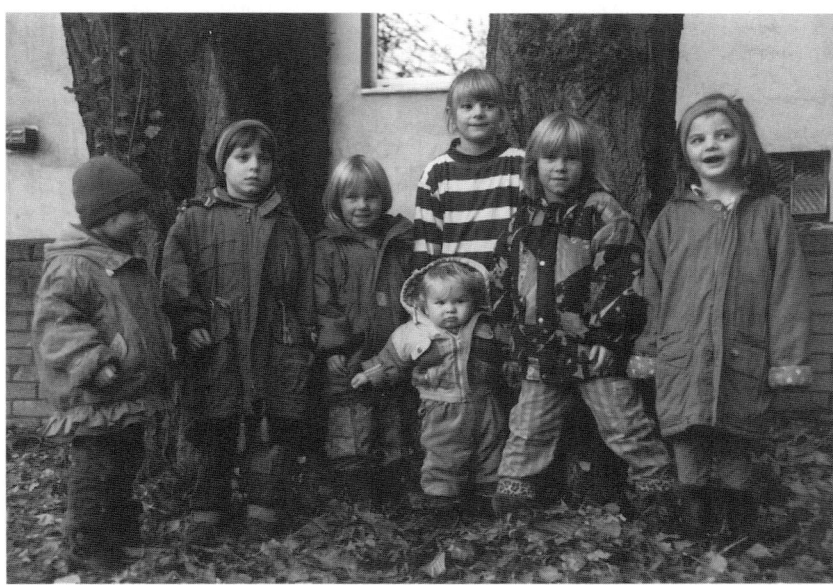

Hausgeburtskinder aus der Krochmannstraße   **Foto: Frauke Lippens**

Entscheidungsfindung

* Für einige Frauen liegt es von ihrer Tätigkeit her nahe, ihr Kind zu Hause zu gebären; dies sind Psychologinnen, Heilpraktikerinnen oder Körpertherapeutinnen.

Auch die Frauen, die im Medizinbereich arbeiten – Hebammen, Krankenschwestern, Kinderschwestern und Ärztinnen – begründen ihren Wunsch nach einer Hausgeburt mit ihren Klinikerfahrungen, der Angst vor unnötigen Manipulationen und ihrem Wissen um die Sicherheit durch strenge Selektion.

* Einige Paare begründen ihre Entscheidung mit weltanschaulichen Gründen: „Gott will, daß wir unsere Kinder zu Hause bekommen." Sie sind oft anthroposophisch orientiert.

* Es sind Frauen, die sich einer männlich dominierten Medizin nicht ausliefern wollen.

Manchmal sind die Frauen in dem Entscheidungsprozess zur Hausgeburt weiter als ihre Partner. Dann ist es wichtig, den Partner nach seinen Bedenken zu befragen, ihn keineswegs unter Druck zu setzen und klar zu machen, daß eine Hausgeburt gegen den Wunsch des Partners keine entspannte Atmosphäre bietet. Entscheidungshilfe kann auch der Geburtsvorbereitungskurs geben.

Offensichtlich spielt es eine Rolle, ob Frauen/Paare in ihrer Umgebung Hausgeburten miterlebt haben, dann wird dies überhaupt erst eine überlegenswerte Alternative. So betreue ich einige Freundeskreise, Wohngemeinschaften oder Schwestern. In den Straßen, in denen ich in den letzten Jahren gewohnt habe, fanden auffällig viele Hausgeburten statt.

Rahmenbedingungen für Hausgeburt

Bei den heutigen Wohnverhältnissen der Paare, die sich für eine Hausgeburt interessieren, gibt es hier nicht viele Hindernisse.

Wie groß die Wohnung sein sollte, hängt in erster Linie vom Gefühl der Frau ab, ob sie genügend Bewegungs- und Rückzugsraum hat.

Wünschenswert ist ein Klo in der Wohnung, eine gute Heizung, warmes Wasser.

Das Treppenhaus sollte für einen Tragentransport geeignet sein. Befindet sich innerhalb der Wohnung eine Treppe, kann vorgeschlagen werden, das Geburtszimmer in der unteren Etage einzurichten.

Ein Telefon sollte unbedingt in der Wohnung sein.

Der Transportweg in die Klinik sollte nicht mehr als 15 Minuten betragen. Im Falle des Falles wäre die Frau dann in der Klinik, wenn die Sectiovorbereitungen abgeschlossen sind.

Entscheidungsfindung

Anamnese, Selektion

Das sorgfältige Studieren des Mutterpasses gibt einen ersten, wichtigen Überblick.

Besonderer Wert ist auf die Absicherung des ETs zu legen, da dieser in 30-50% nicht korrekt bestimmt wurde; so wird oft die individuelle Zykluslänge nicht eingerechnet. Auch die beim Hausgeburtenklientel oft genauen Angaben zum Eisprung oder zur Empfängnis sind ernst zu nehmen.

Es lohnt, sich ausführlich über vorausgegangene Geburten, Fehlgeburten und Abbrüche berichten zu lassen. Auch über Geburtsverläufe der Mutter/Schwestern. Neben einer genauen Anamnese erhält die Hebamme so schon einen Eindruck von der Persönlichkeit der Frau, ihrer Lebensgeschichte und unverarbeiteten Erlebnissen.

Hier kann die Basis für Verständnis und Vertrauen gelegt werden.

Genaues Sortieren, wer sich für eine Hausgeburt eignet, ist einer der wichtigsten und schwierigsten Bereiche in der Hausgeburtshilfe. Besonders die „Einsteigerin" mag hier emotionale Probleme haben:

– es fällt schwer, einer netten Frau/einem Paar „nein" zu sagen;

– als Hausgeburten-Anfängerin ist frau froh über jede Anmeldung, besonders wenn mehrere Kolleginnen im gleichen Bezirk Hausgeburten betreuen;

– je schlechter die Klinikgeburtshilfe in der Umgebung ist, um so weniger mag frau dies den Schwangeren zumuten...

– viele Risiken sind so unwahrscheinlich; warum soll gerade bei dieser Frau?...

Einige Tips zum Umgang mit diesen Schwierigkeiten:

– „kategorischer Imperativ": keine Ausnahmen für diese eine Geburt, sondern Kriterien, die für viele Geburten Bestand haben;

– Kriterien für gute Hausgeburtshilfe mit guter Klinikgeburtshilfe vergleichen; schlechte Klinikverhältnisse erhöhen nicht die Sicherheit zu Hause!

– iatrogene Komplikationen bei vorausgegangenen Geburten (Sectio nach aufsteigender PDA, Plazentalösungsstörung nach ungeduldiger Leitung der Nachgeburtsphase...) sind bedauerlich und mögen die Hebamme in ihrer Auffassung frauenfreundlicher Geburtshilfe bestärken, ändern aber nichts daran, daß diese Frau in diese Schwangerschaft bzw. Geburt ein Risiko mitbringt, daß eine Hausgeburt ausschließt;

– Enttäuschung auf Seiten der Frau und/oder der Hebamme nach vorausgegangener abgebrochener Hausgeburt, die womöglich noch in eine Sectio mündete, das Gefühl, es sich und der Welt beweisen zu wollen, ist die denkbar schlechteste Motivation zur Hausgeburt beim nächsten Kind. Sie schafft zusätzlichen Druck, besonders in einer hausgeburtenfeindlichen Umgebung.

– Stell Dir vor: eine befreundete Kollegin erzählt Dir, daß sie diese Frau mit dieser Anamnese und dieser Problematik zur Hausgeburt annehmen wolle, was würdest Du ihr raten? Sei Dir dann selbst die beste Freundin!

– Ausnahmen von den eigenen Kriterien müssen mit Bewußtheit und guten Gründen gemacht werden; sie dürfen nicht einfach „passieren".

Wenige Frauen/Paare fallen beim Vorgespräch „raus". Ich erinnere mich nur an ein Paar, das ich als Urlaubsvertretung kennenlernte; die Frau hatte vier Abbrüche in der Vorgeschichte, daraufhin lehnte ich die Vertretung ab.

Im Nachhinein hat sich aber bei einigen Betreuungen gezeigt, daß es Gründe gab, besser gar keine Hausgeburt anzustreben. Ich möchte diese „Fälle" zur Diskussion stellen, da dies vielleicht eine Hilfe ist, die eigenen Kriterien für Hausgeburten zu präzisieren; in unserer Ausbildung fehlt das ja völlig:

1. Eine Frau wollte ihr zweites Kind zu Hause kriegen, das erste war eine spontane BEL-Geburt. Beim Vorgespräch gibt sie einen uterus bicorporeus an. Ich willige in eine Hausgeburt ein, wenn das Kind in Schädellage liegt. Auch dieses Kind bleibt in BEL, wird spontan in der Klinik geboren, in der Nachgeburtsphase kommt es zu erhöhtem Blutverlust; ambulante Geburt.

In einem Wochenbett-Gespräch weist die Frau meine Äußerung, ich hätte sie wohl besser gar nicht als Hausgeburt angenommen und ihr so die Enttäuschung erspart, fast entrüstet von sich. Dann wäre sie ja nicht in den Genuß des intensiven Kurses gekommen. Den besucht sie mit ihrem Mann auch wieder beim dritten Kind, das dann als BEL-Frühgeburt per Sectio auf die Welt kommt.

2. Vor etlichen Jahren betreute ich eine Frau im Wochenbett, die mit einer Kollegin eine Hausgeburt geplant hatte; dies hatte mich – ich führte damals noch keine Hausgeburten durch – sehr gewundert, weil die Frau recht klein und zart, ihr Partner hingegen sehr groß und kräftig war. Das Kind wurde dann als Frühgeburt mit 1600g spontan geboren. Bei der Nachsorge stellte ich fest, daß ich mit Daumen und Mittelfinger einer Hand beide Darmbeinstacheln gleichzeitig fassen konnte. Die Frühgeburt war vielleicht ein weiser Weg der Natur, die einzige Chance einer vaginalen Geburt.

3. Noch schwerer als einer Frau zu sagen: „Dein Uterus hat keine normale Form – deshalb keine Hausgeburt..." fällt es sicher, einfach auf Grund des Alters die Betreuung abzulehnen. Ich habe nur wenige Frauen über 40 zu Hause entbunden; aber Wehenschwächen deuteten sich dabei schon an, die wir allerdings durch Homöopatica bzw. Eröffnen der Fruchtblase mildern konnten.

4. Eine der Erstgebärenden, die ich nach einer durchwachten Nacht wegen Geburtsstillstand in die Klinik einwies, hatte zwei, drei Fehlgeburten mit Curet-

tagen in der Vorgeschichte. Es wurde eine manuelle Plazentalösung notwendig. Beim zweiten Kind konnte die Klinikkollegin die Plazenta mit Akupunktur erfolgreich locken, allerdings unvollständig.

Auswahl zur Hausgeburt – Risikoliste Vorgeschichte:

mütterliche Grunderkrankungen:

– Herzkrankheiten, Nierenerkrankungen, Asthma, Diabetes, Blutgerinnungsstörungen etc.

– Uterusfehlbildungen, große Myome

gynäkologische/geburtshilfliche Vorgeschichte:

– Zustand nach Sectio, Uterus-Op

– Zustand nach mehr als zwei Fehlgeburten/Abbrüchen

– Zustand nach schwierigen vaginal-operativen Entbindungen

– Zustand nach schweren Blutungen bei vorausgegangenen Geburten

– Zustand nach manueller Plazentalösung oder Nachcurettage

Ablauf Hausgeburt, Überwachung

Hier wird meist besprochen, wann ich zur Geburt gerufen werden soll, wie sich die Untersuchungen gestalten (s. S. 59), wie der weitere Geburtsablauf aussehen könnte (Spaziergang, Badewanne, Essen etc.). Von großem Interesse sind meist die für eine Hausgeburt zu treffenden Vorbereitungen. Oft wird auch gefragt, welche schmerzlindernden Verfahren ich anwende. (s. S. 104)

Ich informiere das Paar darüber, daß mir die gleichen Überwachungsmöglichkeiten zur Verfügung stehen wie der Kollegin in der Klinik. Manchmal ergibt sich daraus ein Gespräch über das Für und Wider des CTGs. Mehrgebärenden muß ich dann leider öfters versichern, daß sie mit CTG nicht zwangsläufig liegen müssen – unangenehme Vorerfahrungen.

Sehr selten ist der Widerstand gegen Technik so groß, daß ich das Paar bitten muß, sich eine andere Hebamme zu suchen.

Oft wird mir die Frage nach dem Risiko der Hausgeburt gestellt und ich versuche dann, Vor- und Nachteile von Haus- und Klinikgeburten sachlich gegenüber zu stellen. Dabei betone ich, daß das subjektive Gefühl, wo vor allem die Frau sich sicher und geborgen fühlt, wichtig ist und nicht unbedingt die heißen Empfehlungen aus dem Kreis der Freundinnen.

Entscheidungsfindung

Ich mache dem Paar klar, daß sie – egal, ob sie sich für eine Klinik- oder eine Hausgeburt entscheiden – Verantwortung übernehmen und sich dafür ggf. vor sich selbst oder ihrem Kind rechtfertigen müssen, daß sie aber bei einem „Schadensfall" zu Hause Vorwürfe von allen möglichen „Fachleuten" bekommen werden, sogar, wenn das Kind mit einer Trisomie 21 geboren werden sollte.

Wir sprechen über die Reaktion ihrer näheren Umgebung auf den Hausgeburtswunsch; ggf. empfehle ich ihnen, sich genau zu überlegen, wem sie davon erzählen, um nicht unnötigen Streß zu haben.

Rufbereitschaft, Vertretung

Ich erkläre dem Paar, daß ich ab zwei Wochen vor dem Termin (bei Mehrgebärenden evtl. ab drei Wochen vor ET) und bis zum zehnten Tag nach dem Termin Rufbereitschaft für sie mache, d.h. jederzeit für sie erreichbar bin.

Dabei schildere ich auch die Auswirkungen dieser Rufbereitschaft auf das Privatleben, die strapaziöse Grundanspannung, die mit diesem Einsatz einhergeht.

Wenn in die Rufbereitschaft Termine fallen, während der ich nicht in Hamburg bin, sage ich dies schon während des Vorgespräches und benenne meine Vertretung.

Zuziehung eines Arztes/einer Ärztin

Meist ist das Paar bei unserem ersten persönlichen Gespräch schon mit einem Hausgeburtenarzt „versorgt"; ansonsten nenne ich ihnen jetzt Ärzte, mit denen ich zusammenarbeite.

Ich informiere darüber, daß ich zwar berechtigt bin, eine normale Geburt allein zu betreuen, aber es vorziehe – ähnlich wie in der Klinik – einen Arzt hinzuzuziehen. Sie erfahren, daß ich dem Arzt bei Geburtsbeginn eine Mitteilung mache, ihn eventuell über den Zwischenstand informiere und dann zur Geburt rufe.

Auf Nachfragen gebe ich als Gründe hierfür an:

1. Nach der Geburt des Kindes müssen zwei Personen überwacht und eventuell medizinisch versorgt werden.

2. Der Arzt hat bestimmte Fertigkeiten erlernt, die ich nicht beherrsche, allemal nicht in Krisensituationen.

3. Die Präsenz des Arztes gibt mir zusätzliche Sicherheit, die sich auf die Qualität meiner Arbeit positiv auswirkt, da ich dann entspannter bin.

Entscheidungsfindung

Diese Angaben erhöhen meist das Sicherheitsgefühl des Paares. Einige Paare, die bereits Erfahrungen mit Hausgeburten ohne Arzt haben, legen keinen großen Wert auf die Anwesenheit eines Arztes, akzeptieren aber meinen Wunsch.

Wir besprechen die Aufgabenverteilung zwischen Hebammen und ÄrztInnen.

Dabei betone ich, daß ich gut und gern mit den genannten ÄrztInnen zusammenarbeite. Das „Gerangel" zwischen Hebammen und ÄrztInnen sollte möglichst wenig in das Dreieck mit den werdenden Eltern hineingezogen werden – wenn's auch manchmal schwerfällt!

Anmeldung in der Klinik, Verlegungssituation

Ich bitte das Paar, sich auch in einer Klinik anzumelden.

Dabei spreche ich Empfehlungen aus, damit im Falle des Falles die Voraussetzungen für eine gute Klinikerfahrung gegeben sind. Eventuell meldet sich das Paar zusätzlich in einer zweiten Klinik an, die von der Wohnung aus in kürzerer Zeit zu erreichen ist. Da doch ziemlich viele gewünschte Hausgeburten beim ersten Kind letztlich Klinikgeburten werden, sollte frau hier keine falschen Kompromisse machen nach dem Motto: „Kliniken sind eh doof und unterscheiden sich kaum voneinander" und sich damit das schlechte Erlebnis vorprogrammieren.

Ein Grund für meine Empfehlung ist auch, daß die Entscheidung zur Hausgeburt dort akzeptiert wird und das Paar/die Frau so ein angenehmes Anmeldegespräch hat; auch dies kann Vorbehalte einer Klinikgeburt gegenüber reduzieren.

An Beispielen erläutere ich dem Paar, warum aus einer Hausgeburt eine Klinikgeburt werden kann. Dafür bieten sich Situationen an, die allgemein bekannt sind als besondere Geburtssituationen, z.B. Zwillinge, Steißlage.

Dabei mache ich klar, daß es zu jedem Zeitpunkt – also während der Schwangerschaft, bei Geburtsbeginn, unter der Geburt und auch nach der Geburt – dazu kommen kann, daß wir die Hilfe einer Klinik brauchen.

Ich erkläre dem Paar, daß die häufigsten Verlegungsgründe beim ersten Kind das Überschreiten des zehnten Tages nach ET bzw. mangelndes Zurechtkommen mit den Wehen sind.

Wir besprechen das Streßelement, daß durch meine strengen Kriterien oder auch durch das selbstgesteckte Ziel, ein erstes Kind bereits zu Hause bekommen zu wollen – in einer Gesellschaft, die dies weitgehend ablehnt – entstehen kann.

Hier wird meist gefragt, ob ich die Frau in die Klinik begleiten und dort entbinden könne, ja, etliche Frauen gehen ganz selbstverständlich davon aus und können kaum glauben, sich in solch einer sensiblen, intimen Situation völlig fremden Menschen anvertrauen zu sollen.

Ich erzähle ihnen, daß ich sie im Vorbereitungskurs auch auf die Klinik einstimmen werde und eine gute Meinung von den Kolleginnen in der Klinik habe, in der sie sich anmelden sollen.

Ich selbst begleite die Frauen nur in die Klinik, wenn sie bereits richtig unter der Geburt sind.

Geburtsvorbereitung

Hausgeburtenleute wollen auch meist eine intensive Geburtsvorbereitung machen. Mehrgebärende sehen dies als Chance, mich besser kennenzulernen.

Ich berichte ihnen über Umfang, Struktur, Inhalte und Kosten meiner Kurse (s. S. 36)

Geschwister bei der Geburt

Oft fragen Paare, die bereits Kind(er) haben, mich nach meinen Erfahrungen mit Geschwistern bei Hausgeburten.

Wir besprechen die Versorgung der Kinder bei der Geburt und die möglichen Auswirkungen der Anwesenheit der Kinder auf die Frau unter der Geburt. (s. S. 76)

Versorgung im Wochenbett

Die meisten Paare, die eine Hausgeburt wünschen, haben schon einen zwei-, dreiwöchigen Urlaub des Mannes ab Geburt geplant. (Diese Männer sind öfter bereit, ihren Jahresurlaub zu „opfern".)

Wir besprechen die Unterstützung durch eine Haushaltshilfe nach §199 RVO, die ich dringend empfehle, besonders, wenn schon Kinder vorhanden sind.

Auch die Wochenbettbetreuung durch die Hebamme und die erste Kinderarztuntersuchung werden angesprochen.

Finanzierung

Ein wichtiges Thema während des Vorgespräches ist das Geld!

Hier sind eindeutige, klare Absprachen, die schriftlich fixiert werden, wichtig.

Entscheidungsfindung

In meiner Arbeit fallen Eigenanteile für Geburtsvorbereitung (für die Frauen z. Z. DM 9,— ab 13. Stunde, für die Männer DM 9,— pro Stunde) und seit 1989 bzw. Rufbereitschaftsgeld (von DM 200,— inzwischen auf DM 500,— gestiegen) an.

Ich nenne den Paaren Beispiele für unsere Bezahlung, erkläre die Belastungen der Rufbereitschaft, der Nachtarbeit etc. und stelle meine Forderungen ohne Rechtfertigungston.

Die Reaktionen sind überwiegend positiv und verständnisvoll. Die Leute sind überrascht und empört über die gesellschaftliche Geringschätzung unserer Arbeit und den sich darin ausdrückenden niedrigen Stellenwert von Kindern und Müttern.

Manche Frauen überlegen sich, ob sie die Rufbereitschaftspauschale bezahlen wollen, die ihnen ja nicht garantieren kann, daß das Baby wirklich zuhause geboren wird. Wenige ziehen dann eine ambulante Entbindung vor.

Wenn ich den Eindruck habe, daß meine Forderungen die Möglichkeiten z.B. alleinstehender Frauen übersteigen, diese aber wirklich eine Hausgeburt wünschen, nenne ich ihnen erheblich niedrigere Beträge.

Keine Frau/kein Paar soll wegen finanzieller Schwierigkeiten auf eine Hausgeburt verzichten müssen: allerdings ist die völlig unbefriedigende Bezahlung unserer Arbeit durch die Kassen ein Test für unser Klientel, wie sie unsere Arbeit einschätzen, wie bereit sie sind, ihren Anteil zur Umsetzung ihrer Wünsche beizutragen.

Bedenkzeit, Anmeldung

Am Ende dieses ca. ein- bis anderthalbstündigen Vorgespräches verabreden wir eine Bedenkzeit für beide Seiten. Meist kann ich dem Paar schon beim Abschied signalisieren, daß ich sie gern betreuen würde.

Ich bitte um einen Anruf zwecks Zu- oder Absage.

Hat das Paar sich dann für eine Zusammenarbeit entschieden, so überweisen sie zum Zeichen der Verbindlichkeit ihren Anteil an den Geburtsvorbereitungskosten.

Vor- und Nachteile der Hausgeburt

„Ein feinfühliger Umgang mit dem Neugeborenen, die Wiederherstellung des symbiotischen Verhältnisses zur Mutter und genügend Zeit für die Entwicklung einer stabilen Mutter-Kind-Beziehung scheinen Faktoren von entscheidender Bedeutung zu sein, die viele schädliche Nachwirkungen des

Geburtstraumas neutralisieren können. Aus der Sicht der modernen Bewußtseinsforschung ist für die Erhaltung der geistig-seelischen Gesundheit der Menschen eine grundsätzliche Revision der gegenwärtigen medizinischen Vorstellungen von der Geburtshilfe notwendig. Diese legen zwar großen Wert auf einwandfreie körperliche Maßnahmen und Eingriffe, verstoßen aber gegen grundlegende biologische und emotionale Bindungen zwischen Mutter und Kind. So können Alternativkonzeptionen, die die gegenwärtige erschreckende Situation zu korrigieren versuchen .....nicht hoch genug eingeschätzt werden."

Stanislav Grof; Geburt, Tod und Transzendenz, S. 242f, München 1985

Vorteile der Hausgeburt

– kontinuierliche Betreuung in der Schwangerschaft, unter der Geburt und im Wochenbett durch eine Hebamme

– ÄrztIn aus der Schwangerenvorsorge bekannt

– beide Betreuungspersonen frei gewählt (im Rahmen des Angebots)

– Selbstbestimmung, was Gestaltung der Geburt, der Umgebung und der Anwesenden angeht

– kein Ortswechsel bei Geburtsbeginn bzw. nach der Geburt; überhaupt: ungestörte Geburt der Familie

– niedriges Infektionsrisiko

– kein Schichtwechsel

Nachteile der Hausgeburt

– begrenzte Möglichkeiten medikamentöser Schmerzlinderung

– Zeitverlust bei dramatischen Zwischenfällen (vorzeitige Plazentalösung, massive Atonie, Fruchtwasserembolie, terminale Bradykardie, schwere Schulterdystokie)

– Leistungsdruck durch Hausgeburtsvoraussetzungen (z.B. terminnahe Geburt)

– Erschöpfung der Hebamme bei langer Geburt

Entscheidungsfindung

Zufriedenheit der Frauen mit gewählter Geburtsform

Nach einer Befragung durch Dobler[1] geben nur 65% der Frauen, die eine Klinikgeburt hatten, an, sie würden diesen Geburtsort beim nächsten Mal wieder wählen; 86% der Frauen, die eine ambulante Geburt hatten, gaben an, dies wiederholen zu wollen; bei den Hausgeburten waren es 100%.

Auf die Frage, was sie bei der nächsten Entbindung verändern wollten, gaben unter den „Klinikfrauen" 16% an, es sei nichts zu verändern, bei den Ambulanten sagten dies 28%, bei den Hausgeburten 61%.

An Änderungswünschen wurden für die **Klinik** geäußert:

– nächstes Mal ambulante Geburt	17%
– keine Trennung von Mutter und Kind, sofortiges Anlegen, keine Stillverunsicherung	15%
– Hebamme nach Wahl ohne Schichtwechsel	10%
– größeres Vertrauensverhältnis im Kreißsaal	8%
– weniger Besuch, mehr Ruhe	8%
– Frauenarzt, den ich kenne	7%
– nächstes Mal Hausgeburt	5%
– Gebärstuhl oder -hocker	5%

Nach der Erfahrung der **ambulanten Geburt** wünschten die Frauen beim nächsten Mal anders:

– keine Trennung von Mutter und Kind, sofortiges Anlegen	22%
– gleiche Hebamme wie in der Vorbereitung	17%
– nächstes Mal Hausgeburt	11%
– Entbindung ohne Mitgebärende	5%
– Mehr Ruhe, weniger Besuch	5%
– Klinikzeit auf Minimum reduzieren	5%

---

[1] Dobler, zitiert nach: 1. Tagung für Haus- und Praxisgeburten, Karlsruhe 1992

Entscheidungsfindung

Die **Hausgeburten**frauen hatten keine Änderungswünsche hinsichtlich der Geburt, sondern wünschten sich:

- mehr Hilfe nach der Geburt   21%
- mehr Wochenbettgymnastik   10%
- mehr Klarheit über eigene Gefühle   6%

34% der Frauen, die in der Klinik geboren hatten, wünschten sich also die Betreuung durch bereits vertraute, selbst gewählte Fachleute. 16% würden ein nächstes Kind gern zu Hause gebären.

Begleitung der Schwangerschaft

Vorsorgeuntersuchungen

Da mein Hausgeburtenkonzept die Zusammenarbeit mit einem Arzt vorsieht, übernimmt in aller Regel dieser die Vorsorgeuntersuchungen.

Ich beschränke mich darauf:

1. Beim Erstgespräch Kontraindikationen zur Hausgeburt in der Anamnese zu erfragen und den Mutterpass durchzusehen; nachdem ich anläßlich der vaginalen Untersuchung zu Beginn der Rufbereitschaft bei einer Frau Verdacht auf ein relatives Mißverhältnis schöpfte und mich fragte, wieso die betreuende Ärztin bei diesen Beckenverhältnissen die Frau auf eine Hausgeburt hin betreute,[1] habe ich eine Zeitlang bei allen Erstgebärenden schon beim Erstgespräch die Beckenmaße genommen und das Becken ausgetastet. Mit dieser Praxis fühlte ich mich aber unwohl, so daß ich wieder davon abgekommen bin. Zum einen bringt der weitere Verlauf der Schwangerschaft soviel an Veränderungen, daß eine so frühe Prognose recht unsicher ist, zum anderen macht diese Form der „Auslese" sicher den Frauen kein gutes Gefühl.

Inzwischen nutze ich spätere Gelegenheiten, mich davon zu überzeugen, daß die Beckenmaße nicht zu sehr vom Normalen abweichen.

Beispiel: Schlanke, große Erstgebärende. Beim Vorbesuch nehme ich die Beckenmaße: 21/25/32/23 und schätze das Kind als relativ zart (für Hausgeburtenkinder) ein. Ich spreche den betreuenden Frauenarzt auf die Beckenmaße an; wir mögen die Hausgeburt nicht einfach aufgrund dieser Maße ablehnen und beruhigen uns damit, daß, falls ein Mißverhältnis vorliegt, die Frau entweder weit über den Termin gehen wird oder es eine dieser endlosen Geburten mit vorzeitigem Blasensprung wird, die doch in der Klinik landet.

Es kommt zu einem vorzeitigen Blasensprung am Termin, Wehenbeginn vier Stunden später, Eröffnung innerhalb von vier Stunden, Austreibungsphase 60 Minuten, dabei Dips mit positiven Zusatzkriterien; während der 20 Minuten aktivem Pressen W-Dezelerationen. Der straffe Beckenboden läßt mich an einer Spontangeburt zweifeln, der Arzt legt die Zange bereit und nimmt eine frühzeitige, große Episiotomie in LA vor. Doch Dank der guten Mitarbeit der Frau, die sich optimal entspannt, und des Hockers gelingt die Spontangeburt des fiten Kindes (3050/49/32) – aus tiefem Querstand!

Im Wochenbett rate ich der Frau, ein zweites Kind lieber in der Klinik zu bekommen.

---

[1] Diese Frau hat dann recht schnell eröffnet; nach 40 Minuten Austreibungsphase habe ich sie mit einem hohen Gradstand verlegt. Sie ist eine der beiden Frauen, die nach abgebrochener Hausgeburt eine Sectio hatten.

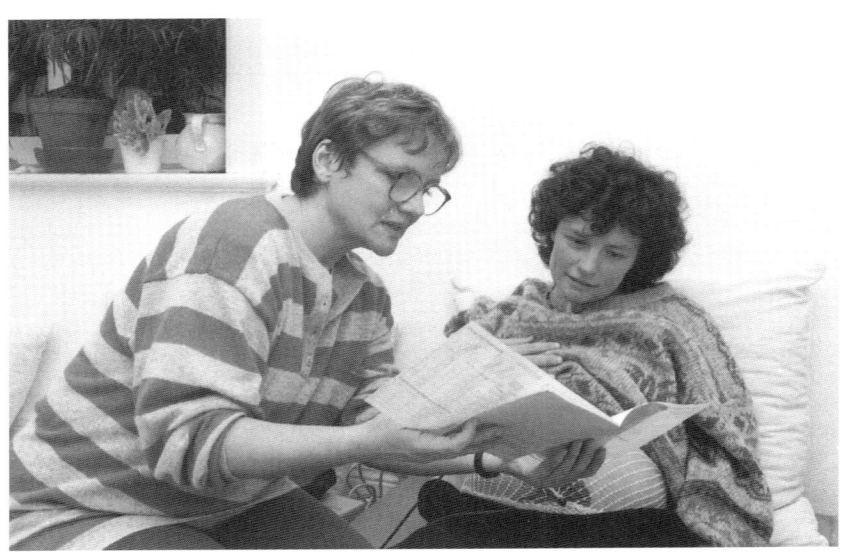

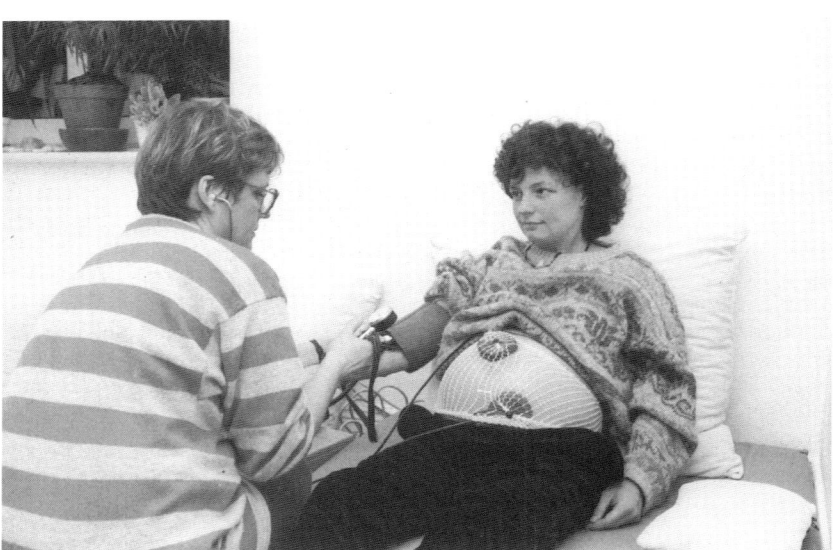

Hebammenvorsorge wird mit, nicht an der Frau durchgeführt

Fotos: Kai Schröder

Begleitung der Schwangerschaft

2. In den Geburtsvorbereitungskursen auf sich anbahnende Probleme wie z.B. Oedeme oder ein sehr großes Kind zu achten und ggf. die Frauen darauf anzusprechen und eine Untersuchung meinerseits vorzunehmen;

3. Beim Hausbesuch zu Beginn der Rufbereitschaft eine eigene Untersuchung vorzunehmen und den Mutterpaß noch einmal sorgfältig durchzusehen. (s. S. 40)

4. Ein Arzt, mit dem ich einige Hausgeburten betreute, hat kein CTG. Bei diesen Frauen habe ich dann ab kurz vor dem Termin die Vorsorge übernommen. Einmal brachte dies ein „Aus" für die Hausgeburt: Zweitgebärende, erstes Kind bereits eine Hausgeburt, eingeschränkte Herztöne im CTG während der Vorsorge am Termin; ich bot der Frau an, wenige Stunden später ein zweites CTG zu machen und dann ggf. in die Klinik zu gehen oder gleich eine Kontrolle (CTG, Amnioskopie, ggf. Belastungstest) in der Klinik machen zu lassen. Sie entschied sich für die Kontrolle in der Klinik. Wenige Stunden später piepte mich die diensthabende Oberärztin an. Die Frau hatte während des wiederum auffälligen CTGs Wehen bekommen; als ihrem Drängen, ihr zu glauben und sie bitte zu untersuchen nachgegeben wurde, war der Muttermund bereits 7cm eröffnet. Die Ärztin bat mich, in die Klinik zu kommen, sie könne die Frau doch jetzt nicht mehr nach Hause schicken. So flitzte ich los und kam (im Gegensatz zum Partner) rechtzeitig und durfte die Frau entbinden. Dies war sicher die richtige Lösung: das Fruchtwasser war grün, der erste pH niedrig; der Kontroll-pH war dann gut; ambulante Geburt.

An dieser Stelle möchte ich generell sagen, daß die Hausgeburtenhebamme sich ein Bild von der Qualität der Vorsorge durch die ÄrztInnen machen muß. Meist hat sie den Arzt/die Ärztin ja empfohlen, weil es eine Zusammenarbeit für Hausgeburten gibt. Die Frau/das Paar können in aller Regel ja keine Vergleiche ziehen. Sie wissen nicht, welche Vorsorgeuntersuchungen üblich bzw. angebracht sind. Sollten Arzt und/oder Hebamme hier spezielle Auffassungen vertreten, dann muß das Paar darüber informiert werden; nur so kann es sich entscheiden und Verantwortung übernehmen.

5. In besonderen Situationen gab es eine gute Zusammenarbeit: bei vorzeitigen Wehen durch Partnerstreß habe ich zu Hause Tokogramme geschrieben, Homöopathie und Gespräche eingesetzt, und der Arzt hat durch einen Hausbesuch diese Betreuung abgesichert.

Stieg der Blutdruck immer in der Praxis an, wurde vereinbart, daß ich am Rande der Geburtsvorbereitung diese Kontrollen übernehme. Gleiches gilt für die Kontrollen an Wochenenden und Feiertagen.

Als Orientierung für Hebammen-Vorsorge empfehle ich das „Hebammen-Handbuch".[2]

---

[2] Elisabeth Davis. Hebammenhandbuch. München 1992.

Auswahl zur Hausgeburt – Risikoliste Schwangerschaftsverlauf

- Zwillinge
- Beckenendlage/Querlage
- Hydramnion
- Gestose
- rh-negativ und Antikörper
- schlechter AZ, Anämie
- aktives Herpes gen.
- Plazenta praevia
- Verdacht auf intrauterine Dystrophie
- palpatorisch oder Ultraschall: Verdacht auf sehr großes Kind
- Verdacht auf Mißbildungen oder Erkrankungen des Kindes
- Alkohol-, Nikotinabusus

Sanfte Körperarbeit in der Schwangerschaftsbegleitung

Aus verschiedenen Gründen bietet sich der Einsatz intensiver, sanfter Körperarbeit in der Schwangerschaftsbegleitung von Hausgeburtsfrauen an:

- Frauen, die sich eine Hausgeburt wünschen, stehen diesen Methoden meist sehr offen gegenüber bzw. haben bereits Vorerfahrungen:
- mit dem Wunsch nach einer Hausgeburt geht meist auch der Wunsch nach einer Geburt aus eigener Kraft einher; Entspannungsfähigkeit, Selbstvertrauen und eine gute Körperwahrnehmung sind gefragt;
- die Einzelarbeit fördert den Kontakt und das Vertrauen zwischen Schwangerer und Hebamme; dies ist ein Eckstein der Atmosphäre und Sicherheit bei Hausgeburten, der nicht vernachlässigt werden sollte.

Begleitung der Schwangerschaft

Welche Verfahren die Hebamme dazu wählt, sollte sie in erster Linie von ihren eigenen Neigungen abhängig machen; es bringt nichts, eine bestimmte Methode anzubieten, nur weil sie gerade in Mode ist, wenn die Hebamme sich damit unwohl oder überfordert fühlt. Wichtig ist auch, selbstkritisch die Grenzen der eigenen Möglichkeiten zu beachten. Fundierte Aus- und Fortbildung, Selbsterfahrung und Supervision sowie ggf. Hinzuziehung von TherapeutInnen sind notwendig.

Ich möchte hier kurz die Verfahren beschreiben, mit denen ich gern arbeite:

Polarity

Polarity ist ein ganz sanfter Weg, eine Harmonisierung der Körperenergie zu unterstützen. Das Ziel besteht darin, den Fluß der Lebensenergie von Kopf bis Fuß wiederherzustellen und die Energie in der linken und rechten Körperhälfte zu balancieren. Der Energiefluß wird durch eine Serie von Knochen-zu-Knochen-Kontakten geleitet. Dabei verbindet die Hebamme bestimmte Kontaktpunkte mit den Fingerspitzen. Der Energiestrom bzw. die Wiederherstellung des blockierten Energiestromes wird durch eine Pulsation oder ein Wärmegefühl spürbar.

Polarity ist eine ruhige Arbeit mit der bekleideten Schwangeren, die meist ganz unsensationell abläuft. Daher ist sie besonders für ängstliche, schutzbedürftige Frauen geeignet, die die besondere Zuwendung der Hebamme genießen. Eventuell wächst mit einigen Behandlungen das Zutrauen, so daß die Schwangere Mut und Lust bekommt, auch „gewagtere" Verwöhnverfahren kennenzulernen.

Watsu

Watsu ist die Abkürzung für Wassershiatsu und findet im warmen Wasser statt. Die Schwangere wird im Wechsel zwischen engen Haltegriffen, die an das Kind im Arm der Mutter erinnern, und sanft gestütztem freiem Schweben im Wasser bewegt. Dabei wechseln sich kräftige Bewegungen, sanftes Schaukeln und völlige Ruhe ab.

Die Schwangeren genießen die Schwerelosigkeit im Wasser, das Gefühl von Geborgenheit, das Verlieren des Zeit- und Raumgefühls. Ganz schnell stellt sich die Assoziation ein: „So ungefähr muß das für mein Kind im Bauch sein, die Bewegungen im Fruchtwasser, die gedämpften Töne." Manche Frauen „erinnern" sich an ihre eigene Fetalzeit.

Begleitung der Schwangerschaft

Watsu ist eine ideale Form der Einstimmung auf die Geburt, da es Qualitäten unterstützt, die bei der Geburt hilfreich sein können: Regression, Loslassen, Anvertrauen an Naturgewalten und Unbekanntes. Nicht zuletzt wird das Vetrauen in die Hebamme und das sich-aufeinander-Einschwingen gefördert.

Manchmal werden alte Gefühle und Muster berührt, die einer Hausgeburt im Wege stehen könnten; im Gespräch nach der Behandlung können Einstellungen zu „sich verwöhnen lassen", Kontrollverlust oder Hingabe erörtert werden.

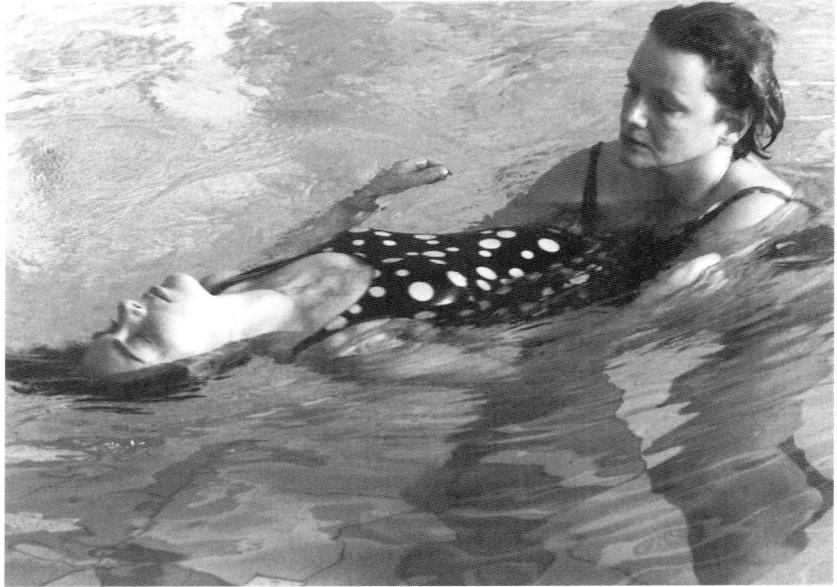

Watsu　　　　　　　　　　　　　　　　　　　　**Foto: Hanski Eickhoff**

Ich habe noch keine Schwangere erlebt, die gern ins Wasser geht, aber Watsu nicht mochte. Einige Frauen habe ich mit Watsu durch weite Teile der Schwangerschaft begleitet; die Babies – erste Kinder – wurden glatt und schnell in sechs, sieben Stunden zu Hause oder ambulant geboren. Das läßt für die Zukunft hoffen...

Begleitung der Schwangerschaft

Rebalancing

Mit Hilfe verschiedener Techniken (Rolfing, Tragering) wird tiefes Binde- und Muskelgewebe berührt und gedehnt und Gelenke werden gelockert. So können Verspannungen und Schmerzen im gesamten Wirbelsäulenbereich gelindert oder gelöst werden. Besonders bei Ischiasbeschwerden und Kreuzschmerzen bringt schon die erste Behandlung Erleichterung.

Die Frauen genießen das Gehalten- und Gewiegtwerden entlang der Wirbelsäule. Der Atem wird tiefer und ruhiger. Die Kinder fangen oft an, sich wohlig zu bewegen. Mein Kontakt zu dem Baby, dem ich später ans Licht helfen darf, wird konkreter.

Als Geburtsvorbereitung empfiehlt sich besonders die Arbeit an den Beinen, die Spannung aus dem Becken ableitet. Bei Terminüberschreitung fördert Rebalancing durch das körperliche Entspannen und Öffnen auch ein emotionales Loslassen.

Während der Behandlung kann ich die Frau zur Wahrnehmung ihres Atems anleiten, ihre Atemmöglichkeiten individueller als im Kurs kennenlernen und ihr Empfehlungen geben. Ebenso verhält es sich mit der Entspannungsfähigkeit.

Rebalancing bringt Teile der Lebensgeschichte, die sich in unseren Muskeln manifestieren, an die Oberfläche, so daß sie auf einer bewußteren Ebene bearbeitet werden können.

So ist Rebalancing nicht einfach eine Massagetechnik, sondern fordert eine behutsame, die individuelle Persönlichkeit achtende Zugewandtheit der Hebamme. Begleitendes oder anschließendes Gespräch sowie ein ruhiges Nachklingenlassen sind wichtige Bestandteile der Behandlung.

Rückführung und Gedankenheilung

Manche Frauen bringt eine vorausgegangene, als traumatisch erlebte Geburt auf die Idee der Hausgeburt. Oft ist es für die Hebamme nicht leicht abzuschätzen, inwieweit äußere Umstände (Klinikatmosphäre, unsensible Hebammen, ÄrztInnen, unnötige bzw. nicht vermittelte medizinische Interventionen) das Geburtserleben negativ geprägt haben und welchen Anteil unrealistische Erwartungen der Frau/des Paares, große Angst vor dem Geburtsvorgang an sich oder Konflikte, die die Betroffenen mit dem Mutter-/Elternwerden haben, an dem unglücklichen Verlauf hatten. Dies abzuklären und zu bearbeiten ist aber Voraussetzung für das Gelingen einer Hausgeburt.

Mit Hilfe von Rückführungen und Gedankenheilungen kann es gelingen, übriggebliebene „Felsbrocken" aus dem Weg zu räumen und so einen Weg zu öffnen für einen anderen Verlauf bzw. ein anderes Erleben der nächsten Geburt.

Begleitung der Schwangerschaft

In beschützender Atmosphäre wird die Frau noch einmal wie in einem inneren Film durch die traumatische Situation geführt. Sie erinnert, durchlebt und durchfühlt noch einmal das Geschehen. Die Hebamme unterstützt vor allem den Kontakt zu den Gefühlen, die damals ausgelöst, aber evtl. nicht zugelassen wurden.

So kann sich vieles in Tränen auflösen.

In dem anschließenden Bericht über das, was die Frau in ihrem „inneren Film" erlebt hat, zeigen sich die Gedankenmuster, Glaubenssätze, die nach dieser Geburt (oder auch aus weiter zurückliegenden Erlebnissen) in Körper und Unterbewußtsein der Frau gespeichert sind.

Beispiele für diese Programme sind: „Geburt ist entsetzlich; erst diese Schmerzen, das Ohnmächtig-sein und dann wird mir auch noch das Kind weggenommen" – „Mein Mann unterstützt mich nicht. Er läßt mich im Stich." – „Wenn ich mich in Abhängigkeit begebe und verletzlich bin, dann mißbrauchen andere die Situation und verletzen mich."

Bei der Arbeit an den Glaubenssätzen wird oft deutlich, daß sie aus noch früherer Zeit, der Kindheit oder eventuell sogar vorausgegangenen Leben stammen. (Eine Erklärung dafür, warum Situationen, die nach außen ähnlich scheinen, so unterschiedlich erlebt werden können.)

Das Bewußtmachen dieser Programme und das anschließende Loslassen bilden die Voraussetzung für ein anderes Erleben und Verhalten ähnlicher Situationen.

Eventuell findet die Frau positive Affirmationen, aus denen sie Gelassenheit und Stärke beziehen kann.

Geburtsvorbereitungskurs

„Jede Woche in den Geburtsvorbereitungskurs gehen, ist wie Advent feiern."

Eine schwangere Frau auf die Frage, warum sie auch beim zweiten Kind mit ihrem Mann einen Kurs besucht.

In aller Regel besuchen die Frauen/Paare, die eine Hausgeburt mit mir wünschen, einen meiner Vorbereitungskurse.

Beim ersten Kind mache ich dies inzwischen zur Bedingung, nachdem ich Erfahrungen gesammelt habe mit Paaren, die meinten, sie bräuchten auch beim

36

Begleitung der Schwangerschaft

ersten Kind keinen Kurs („ganz natürlich"); entweder landete die Frau in der Klinik, weil sie mit den Wehen überhaupt nicht zurecht kam und eine PDA nötig war oder es gab die Klinikhebammen wohlbekannte Diskutiererei um jede Maßnahme.

Ich habe mich entschieden, meinen hohen Einsatz (Dauerrufbereitschaft, unvorhersehbare Nachtarbeit, „Doppelschichten", miserable Bezahlung) nur für Paare zu erbringen, die die Hebamme nicht als notwendiges, zu kontrollierendes Übel ansehen, sondern meine fachliche und emotionale Unterstützung wünschen und schätzen.

Wenn es um ein zweites oder drittes Kind geht, stelle ich den Eltern frei, ob sie den Kurs bei mir machen wollen; informiere sie aber über die atmosphärischen Unterschiede bei der Geburt. Es ist einfach etwas anderes, ob das Paar mich 25 Stunden in der Geburtsvorbereitung erlebt hat, meine Persönlichkeit und neben vielen Informationen meine Positionen zu Fragen wie Dammschnitt, Öffnen der Fruchtblase etc. mitbekommen hat oder ob es mich gerade zweimal vor der Geburt gesehen hat.

Für mich ist das natürlich genauso: ich weiß viel mehr über die Erfahrungen, Wünsche, Ängste der Frau/des Paares, wenn ich sie im Kurs hatte. Das gibt mehr emotionale Nähe bei der Geburt und weniger fachliche Erläuterungen, Rückfragen. Dies ist sicherlich dem harmonischen Verlauf der Geburt zuträglich.

Gern habe ich keine reinen „Hausgeburten-Kurse", sondern Gruppen, in denen sich Paare treffen, die eine Hausgeburt anstreben und solche, die sich für die Klinik entschieden haben. Das wirkt Einseitigkeiten entgegen. Außerdem hat eine Frau/ein Paar, aus deren geplanter Hausgeburt nichts wurde, dann nicht das Gefühl, aus der Gruppe zu fallen, das „Klassenziel" nicht erreicht zu haben.

In Kursen, in denen die HausgeburtlerInnen überwiegen, kommt es oft zu einer „verkehrten-Welt"-Situation: die KrankenhäuslerInnen beginnen sich für ihre Entscheidung zu rechtfertigen.

Auf eine Hausgeburt abzielende Kurse sollen gekennzeichnet sein durch:

- intensive Körperarbeit mit den Schwerpunkten Atem und Entspannung; da in der Hausgeburtshilfe keine starken Schmerzmittel eingesetzt werden, ist es wichtig, daß die Frau gut klarkommt.

- Vermitteln günstiger Geburtspositionen und Einüben bestimmter Abläufe wie Pressen, Hecheln;

Ziel:

- Verkürzung der Austreibungsphase bzw. Hilfen in schwierigen Situationen, Vermeiden von Dammschnitten.

Begleitung der Schwangerschaft

– Unterstützung des Partners in dem Zusammenfinden mit seiner Frau, z.B. durch Atembeobachtung, Massagen, Aufgaben in der Austreibungsphase; Unterstützung der Kontaktaufnahme mit dem Ungeborenen.

– Förderung der Auseinandersetzung mit Vorstellungen, Erwartungen, Ängsten; z.B. durch Phantasiereisen, Gruppengespräche, „Streßübungen";

Die „Phantasiereise durch die Geburt"[1] z.B. bringt Erkenntnisse über den gewünschten Geburtsraum, die Anwesenheit von Geschwisterkindern/FreundInnen bei der Geburt etc.

Ziel: Überprüfung der Beweggründe zur Hausgeburt, selbstkritische, realistische Einschätzung der Bereitschaft, eine Geburt „pur" durchzustehen, Eigeninitiative und selbstbestimmte Gestaltung des Geburtsablaufs und der Frühwochenbettzeit.

Auch die Reaktionen der Umwelt auf die Entscheidung zur Hausgeburt, Eigenverantwortung und Leistungsdruck, „Beweislast" sind Themen.

Dabei wird oft deutlich, daß diese Eltern mehr Vertrauen in die ihnen persönlich bekannten HelferInnen als in die anonyme Institution Klinik haben.

Auf die Frage: „Wenn bei der Hausgeburt etwas passieren sollte, würdet ihr dann bereuen, euch für eine Hausgeburt entschieden zu haben?" antworten die Paare ganz klar, daß sie Zwischenfälle in der Klinik für wahrscheinlicher halten wegen des Plfegenotstandes und des fehlenden persönlichen Bezuges. Die meisten stehen auch für diesen Fall zu ihrer Entscheidung, soweit sich das theoretisch sagen läßt.

Die Auseinandersetzung mit den möglichen Gefühlen nach einer abgebrochenen oder gar nicht erst begonnenen Hausgeburt ist wichtig.

– Informationen über:

den Ablauf einer Hausgeburt, die Rolle des Partners, der Hebamme, des Arztes;

Umgang mit Schmerzen und geburtsfördernde Maßnahmen zu Hause; die Grenzen der Hausgeburtshilfe; Verlegungssituationen, Hilfsmöglichkeiten der Klinik; die Bedürfnisse des Kindes; Vorsorgemaßnahmen.

– Auch Informationen über die Arbeitssituation sowohl der freiberuflichen als auch der Klinikhebammen dient einer gedeihlichen und verständnisvollen Zusammenarbeit.

---

[1] Lippens, Geburtsvorbereitung, S.106, Hannover 93

38

Dieses Merkblatt erhalten die Frauen/Paare im Vorbereitungskurs

Vorbereitungen für eine Hausgeburt

Bitte zum Beginn der Rufbereitschaft fertig haben!

Das erspart uns ungemütliche, hektische Aktivitäten bei einer schnellen Geburt vor dem Termin!

– Steißkissen basteln: Aktenordner (Keilform) in Plastiktüte, zukleben, Handtuch drum, zukleben;

– einige Laken, Bettbezüge;

– Abfalleimer mit großer Plastiktüte;

– Wärmflasche;

– Handtücher;

– dünne Malerfolie;

– dicke, weiche Luren, Tücher für das Kind;

– Wärmestrahler, evtl. Extraheizung;

– Steh- oder Schreibtischlampe mit 60-Watt-Birne, kein Halogen;

– kleine Händewaschschüssel;

– Vlieswindeln;

– ggf. Verlängerungsschnur, Verteiler;

– kleine Plastiktüte mit Wasser gefüllt im Eisfach;

– Tees, Selter, Papiertaschentücher.

* ab Vorbesuch: Telefonliste am Telefon

* bei Geburtsbeginn:

– Heizung anstellen

– Bett beziehen: Laken - Folie - Laken

– Kleidung für das Baby bereitlegen.

* und nicht vergessen: Kliniktasche packen!!

Begleitung der Schwangerschaft

Vorbesuch

Drei, vier Wochen vor dem errechneten Geburtstermin besuche ich das Paar, die Familie zu Hause.

Dieser Hausbesuch ist eine wichtige geburtsvorbereitende Maßnahme; er sollte deshalb in aller Ruhe stattfinden und dauert meistens anderthalb bis zwei Stunden.

Diese Zeit ist notwendig, weil es viel zu besprechen und anzugucken gibt; zum anderen signalisiert ein ruhiger Vorbesuch in gelöster Atmosphäre der Frau, daß es bei der Geburt so ähnlich sein kann, d.h., daß die Hebamme ganz für sie da ist und sie in dem ihr eigenen Tempo gebären darf.

1. Der Besuch dient schlicht, aber wichtig dem Kennenlernen des Wohnortes des Paares, ggf. dem Erkunden des Anfahrtsweges und der Anfahrtszeit.

Gar nicht selten fehlt der Name, unter dem mir die Frau bekannt ist, an der Klingel. Oder die Klingel funktioniert nicht. Auch ist darauf zu achten, daß eine Hausnummer vorhanden und diese wie das Klingelschild auch nachts zu erkennen ist, damit der Arzt und ggf. die Krankenwagenbesatzung keine Zeit mit Suchen verlieren.

2. Der Vorbesuch stellt eine Möglichkeit dar, außerhalb des Geburtsvorbereitungskurses in aller Ruhe noch anstehende Fragen, Wünsche, Ängste zu erörtern.

Wenn die Frau/das Paar nicht an einem Kurs teilgenommen hat, ist hier die Gelegenheit, den Ablauf der Hausgeburt zu besprechen, über eventuell auftretende Schwierigkeiten zu informieren, sodaß unter der Geburt nicht mehr allzuviel erklärt oder gar diskutiert werden muß.

3. Ein erneuter Blick in den Mutterpaß rundet den Eindruck ab. Ggf. bitte ich durch einen eingelegten Zettel den Arzt, bei der nächsten Vorsorge noch einmal einen Ultraschall zu machen oder ein Rezept für die Anti-D-Prophylaxe auszustellen. Die Frau bitte ich, das Medikament dann unverzüglich aus der Apotheke zu holen und im Kühlschrank zu lagern.

Ist der Hb nicht optimal, forsche ich nach, wie die Frau sich ernährt bzw. wie konsequent sie Kräuterblut, homöopathisches Eisen oder konventionelle Eisentabletten einnimmt.

Durch Erklärung der Zusammenhänge läßt sich hier die Motivation, sich in den letzten Wochen etwas Gutes zu tun, erhöhen.

Genauso versuche ich durch Lob und Bestätigung die wenigen Frauen, die immer noch (wenig) rauchen, dazu zu bewegen, ihren Nikotinkonsum zur Geburt hin noch weiter zu reduzieren bzw. ganz einzustellen.

4. „Tatortbesichtigung"

Dieser Punkt liegt den meisten Paaren sehr am Herzen. Besonders die Männer sind oft erpicht darauf, noch am Nest zu werkeln, Wiege, Wickelplatz, Wärmestrahler optimal zu plazieren.

Meist kann ich das Paar beruhigen, daß sie gar nicht umräumen brauchen, das Bett nicht von allen Seiten zugänglich sein muß, da wir uns ohnehin mit auf das Bett begeben; ein Matratzenlager ist völlig ausreichend, da die übliche Betthöhe für meinen Rücken nicht schonender ist. Ein Hochbett als Geburtsplatz kommt allerdings nicht in Frage.

Findet die Geburt in einem innerhalb der Wohnung/des Hauses nur durch eine Treppe erreichbaren Raum statt, sehe ich nach der Möglichkeit des Transportes auf der Trage bzw. schlage einen tiefer gelegenen Raum als Alternative für den letzten Geburtsabschnitt vor.

Wenn möglich, wünsche ich mir den Wickelplatz mit Wärmestrahler im Geburtsraum, um bei einem „intensiveren Kümmern um das Kind" die Mutter nicht aus dem Blick zu verlieren.

Ist der Wickelplatz im Badezimmer (weil es dort am wärmsten ist) oder im schon existierenden Kinderzimmer geplant, tut es auch der bei Geburtsbeginn freigeräumte Schreibtisch mit Wickelauflage oder Wolldecken und Handtüchern.

Wir besprechen, wie das Bett für die Geburt hergerichtet werden soll: Laken - Folie - Laken. Das ganze Bett sollte geschützt sein. Spannbettlaken sind günstig. Werden Laken in Normalgröße verwendet, sie nicht längs, sondern besser quer legen.

Wir entscheiden gemeinsam, welches Licht günstig ist, d.h. zum einen indirektes, gemütliches Licht, zum anderen Licht am Wickelplatz/Reanimationstisch und helles, in Höhe und Winkel verstellbares Licht zum eventuellen Nähen (60 Watt-Birne). Hierfür findet sich meist eine passende Stehlampe oder eine an einen Stuhl anschraubbare Schreibtischlampe. Lampen ziehen Staub an! Feucht wischen. Wegen der Verbrennungs- und Verletzungsgefahr keine Halogenlampen benutzen!

Ich erinnere noch einmal daran, wie wichtig es ist, auch in der Nacht einheizen zu können. Es ist wirklich gut, wenn dies einmal ausprobiert wird, denn die meisten zentral gesteuerten Heizungen werden nachts runtergefahren.

Außerdem vergewissere ich mich, ob das Steißkissen schon gebastelt ist.

Ich gucke nach Steckdosen für CTG und Licht und erbitte mir ggf. Verlängerungsschnur und Verteiler.

5. Untersuchung

ÄU: Becken, Fundusstand, Lage des Kindes, Schätzung des voraussichtlichen Geburtsgewichtes.

Begleitung der Schwangerschaft

Dabei frage ich nach Art und Häufigkeit der Kindsbewegungen.

Eventuell helfe ich dem Partner beim Ertasten des Köpfchens, der Füße.

Herztonkontrolle mit Sonicaid.

VU: Beckenaustastung, Reife und Länge der Zervix, Muttermundsweite und -konsistenz, Höhenstand des Köpfchens; ist es sicher der Kopf?

Die eventuelle Mitteilung, daß ich schon das Köpfchen berühren kann, daß zwischen meinem Finger und dem Kind nur der Handschuh und die Eihäute sind, steigert die Vorfreude auf das große Ereignis. Ohnehin hat mein Vorbesuch für die Frauen eine besondere Bedeutung: die geplante Hausgeburt wird ein Stück mehr Realität. Sie äußern oft, daß sie sich in den letzten Wochen immer ruhiger und sicherer fühlten mit ihrer Entscheidung, nun aber freudig aufgeregt sind.

Dies zeigt auch oft der Blutdruck an! Oft messe ich ihn am Ende des Hausbesuches nochmal.

Ich achte auf Varizen, Ödeme und gebe den Frauen entsprechende Ratschläge für die letzten Wochen.

6. Ich lasse meine „Wochenbettpackung" mit Materialien für die Geburt und das Frühwochenbett da; dies gibt den Paaren das Gefühl, gut ausgerüstet zu sein. Inhalt s. S. 48.

Ein Streifen Lackmuspapier in der Tüte hilft den Frauen, zwischen tröpfelndem Fruchtwasser und sich verflüssigendem Schleim zu unterscheiden.

7. Wir besprechen die Versorgung bereits vorhandener Kinder während bzw. nach der Geburt. Oft sehen die Geschwister mich bei diesem Hausbesuch zum ersten Mal. Dann lasse ich mir von ihnen ihr Zimmer, ihr Spielzeug zeigen, damit sie sich etwas einbezogen fühlen. Viele Kinder fühlen sich nämlich durch die intensive Gesprächsatmosphäre provoziert und denken sich alles Mögliche aus, um Aufmerksamkeit zu erregen. Das Verhalten der Kinder beim Vorbesuch gibt einen Hinweis darauf, ob sie wohl bei der Geburt stören oder klammern werden.

FreundInnen, die bei der Geburt dabei sein werden, nutzen auch oft diese Gelegenheit, mich schon mal kennenzulernen.

8. Ich schreibe die Telefonliste mit allen wichtigen Nummern.

Ich schreibe sie immer nach dem gleichen Schema, damit ich auch in einer Streßsituation gleich die richtige Nummer finde.

Dabei bespreche ich mit dem Mann, was er im Falle eines Notfallrufs für Angaben zu machen hat.

* Name

* Adresse

Begleitung der Schwangerschaft

* Kind schon geboren oder noch nicht? Was ist mit dem Kind?
* Hebamme anwesend?
* Arzt/Ärztin anwesend?
* Wie geht es der Frau?

Ich erkläre dem Paar, wie es mich telefonisch bzw. über den Cityruf erreicht. Dieser wird dann gleich einmal ausprobiert. Dabei gebe ich die Order, nur für

---

Telefonliste

Hebamme	privat	Pieper	
Vertretung	privat	Pieper	
Arzt/Ärztin	privat	Praxis	Pieper .....
Krankenwagen			
Kreißsaal der Wunschklinik			
Kreißsaal der Notfallklinik			
Neugeborenen-Notdienst (NND)			

(vermeintlichen) Geburtsbeginn zu piepen und, falls ich mich binnen 20 Minuten nicht melde, es noch mal telefonisch und über den City-Ruf zu versuchen. Ich beruhige sie damit, daß ich bisher noch nie nicht erreichbar war.

Ist die Frau eine Mehrgebärende mit gutem Ausgangsbefund, so schärfe ich ihr ein, mich zu rufen, sobald sie unter der Geburt ist. Grund dafür ist, daß ich immer wieder erlebe, daß die Eröffnung bereits abgeschlossen ist, wenn ich eintreffe und ich hastig alles für die Geburt richten muß. Zudem streßt es mich, wenn ich nicht weiß, wie die Herztöne des Kindes vorher waren und sie nun während der Austreibung dipen.

9. Wir gehen gemeinsam nochmal die Liste der Dinge durch, die das Paar für die Geburt vorbereiten soll. (s.S.46)

10. Ich notiere mir die Wünsche der Frau hinsichtlich der Prophylaxen beim Kind.

11. Jetzt ist der letzte Zeitpunkt dafür, sich ggf. eine „Aufklärung zur Hausgeburt" unterschreiben zu lassen – die Rufbereitschaft läuft. (s.S. 44)

Begleitung der Schwangerschaft

Aufklärung zur Hausgeburt

Bisher habe ich mir für Hausgeburten keine Verträge oder Aufklärungen unterschreiben lassen, sondern auf einen guten Kontakt, persönliche Gespräche und das Verantwortungsgefühl der Paare gesetzt.

Meistens funktioniert das auch ausgezeichnet.

Ganz selten sind aber die Vorstellungen, was z.B. eine gute Vorbereitung des Geburtsraumes angeht, unterschiedlich.

Wenn z.B. der gewünschte Wärmestrahler oder das Steißkissen nicht vorhanden sind, kann das im Krisenfall recht stressig für die Hebamme sein. Hieran ändert auch ein Schriftstück nichts. Aber wenn aus solchen Versäumnissen schwerwiegende Folgen erwachsen, kann es eine kleine Entlastung für die Hebamme sein, wenn sie belegen kann, welche Forderungen sie an die Vorbereitung gestellt hatte.

Dies gilt besonders auch für die Zuverlässigkeit des Arztes. Auch die schriftliche Fixierung einer Rufbereitschaftsgebühr kann wichtig werden!

Besonders wichtig wird eine Aufklärung, wenn die Hebamme das Gefühl hat, es mit einem auf die Hausgeburt fixierten Paar zu tun zu haben, mit dem sie sich in einer Verlegungssituation eventuell darüber streiten muß, ob es nun in die Klinik geht oder nicht!

Ein Vertrag könnte dann auf die Punkte, die eventuell problematisch werden könnten, speziell abgestimmt und entsprechend ergänzt werden.

Dies gilt besonders, wenn trotz vorliegender Risiken eine Hausgeburt gewünscht wird und die Hebamme sie als Grenzfall annimmt.

Begleitung der Schwangerschaft

Vorschlag für eine Vereinbarung:

Aufklärung zur geplanten Hausgeburt

Ich habe die Fragen der Hebamme zu meiner Vorgeschichte und den häuslichen Verhältnissen wahrheitsgemäß beantwortet.

Ich bin darüber informiert worden, daß es in der Schwangerschaft Entwicklungen geben kann, die es gebieten, von einer geplanten Hausgeburt abzusehen (z.b. Gestose, Übertragung).

Ebenso kann dies bei Geburtsbeginn eintreten (z.B. Beckenendlage, grünes Fruchtwasser), sowie im Geburtsverlauf (z.B. Herztonveränderungen, Geburtsstillstand) oder nach der Geburt (z.b. Anpassungsschwierigkeiten des Kindes, stärkere Blutung der Frau).

Meine Fragen zu diesen Situationen, ihrer Häufigkeit und ihren Konsequenzen sind ausreichend und verständlich beantwortet worden.

Mit Dr. .... habe ich vereinbart, daß er/sie während der Rufbereitschaftszeit jederzeit erreichbar ist.

Die Entscheidung, ob und wann eine Verlegung in die Klinik notwendig ist, trifft die Hebamme bzw. der Arzt.

Vorsorglich habe ich mich in der .... Klinik angemeldet.

Mit der Überwachung der kindlichen Herztöne – auch unter Zuhilfenahme medizinisch-technischer Geräte – und ggf. einem Scheidendammschnitt bin ich einverstanden.

Eigene Vorbereitung:

Ich habe eine Liste der von mir rechtzeitig zu treffenden Vorbereitungen sowie der Notfalltelefonnummern incl. Cityrufnummer erhalten. Die Versorgung der bereits vorhandenen Kinder während der Geburt bzw. während einer eventuellen Verlegung in die Klinik ist gesichert.

Honorar:

Für die von der Hebamme zu erbringende Rufbereitschaft (38.SSW bis 10 Tage nach dem errechneten Termin) haben wir eine Pauschalzahlung in Höhe von DM ...... vereinbart. Diese Zahlung wird mit Beginn der Rufbereitschaft fällig.

....
Datum   Unterschrift der Frau   Unterschrift des Mannes

Begleitung der Schwangerschaft

Checkliste Vorbesuch:

– Geburts- und Wochenbettpackung mitbringen

– Welche Fragen sind noch offen?

– Welche besonderen Wünsche hat die Frau, das Paar?

– Blick in Mutterpaß: Hb, US, RR

eigene Untersuchungen vornehmen: Beckenmaße, Lage des Kindes, Verhältnis Kopf/Becken, Herztöne...

– Geburtszimmer besichtigen; Heizung, Licht

– Liste mit wichtigen Rufnummer

– besprechen, wann und wie gerufen wird

– Ist der Arzt rufbereit?

– Werden noch Rezepte benötigt, z.B. für Anti-D-Prophylaxe?

– Sind die Geschwister versorgt während der Geburt?

– Ist die Haushaltshilfe für das Frühwochenbett organisiert?

– Sind die erbetenen Vorbereitungen im Haus getroffen?

Ggf. erklären, wie das Bett gerichtet werden kann, Steißkissen, Vlieswindeln, Wäsche für das Kind...

Häuslicher Rahmen

Voraussetzungen für eine Hausgeburt:

* gute Heizmöglichkeit

* Telefon in der Wohnung

* Zugänglichkeit der Wohnung und des Geburtsraumes für Rettungsfahrzeuge bzw. Trage/Inkubator; d.h. z.B. keine steile Treppe, Geburt auf dem Hochbett.

* alle Beteiligten fühlen sich in der Wohnung wohl, z.B. in Hinsicht auf Platz, Sauberkeit, Tiere, sanitäre Ausstattung.

* akzeptable Entfernung zur Klinik (max. 20 Minuten).

Begleitung der Schwangerschaft

Vorbereitungen im Haus für die Geburt:

* Hausnummer und korrekter Name an der Klingel; viele Paare heiraten in der Schwangerschaft oder ziehen in eine gemeinsame Wohnung!

* Telefonliste mit Nummer der Hebamme, Arzt, Krankenwagen, Klinik am Telefon.

* Geburtsraum aufklaren, ggf. feucht Staub wischen.

* Bett beziehen: frisches Laken (Spannbettuch) auf das Bett, dünne Malerfolie über das ganze Bett, feststecken, zweites frisches Laken drüber.
So kann nach der Geburt einfach das nasse Laken mit der Folie entfernt werden; die Frau hat wieder ein frisches Bett, ohne aufstehen zu müssen.
Eine ganz dünne Malerfolie reicht völlig! Dickere Folien knistern und rutschen.

* Ein Abfalleimer mit einer Plastiktüte, die groß genug ist, daß sie über den Rand nach unten gezogen werden kann. Sonst ist kein „Zielwerfen" möglich.

* Ein Wickelplatz im Geburtsraum, am besten mit Wärmestrahler. Notfalls kann dieser Platz auch außerhalb des Raumes sein. Der Nachteil ist dann, daß der Arzt/die Hebamme im Falle der Notwendigkeit von Reanimationsmaßnahmen den Raum verlassen muß.

* Geeichte Babywaage aus der Apotheke, falls die Hebamme keine mitbringt.

* Direktes Licht, indirektes Licht, Klemmleuchte o.ä. zur Damminspektion, ggf. zum Nähen. Eventuell Verlängerungsschnur bereitlegen.

* Eine alte Wolldecke, einige zusätzliche Laken, Folienrest, um für eine Geburt im Stehen, auf dem Boden den Teppichboden zu schützen.

* Wärmflasche, dicke Socken

* kleine Händewaschschüssel

* Steißkissen: einen gefüllten Aktenordner (der aber noch eine Keilform hat) in eine Plastiktüte stecken, zukleben, in ein Handtuch wickeln, zukleben oder - nähen.
Ganz wichtig eventuell für Schultergeburt, zum Nähen!

* tüchtig einheizen! Die Fenster können immer noch geöffnet werden.

* Vier, fünf Moltontücher/Luren für das Kind auf die Heizung oder unter den Wärmestrahler.

* ein Schwung Handtücher

* Vlieswindeln für Fruchtwasser und Blutung nach der Geburt.

* möglichst viele Kissen in waschbaren Bezügen zum Aufstützen.

* Selter, Himbeerblättertee

* Musik, Kerzen, Duftlampe

Begleitung der Schwangerschaft

Geburts- und Wochenbettpackung

Zum Vorbesuch bringe ich der Frau/dem Paar eine Tüte mit Materialien für die Geburt und das Wochenbett mit. Die werdenden Eltern sind dann beruhigt, alles wesentliche im Haus zu haben. Ich kann, falls mir doch mal ein Teilchen in meinem Koffer fehlt, mich aus der Tüte bedienen.

Für die Geburt:

– Molinea Unterlagen 60 x 90

– Molinea Unterlagen 40 x 60

– sterile OP-Handschuhe

– sterile Untersuchungshandschuhe

– unsterile Schutzhandschuhe

– Einmalspritze und Kanülen

– Klistier

– Darmrohr

– Katheter

– Nabelklemme

– Absauger

– Netzhöschen

– Konakion-Tropfen

– Silbernitrat-Augentropfen

– Betaisodona-Lösung

– Kontraktionsmittel

Für das Wochenbett:

– sterile Kompressen oder Tupfer

– Wecesin-Nabelpuder und NaCl 0,9% zur Nabelversorgung

– Tannolact oder Calendula-Tinktur für Sitzbäder

– Johanniskrautöl oder Dextromonsalbe zur Brustwarzenpflege

– Mercurialis perennis ung. 10% für den „Milcheinschuß" oder -stau

– eventuell Milchbildungstee, Babypflegeprodukte

– Ammi Visnaga-Zäpfchen (bei starken Nachwehen der Mehrgebärenden)

Hausgeburt

Die Geburt von Lukas, 15.7.1986

Nachdem ich in der Nacht schlecht geschlafen hatte, wachte ich am Morgen gegen 6 Uhr von Wehen auf. Ich fand sie schon erstaunlich häufig (ca. alle zehn Minuten), aber relativ kurz und schwach.

Um 8 Uhr weckte ich dann Heiner erst, damit er für das Kommende gut ausgeschlafen war. Dann rief ich Frauke an, um ihr zu sagen, daß sie an diesem Tag mit uns „rechnen" müsse.

Ich mußte oft zur Toilette, da ich Durchfall hatte und so um 9 Uhr ging auch der Schleimpfropf ab.

Nachdem wir in aller Ruhe gefrühstückt hatten, gingen wir zum Duschen zu Freunden. Auf dem Spaziergang und durch die vielen Treppen wurden die Wehen natürlich stärker. Als wir um 10.30 Uhr wieder zu Hause waren, kamen sie etwa alle fünf Minuten und ich rief erneut bei Frauke an, damit sie demnächst käme. Sie sagte, sie wäre in einer Stunde bei uns, was mir sehr lange vorkam ... ich hatte schon ganz gut zu tun!

Als Frauke kam, saß Heiner breitbeinig auf einem Stuhl und ich auf unserer Meditationsbank zwischen seinen Beinen. So bewältigten wir gemeinsam die Wehen durch Atmen, Streicheln, Massieren. Ich hatte mir die Wehen viel wellenförmiger vorgestellt: $\diagup\diagdown$, aber sie überwältigen mich ganz plötzlich und wurden dann langsam schwächer: $\diagup\diagdown$. Ich mußte also immer sofort voll da sein.

Frauke machte ein CTG und stellte fest, daß die Wehen schön regelmäßig kamen und aufgrund ihrer Form wohl auch recht effektiv für die Öffnung des Muttermundes waren. Etwas frustriert war ich schon, daß er erst 2 - 3 cm geöffnet war, denn ich dachte: Für alle 2cm Öffnen jeweils drei Stunden Arbeit und das bei der Intensität der Wehen, das kann ja heiter werden ...

Aber die Wehen ließen mir keine Ruhe zum Frustriertsein. Mir kam das Bild vom Straßenkehrer bei „Momo" wieder in den Sinn: Nicht an die ganze lange Straße denken, sondern immer ganz konzentriert an den nächsten Besenstrich!

Frauke machte öfter als gewöhnlich ein CTG und fragte mich dann, ob mich die Kabel störten. Die taten es nicht; so ließ sie das Gerät permanent laufen, da Lukas' Herztöne zeitweilig etwas langsam wurden.

Nach ca. zwei Stunden war der Muttermund 5-6 cm geöffnet. Dieser Fortschritt machte mir Mut, Frauke rief bei der Ärztin an. Nach vielem Hocken und Herumlaufen (auf's Klo ...) half Heiner mir nun auch mal in den Vierfüßlerstand, den ich mir als tolle Position vorgestellt hatte, aber so tat mir mein Rücken zu sehr weh. Die gewohnte Umgebung und Heiners Wärme halfen mir sehr, die Schmerzen nicht als unerträglich oder überwältigend zu empfinden. Als ich mal wieder

Hausgeburt

auf's Klo ging und mich dort eine Wehe „erwischte", merkte ich, wie mein ganzer Unterkörper zu Drücken begann. Um nicht mitzupressen, atmeten Heiner und ich sehr konzentriert zusammen, mir war nicht ganz klar, ob ich das schon sollte. Frauke untersuchte mich abermals, obwohl erst eine halbe Stunde vergangen war (das war aber auch die härteste ...), und fühlte:Der Muttermund war vollständig geöffnet!!

Die folgenden Wehen waren viel angenehmer. Ich hatte den Eindruck, längere Pausen zum Kraftschöpfen zu haben, und ich konnte mit dem Druck arbeiten.

Da Lukas' Herztöne teilweise absackten, war es wichtig, daß die Geburt nicht mehr allzulange dauerte (ansonsten hätten wir wohl ins Krankenhaus gehen müssen). Heiner stellte sich nun mit dem Rücken zur Wand und ich mich vor ihn. Er hakte meine Arme unter und bei jeder Wehe ließ ich mich total fallen, so daß nur er mich hielt. Ich glaube, ich habe ziemliche Laute ausgestoßen, aber diese Phase der Geburt war wirklich nicht unangenehm, sondern nur anstrengend. Ich fühlte während der Wehen Lukas' Kopf wie einen Stein zwischen meinen Beinen, an den Gesichtern von Gitta (einer Freundin), Frauke und der Ärztin sah man, daß es nicht mehr lange gehen konnte. Auf Fraukes Rat hin setzte Heiner sich dann breitbeinig auf das Bett und ich mich zwischen seine Beine. So konnten wir auch beide mehr sehen als im Stehen. Nun waren nur noch wenige Presswehen nötig, bis der Kopf geboren war. Es war ein Dammschnitt nötig, ich konnte zum Glück Fraukes Anweisungen („Jetzt mitpressen, jetzt nicht!") genau befolgen. Dies war eigentlich die einzige Situation, in der Frauke „bestimmend" war. Mit einer weiteren Wehe war der ganze Lukas geboren! Er lag auf meinem Bauch, Heiner und ich lachten und weinten und waren überglücklich. Alles ging sehr schnell: Es war erst kurz vor 4 Uhr.

Ich erinnere noch, daß überall Blut (von mir) und Kindspech von Lukas war ... er hatte wohl ziemlichen Streß zum Schluß.

Die Ärztin nähte sehr sorgsam den Schnitt, es war eine entspannte, verzauberte Atmosphäre.

Als alle gegangen waren, wurden wir uns erst so richtig klar darüber, daß wir jetzt zu dritt waren!

Susanne Wedemeyer
(23, Studentin)

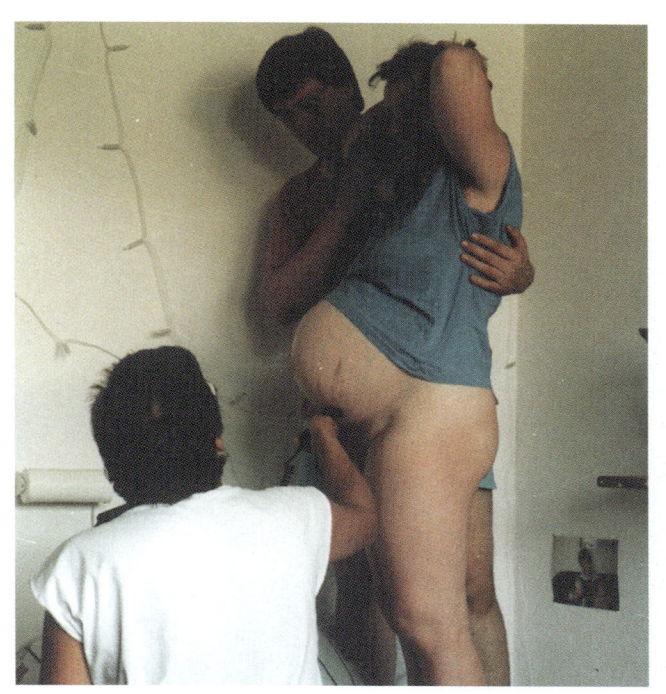

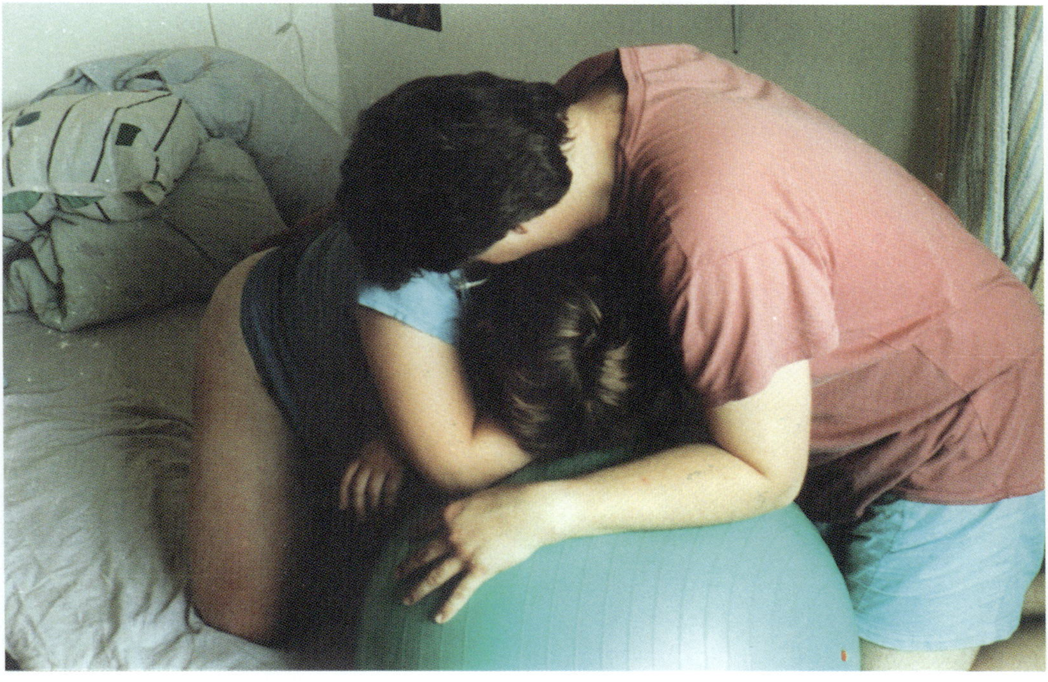

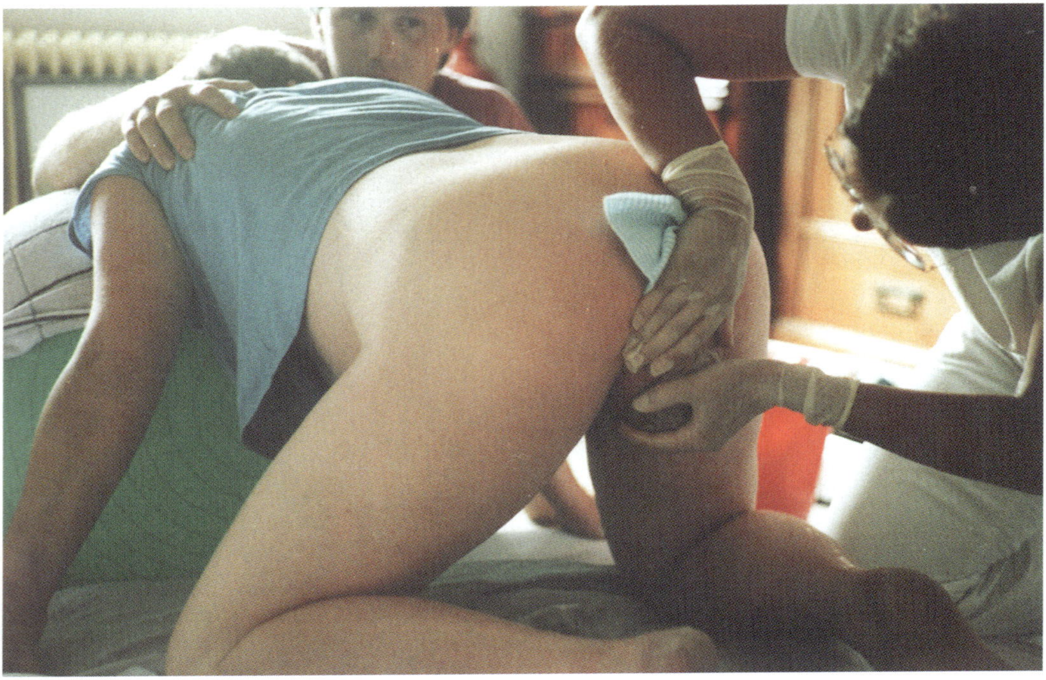

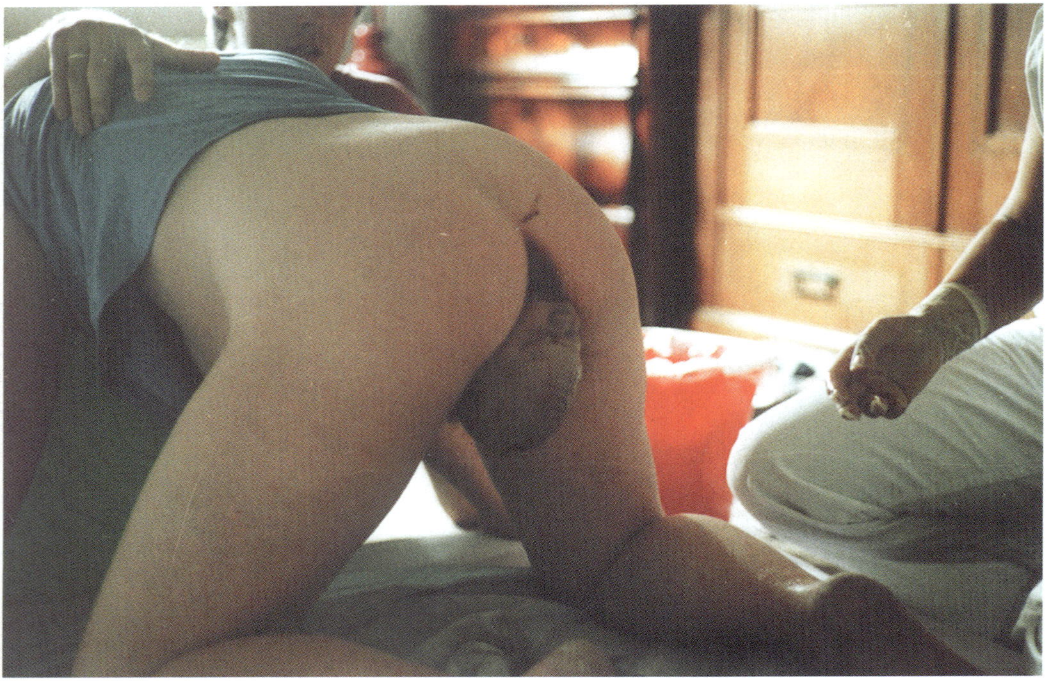

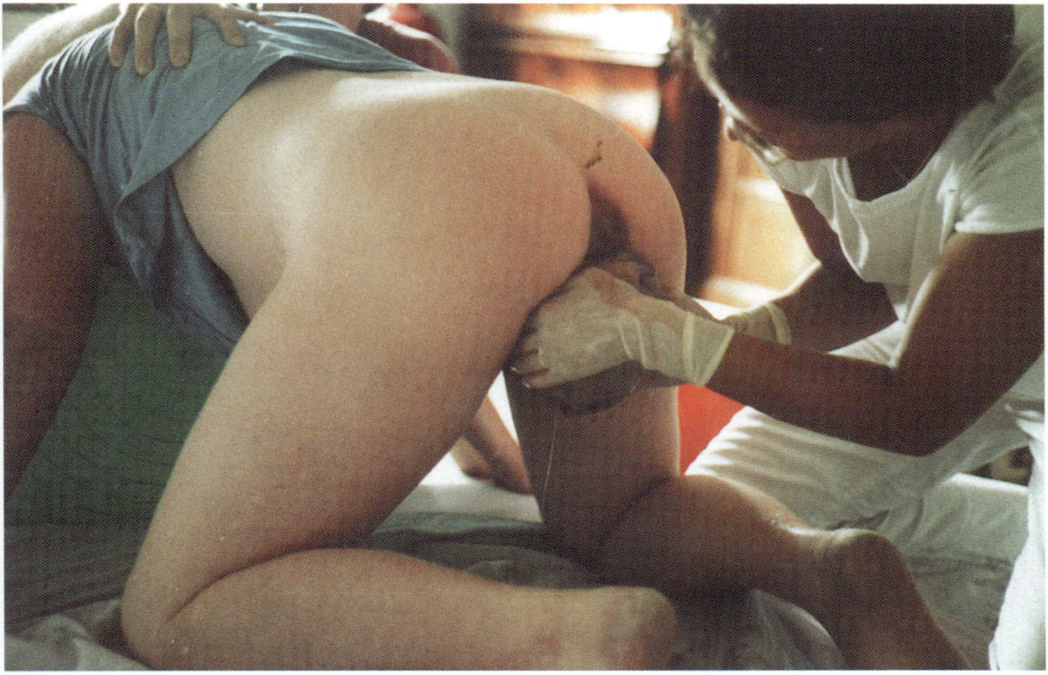

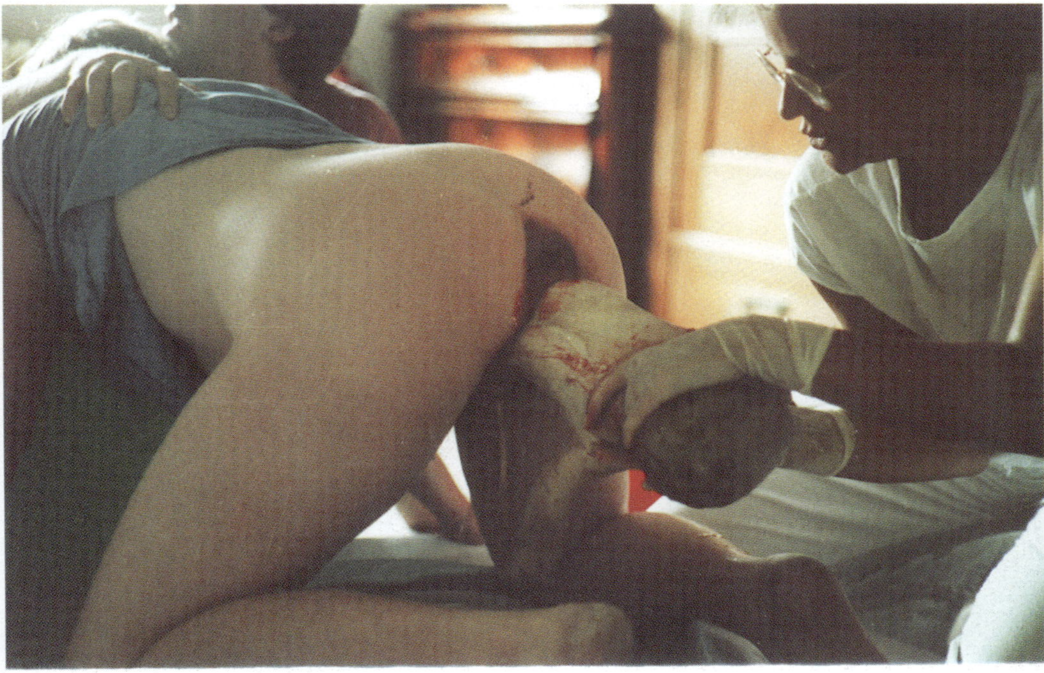

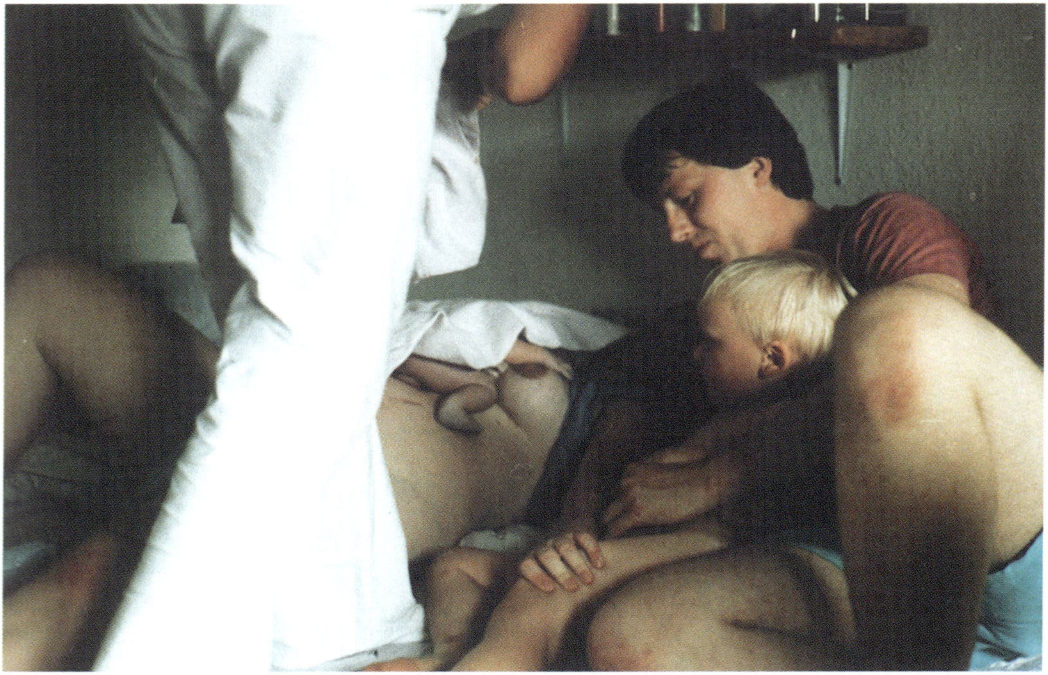

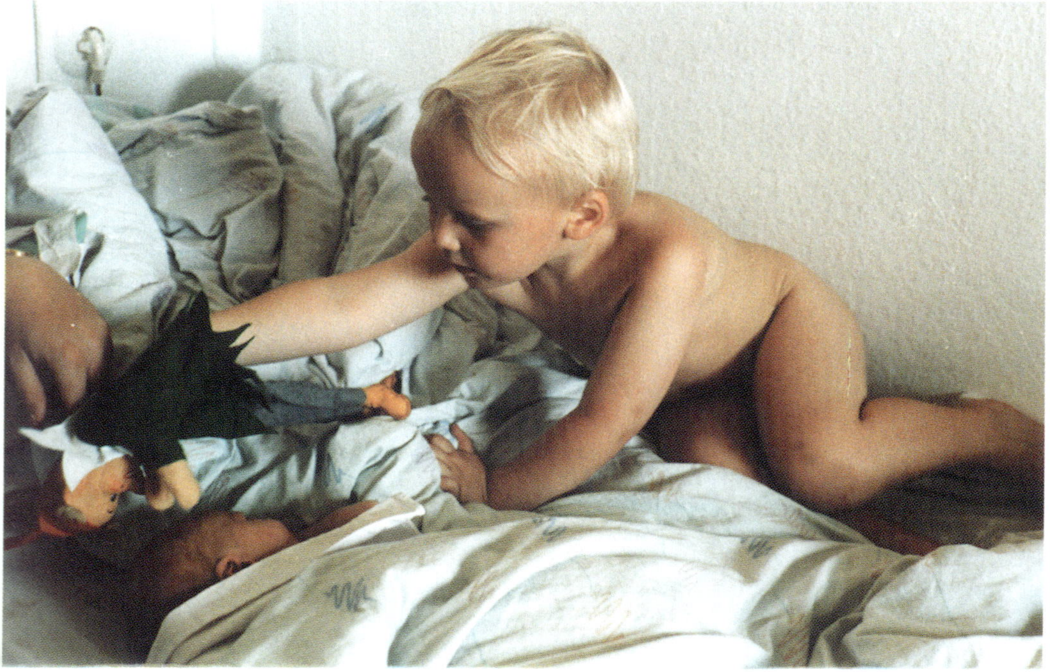

Hausgeburt

Geburtsbericht Sadhana Singh, 9.8.1985

Am Morgen des 8. August wache ich auf und horche in mich. Noch immer kein Anzeichen für Wehen? Nein... In der Nacht träumte ich, daß Hebamme, Freundinnen und mein Mann sich um mich versammelt hatten, weil ich gebären sollte, aber ich versagte und enttäuschte alle.

Errechneter Entbindungstermin war der 4. August 1985. Sicher, ich wußte, daß nur die wenigsten Babies an dem errechneten Termin zur Welt kommen. Dennoch, alles war vorbereitet, die Wohnung geputzt, die Windeln gefaltet und der keuchhustenkranke Sohn bei der Großmutter untergebracht, und ich mußte nur noch warten... Warten fällt mir schwer!

Ich nahm mir vor, aus der Situation das Beste zu machen. Ich wußte aus Erfahrung mit dem ersten Kind, daß nach der Geburt erstmal keine Zeit für einsame Spaziergänge, Restaurantbesuche oder Kino bleibt. Am Vorabend hatten mein Mann und ich in meinem Lieblingsrestaurant gegessen, täglich machte ich ausgedehnte Spaziergange an der Alster, für diesen Abend nahm ich mir also einen Kinobesuch mit meiner Freundin vor. Darauf freute ich mich schon richtig!

Der 8. August ist mir als wunderschöner Sommertag in Erinnerung, den ich recht faul in meinem Bett verbrachte. Ich kam mir schon unanständig vor, wie ich da im großen Doppelbett vor mich hindöste und die Welt um mich herum sehr fleißig zu sein schien. Ich weiß noch, daß ich an diesem Tag reizbarer war als sonst, aber nicht unruhig. Und ich hatte einen gesunden Appetit! Vor der Geburt meines ersten Kindes konnte ich tagelang nicht viel essen.

Am späten Nachmittag dann machte ich mich fertig für den Kinobesuch. Ich wusch meine Haare und zog mir mein schönes weißes Kleid an, daß ich mir unvernünftigerweise für diese Schwangerschaft für DM 200,— gekauft hatte. Jetzt aber war ich froh, dieses Kleid zu besitzen, denn es half mir, mich schön zu fühlen.

Meine Freundin und ich gingen an der Alster entlang in Richtung Innenstadt. Hamburg war in goldenes Licht getaucht und schien fast eine Märchenstadt zu sein und ich genoß meine Freiheit...

Während der ganzen Schwangerschaft hatte ich mich gesund ernährt, doch jetzt konnte ich es mir nicht verkneifen, mir eine Dose Coca-Cola zu kaufen. Und der Film, in den wir gingen, war ein Krimi. Immer, wenn es brutal wurde, schloß ich die Augen und hielt mir die Ohren zu, damit mein Baby ja nichts mitbekam. Es machte Spaß, im Kino zu sein.

Nachdem der Film zu Ende war und wir auf die Straße traten, noch ein wenig benommen, spürte ich ein Ziehen im Beckenboden und in den Beininnenseiten die Oberschenkel hinunter.

Hausgeburt

Zu Hause angekommen, hatte ich großen Hunger. Ich aß ein dick mit Käse und Salatblättern belegtes Sandwich und trank ein großes Glas Milch. Mein Mann lief durch die Wohnung und hängte hier und da noch ein paar Bilder auf, komisch, dasselbe hatte er auch vor der Geburt unseres ersten Kindes getan.

Meine Mutter rief an und fragte, ob sich schon etwas tun würde. Ich erzählte ihr von dem Ziehen im Beckenboden und von meiner latenten Reizbarkeit. Sie war sich ganz sicher, daß das Kind noch in dieser Nacht geboren werden würde. Meine Mutter ahnt große Ereignisse manchmal voraus, sie hat viel Intuition, aber ich möchte ihr nicht recht glauben, schon weil ich vor der Geburt des ersten Kindes so wenig hungrig war und ich dachte, daß Appetitlosigkeit ein Geburtszeichen wäre. Und an diesem Abend war ich doch so hungrig!

Um 23.30 Uhr lagen wir dann endlich im Bett. Ich las meinem Mann noch ein Abendgebet vor. Mein Mann schlief, ich schloß das Buch. Ruhe. Die Wohnung im Halbdunkel, nur meine Kerze brannte. Da spürte ich klar und deutlich die erste Wehe. Ich schaute auf die Uhr. Fünf Minuten Pause. Die nächste Wehe, kraftvoll, aber nicht schmerzhaft. Sie dauerte ca. 45 Sekunden. Und wieder eine Pause von fünf Minuten. Ich stand auf, fühlte mich ganz ruhig und war mir sehr sicher, daß die Geburtsarbeit begonnen hatte.

Ich rief meine Hebamme, Frauke Lippens, an. Sie sagte, daß sie schon auf meinen Anruf gewartet hätte und gleich käme.

Ich rief dann auch meine Freundin, die bei uns wohnte, und die machte sich gleich daran, das Bad zu putzen, wohl um ihre Aufregung abzureagieren.

Ich genoß es, für mich durch die dunklen Räume zu spazieren, alle fünf Minuten innezuhalten und meine Wehen zu beatmen, die aber eigentlich noch keine Beatmung brauchten. Ich freute mich so, daß es nun endlich, endlich losging.

Um ca. 24 Uhr klingelte es an der Tür. Es war Frauke. Zu Frauke hatte ich während der Schwangerschaft eine gute, nahe Beziehung entwickelt. Der Geburtsvorbereitungskurs, den sie leitete, war intensiv und es gab viel Zeit, sich gegenseitig kennenzulernen. So begrüßte ich nun meine Hebamme, die aber gleichzeitig eine gute Freundin war und mir und meinem Mann vertraut.

Ich führte sie in unser Schlafzimmer. Da lag mein Mann im Bett und schlief tief und fest. Frauke baute ihre diversen Gerätschaften auf der Kommode auf, und ich ließ mir dieses und jenes erklären. Wir flüsterten, um meinen Mann nicht zu wecken. Wenn ich eine Wehe spürte, hielten wir inne. Dann legte ich mich aufs Bett. Frauke untersuchte meinen Muttermund. Er war schon 4 cm eröffnet!

Nun hörte Frauke mit einem tragbaren Herztonabhörgerät die Herztöne des Kindes ab. Das Herz schlug kräftig und regelmäßig. Derweil schlief mein Mann immer noch tief und fest. Frauke und ich dachten, daß es an der Zeit wäre, ihn zu wecken. Wir stellten Fraukes Gerät auf sehr laut und mein Mann wachte von dem schnellen, regelmäßigen Tock, Tock, Tock, daß Sadhanas Herz machte,

56

Hausgeburt

endlich auf. Er rieb sich verschlafen die Augen und sah außer mir auch Frauke auf dem Bett sitzen. Seine erste Reaktion war Erstaunen, doch dann begriff er, daß unser Baby geboren werden sollte.

Die nächsten Stunden habe ich als eine ruhige Zeit in Erinnerung. Die Wehen waren noch nicht unaushaltbar schmerzhaft, aber ich mußte mich auf meinen Atem konzentrieren. Ich hatte ein langes rosafarbenes T-Shirt und dicke Strümpfe an und stützte mich an der Wand ab, um die Wehen zu beatmen. Ich kam mir vor wie ein Catcher vor dem großen Kampf, besonders weil ich meine Beine nach jeder Wehe kräftig ausschütteln mußte.

Das Köpfchen des Babies drückte unter jeder Wehe auf den Muttermund und ich hatte das Bedürfnis, den Druck zu unterstützen, indem ich jedesmal ein wenig mitpreßte. Ich wußte, daß das nicht gut für den Muttermund war und habe angefangen zu singen, einfach Töne von mir zu geben: ein langes A, aber auch ein E oder I, wie es mir gerade kam. In die Töne gab ich den Druck, den ich am Beckenboden fühlte, hinein. Ich war sehr erstaunt, wie schön sich mein eigener Gesang anhörte. Meine Stimme ist eigentlich recht mittelmäßig. Das Singen tat mir gut. Mein Beckenboden fühlte sich entspannter an.

Mit der Zeit begann ich, mich zu langweilen. Ich bin wohl wirklich ein ungeduldiger Mensch. Ich dachte, ich müßte jetzt noch Stunden eine Wehe nach der anderen beatmen, und überlegte mir, was ich noch tun könnte. Die Wehen war nicht so hart, daß sie mir keine Zeit gaben, nachzudenken. Ich entschied mich dafür, in die Badewanne zu gehen, einfach, um etwas zu tun. Meine Freundin hatte mir Badewasser eingelassen und blieb auch bei mir, nachdem ich mich in das warme Wasser gelegt hatte.

Ich weiß noch, daß wir uns unterhielten in den ersten Minuten, in denen ich in der Wanne lag. Dann kam wieder eine Wehe, die mir diesmal jedoch den Atem nahm. Sie hatte die Kraft einer großen Welle und lehrte mich Respekt. Mein Gesang änderte sich augenblicklich und wurde zum Strohhalm, an den ich mich klammerte. All meinen Schmerz gab ich hinein und versuchte trotzdem offen zu bleiben. Ja, das war Schmerz. Aber nicht wie beim Zahnarzt, spitz und steil, sondern eher Schmerz von einem Sturm verursacht. Es gibt wohl kein Wort, das diese Empfindung beschreibt.

Sofort mußte ich die Badewanne verlassen, denn die Wirkung des warmen Wassers war dermaßen entspannend für mich, daß die Wehen mich überwältigt hätten. Meine Freundin mußte mich beim Herausklettern aus der Wanne stützen.

Auf allen Vieren kroch ich zum Bett, immer wieder mußte ich mich auf eine Wehe konzentrieren. Die Körperempfindungen waren so anders als noch vor ein paar Minuten, daß ich dachte, mein Muttermund wäre nun vollständig eröffnet: Wehen, die kaum noch zu ertragen sind und das Gefühl, den Schmerz nicht mehr auszuhalten.

Hausgeburt

Also bat ich Frauke, mich zu untersuchen. Frauke willigte ein, wenn auch ein wenig zögerlich. Denn es ist nicht gut, daß eine Gebärende zu oft untersucht wird. Der Befund war dann auch niederschmetternd. Der Muttermund war erst 6 cm eröffnet!

Ich bin Geburtvorbereiterin und hatte schon hunderte von Frauen auf Geburt eingestimmt und auf den Schmerz. Nun drohte ich zu versagen: ich konnte nicht mehr! Ich wollte aufgeben. Nur der Gedanke daran, daß alle Frauen vor mir es geschafft hatten, gab mir die Willenskraft, weiterzumachen. Ich dachte, noch Stunden würden vor mir liegen. In mir versuchte ich einen Weg zu finden, mit den Wehen klarzukommen. Ein Teil von mir litt, ein anderer Teil von mir beobachtete die Wehen und den Schmerz.

Meine innere Situation erinnerte mich an eine wilde Berg- und Talbahnfahrt. Ich nahm das Tal als sekundenlange Wehenpause wahr, auf die ich mich nun konzentrierte. Die Wehen waren so mächtig, daß sie nicht mehr zu „behandeln" waren. Die kurze Pause gab mir Kraft, wurde zum Konzentrationspunkt. Ich hatte den inneren Drang „NEIN!" zu schreien und um mich zu schlagen. Dieses „NEIN" wandelte sich in ein „JAAA..." um, das ich laut rief. Ich legte all meinen Schmerz da hinein. Dieses Rufen begleitete die Berg- und Talfahrt der Wehen und drückte sie auch aus. Wenn eine Wehe ihren Höhepunkt erreicht hatte, rief ich besonders laut.

Trotz alledem war ein Teil von mir immer noch fähig, wach in meinen Körper hineinzuschauen. Irgendwann, mein Zeitgefühl hatte ich verloren, spürte ich, daß etwas Stuhlgang aus meinem After kam. Sofort verspannte sich mein Beckenboden, denn ich wollte den Stuhl zurückhalten. Ich fühlte mich hilflos in meiner Knie-Ellenbogenlage, den Hintern in die Höhe gereckt, die Darmentleerung für alle sichtbar. Ich spürte aber zu meiner großen Erleichterung, wie mein Po mit weichen Tüchern geputzt wurde und zwar nicht hart und hastig, daß ich mich hätte schämen müssen, sondern mit weichen und liebevollen Bewegungen, die mir signalisierten, daß alles in Ordnung war. Ich war meiner Hebamme hierfür sehr dankbar.

Frauke muß wohl gesehen und sich gedacht haben, daß das Kind, für uns alle völlig unerwartet, schon auf dem Weg durch den Geburtskanal war und die tatsächliche Geburt kurz bevorstand. Sie bat mich also, mich zu setzen, daß sie mich untersuchen konnte. Ich weigerte mich, denn seit der letzten Untersuchung waren noch nicht die Stunden vergangen, auf die ich mich nun eingestellt hatte, sondern, so kam es mir vor, höchstens Minuten. Schließlich hievte ich mich mit großer Kraftanstrengung doch herum. Erschöpft saß ich gegen die Wand gelehnt, die Beine angewinkelt. Frauke untersuchte nur kurz und fand ihre Ahnung bestätigt. Mein Baby war kurz davor, geboren zu werden. Ich sang und rief nun nicht mehr, sondern atmete lang und tief. Ich konnte nicht glauben, daß mein Baby tatsächlich kam und faßte mit meiner Hand in die Scheide. Ich

Hausgeburt

konnte sein Köpfchen fühlen. Eigentlich hätte ich anders „pressen" wollen, nicht so einfach im Sitzen, so hatte ich es mir vor der Geburt jedenfalls ausgemalt.

Auch gepreßt habe ich nicht, denn meine Gebärmutter tat die Arbeit alleine. Frauke kam mir nun wie ein Lotse vor, der dem großen Schiff den Weg in den Hafen wies. Ab und zu sagte sie, daß ich ein bißchen drücken oder loslassen sollte. Mit meinen Fingern fühlte ich immer wieder zum Köpfchen des Babies hin. Als Sadhanas Köpfchen durchtrat, mußte ich stöhnen. Frauke entwickelte seine Schultern und ermunterte mich dann, mein Baby selbst herauszuheben. Das war ganz unbeschreiblich. Und auf der anderen Seite war alles normal, diese Geburt paßte in mein Leben.

Ich war nach der Geburt erstmal sehr erschöpft und Sadhana war empört, denn er schrie kräftig. Allmählich beruhigten wir uns beide, sammelten uns. Und begannen, uns zueinander hinzutasten.

Sadhana ist heute ein waches und deshalb manchmal anstrengendes Kind und sehr furchtlos. Lehrer finden es nicht immer einfach, mit ihm umzugehen, denn er hat seinen eigenen Kopf und unorthodoxe Ideen.

Seine Geburt und die Zeit danach, die ich als sehr ruhig und „organisch" erlebte, haben mein Herz für dieses Kind geöffnet. Es ist leicht, ihn zu lieben.

Sat Hari Kour
(26, Geburtsvorbereiterin)

Ablauf einer Hausgeburt

„Wenn es die Geburtskultur ermöglicht, daß Neugeborene den Geschehnissen während ihrer Geburt folgen können, dann wird sich bei der Mehrzahl der Menschen in dieser Gesellschaft ein Grundgefühl der eigenen Stärke und Autonomie etablieren. Verlangt dagegen die Geburtskultur, daß man den Rhythmus des Kindes außer acht läßt und ihm alle neuen Sinneseindrücke abrupt und ohne Rücksicht auf seine Aufnahmefähigkeit zumutet, dann wird es in dieser Gesellschaft viele Menschen geben, die ein Gefühl von Hilflosigkeit und Ohnmacht in Verbindung mit Leiden und Schmerz mit auf die Welt bringen."

Aus Marianne Krüll, „Die Geburt ist nicht der Anfang", S. 147f, Stuttgart 1990

Meist nachts erreicht mich der Anruf, daß die Geburt im Gange ist. Seltener werde ich angepiept.

Ist die Frau eindeutig unter der Geburt, so fahre ich sofort zu ihr; d.h daß ich meist binnen 20, 30 Minuten bei ihr bin.

Hausgeburt

Versteht sie selbst ihren Anruf als „Vorwarnung", so besprechen wir, wann sie mich wieder anrufen soll. Eventuell schlage ich ihr einen Spaziergang oder ein Bad vor; nachts gibt es auch die Empfehlung, möglichst noch etwas zu dösen. Bei Mehrgebärenden muß ich manchmal ganz entschieden sagen: „Nein, ich komme jetzt. Du hast richtig Wehen und ich möchte das Kind überwachen." Diese Frauen möchten mich, besonders nachts, nicht „unnötig" früh in Anspruch nehmen und würden erst in der Übergangsphase rufen. Hier haben öfters die Partner das richtige Gespür: „Sie wollte ja noch nicht, daß ich anrufe, aber ich finde ..."

Nach der Begrüßung folgt die Anfangsuntersuchung: CTG, Blutdruck-, Puls-, Temperaturmessen. Nach Ende des 20-30minütigen CTGs die äußere und vaginale Untersuchung. Bei einer flotten Mehrgebärenden reduziert sich das schon mal auf kurzes Herztonhören mit Sonicaid, vaginale Untersuchung und schnelles Herbeitelefonieren des Arztes...

Ist das Bett noch nicht für die Geburt vorbereitet, mache ich das jetzt gemeinsam mit dem Mann, während die Frau durch die Wohnung tigert oder ein Bad nimmt. Eventuell badet das Paar auch gemeinsam oder unternimmt einen nächtlichen Spaziergang mit genauen Instruktionen, wann sie sich wieder zu Herztonkontrollen einfinden bzw. wann sie vorzeitig umkehren sollen. Derweil kontrolliere ich, ob alles vorbereitet ist (Steißkissen, Babysachen, Telefonliste am Telefon) und lege meine Sachen bereit (Ambu-Beutel und Sauerstoffflasche zusammenbauen, Oxytocinspritze aufziehen). Je nach Einschätzung des Geburtsverlaufes gebe ich dem Arzt Bescheid oder lasse ihn noch ein bißchen schlafen.

Mit zunehmender Wehentätigkeit führe ich immer häufiger Herztonkontrollen durch, bis wir beim Abhören nach jeder bzw. jeder zweiten Wehe landen. Je nach Länge des Verlaufs werden weitere CTGs geschrieben, möglichst aber ein zweites zu Beginn der Austreibungsphase.

Nach Blasensprung wird alle zwei Stunden Temperatur gemessen.

Oft ist inzwischen eine Freundin eingetroffen, die bei der Geburt dabeisein soll bzw. die Kinderbetreuung übernimmt.

Ich unterstütze die Frau beim Atmen, mache ihr Mut, lobe sie und signalisiere auch dem Partner, daß alles in Ordnung ist.

Eventuell versuchen wir gemeinsam herauszufinden, was denn nun wirklich die angenehmste Geburtsposition sein könnte. Manchmal landen wir dabei in einem anderen Raum als ursprünglich vorgesehen, und ich versuche mit Folie und Bettwäsche, das Inventar vor allzu großen bleibenden Erinnerungen zu schützen. Der Wärmestrahler am Babyplatz wird eingeschaltet.

Und dann kommt der Arzt und dann das Kind. Manchmal allerdings halten die beiden nicht die von mir gewünschte Reihenfolge des Auftritts ein...

Hausgeburt

Geschafft!

Ruhe, Pause. Ungestörtes Begrüßen, Kennenlernen des Kindes. Vorsichtiges Abhorchen, Beobachten auf dem Bauch der Mutter (oder des Vaters). Eventuell erstes Anlegen. Für das Geschlecht des Kindes interessieren sich die meisten Eltern ürigens erst ca. eine halbe Stunde nach der Geburt. Deshalb verkünden wir es auch nicht lautstark, sondern lassen sie selbst nachschauen oder tasten. Bei der Interpretation des Gefühlten muß allerdings manchmal geholfen werden!

Geburt der Plazenta, Damminspektion.

Je nach Tageszeit und Termindruck des Arztes wird ca. 20 bis 40 Minuten nach der Geburt des Kindes genäht. Dabei behält die Frau in aller Regel das Kind im Arm, an der Brust. Uteruskontrolle. Danach kehrt richtig Ruhe ein. Spätestens jetzt erstes Stillen. Nun kann ich mich stärken und Papiere schreiben.

Ungefähr eine Stunde später führe ich die restlichen Untersuchungen durch, entweder unter der Wärmelampe auf dem Wickeltisch oder dicht neben der Mutter im Bett. Meist wird das Kind nicht angezogen, sondern nur in ein neues, warmes Tuch gehüllt und wieder in die Arme der Eltern gegeben.

Uterus-, Temperatur-, Blutdruckkontrolle bei der Mutter.

Hat sie inzwischen reichlich getrunken und einen kleinen Imbiß eingenommen, so folgt das erste Aufstehen, Wasserlassen und eventuell Duschen. Geht es der Frau nicht gut genug, wasche ich sie auch gern im Bett.

Das Bett wird neu gerichtet, die letzten Befunde dokumentiert, etwas aufgeräumt.

Konnte die Frau noch nicht pinkeln, so kriegt sie reichlich zu trinken, eventuell Solidago D1 und wir versuchen es eine halbe Stunde später nochmal. Ungern verlasse ich eine Frau, bevor sie das erste mal Wasser gelassen hat.

Nun werden oft die frischgebackenen Großeltern informiert; das sind sehr anrührende Telefonate.

Ca. drei Stunden nach der Geburt ist dann alles soweit: ich kann die junge Familie verlassen, dabei gibt es noch Instruktionen, wann sie mich von Besonderheiten in Kenntnis setzen sollen. Und natürlich die Verabredung zum ersten Wochenbettbesuch – meist noch am gleichen Tag.

Hausgeburt

Ausrüstung für Hausgeburten

Als Minimum an Geräten und Arzneimitteln schreibt die „Berufsordnung für die hamburgischen Hebammen und Entbindungspfleger" vom 7.4.1992 zwingend vor[1]:

1.– Hebammentasche oder Hebammenkoffer

– 0,81-Sauerstoffflasche einschließlich Druckminderer

– Baby-Beutel mit einem Maskenansatz und Masken

– Vorrichtung zum Absaugen der Atemwege des Kindes

– Gerät zum Abhören der kindlichen Herztonfrequenz

– Blutdruckmeßgerät und Stethoskop

– sterile Handschuhe

– zur Vornahme und Versorgung eines Dammschnittes geeignetes Naht-Set

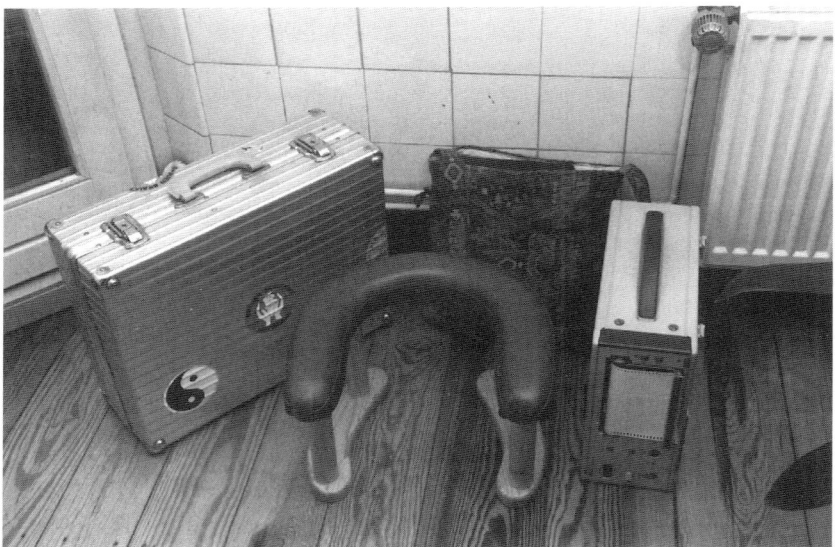

27 kg Hausgeburten-Gepäck erstaunen manchen Taxi-Fahrer

[1] Hebammenberufsordnung zitiert nach: DHZ 6/92, S. 247ff.

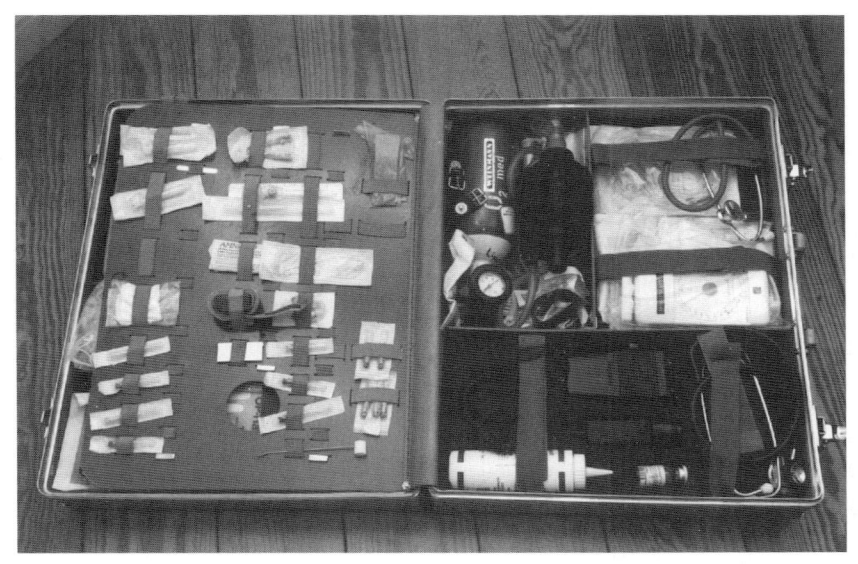

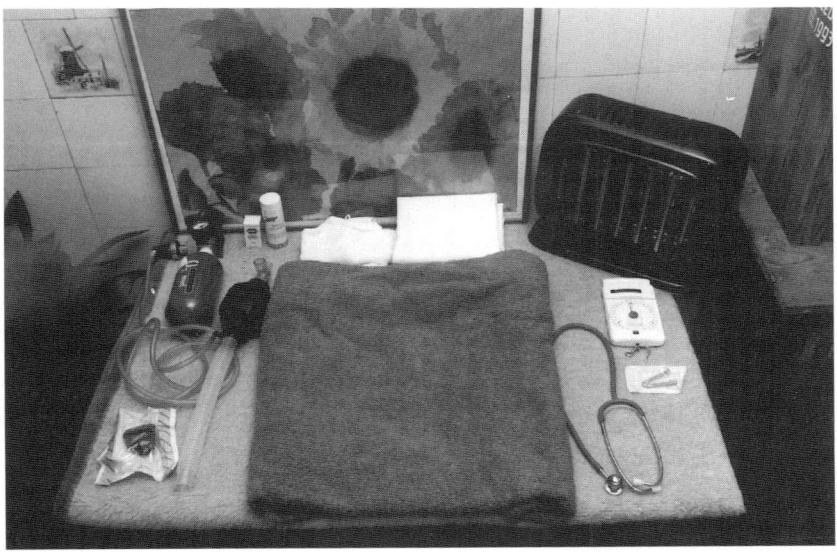

Übersichtlich für schnellen Zugriff　　　　　Fotos (3): Frauke Lippens

Hausgeburt

– Nabel-Set
– Fieberthermometer

2. – Hypophysen-Hinterlappen-Hormon (z.B. Oxytocin)
    – Mutterkornpräparat (z.B. Methylergometrin und seine Salze)
    – Fenoterolpräparate als Aerosol oder in Ampullenform
    – betäubungsmittelfreie krampflösende oder schmerzstillende Mittel
    – Kanülen und Spritzen
    – Vitamin K
    – Silbernitratlösung 1%
    – Lokalanästhetikum
    – Desinfektionsmittel

Meine Ausrüstung besteht aus:

Geräte, Instrumente:

Gebärhocker

CTG, Sonicaid

Ambu-Beutel, weiche Masken, O_2

Stauschlauch, Blutdruckgerät, Fieberthermometer

Stethoskop, Kinderstethoskop

Maßband, Waage

Eklampsiekeil, Eisblase, Irrigator

Geburtenpäckchen mit: 2 Klemmen, Nabelschere, Epischere, Dammschutztü-cher, Tupfer

Zusatzpäckchen mit: Pinzette, Eihautfaßzange, kleine Nierenschale, Pu-Nadel (zum vorsichtigen Eröffnen der Fruchtblase), Tuch, Tupfer, „Mäuschen" (große Tampons).

Verbrauchsmaterial:

Nabelklemmen

Spritzen, Kanülen, Ampullensägen

64

Hausgeburt

Katheter

Darmrohre, Klistiere

Schlauchverband für das CTG, Kontaktgel

Einmal-Absauger

Infusionssysteme, Braunülen, Butterfly, Klebestreifen

Blutgruppenröhrchen

Handschuhe, steril und unsteril

Zellstoff, Molinea-Unterlagen

Medikamente:

NaCl 0,9% zum „Quaddeln"

Kontraktionsmittel: Syntocinon-Amp.®, Methergin-Amp.®, Syntometrin-Amp.®

Tokolytica: Berotec-Spray®, Partusisten Intrapartal®

Rescue Remedy-Tr.®

Homöopatica

Silbernitrat-Tr.

Konakion-Tr.®

Schleimhaut- und Hautdesinfektionsmittel: Betaisodona-Tinktur®, Kodantinktur®

spasmolytische/analgetische Zäpfchen: Spascupreel®, Buscopan®, Spasmo Cibalgin®

Ammi Visnaga Supp. gegen starke Nachwehen

Crataegutt-Tr.®, Effortil-Tr.® um ggf. den Kreislauf nach der Geburt zu stützen

Infusionen zur Volumensubstitution und als Trägerlösung.

Außerdem:

- Eurosignal oder City-Ruf

- Anrufbeantworter eventuell mit Fernabfrage

- Möglichkeit, Instrumente und Kompressen zu sterilisieren, z.B. in einer Arztpraxis

Hausgeburt

Auswahl zur Hausgeburt – Risikoliste Geburtsbeginn

- Terminunterschreitung: weniger als 37/38 vollendete Wochen
- Terminüberschreitung: mehr als zehn Tage über den ET
- Zwillinge
- Beckenendlage/Querlage
- grünes Fruchtwasser
- suspekte bzw. pathologische Herztöne
- starke Hypotonie
- starke Hypertonie
- auffällige vaginale Blutung
- Fieber
- Nabelschnurvorliegen/-vorfall

Zu einzelnen Kriterien

Terminunter-/-überschreitung:

Die Absicherung des Termins und die Einhaltung der Fristen, ab wann und bis wann eine Hausgeburt begonnen wird, gehören zu den wichtigsten Sicherheitskriterien.

Die Hausgeburt sollte nicht vor der 38./39. SSW begonnen werden, um ganz sicher zu sein, daß die Lunge des Kindes ausgereift ist.

Hieran ändert auch der Umstand, daß in einer Familie „fast alle Kinder vier Wochen vor dem Termin" geboren werden, nichts.

Voll ausgetragene Kinder vertragen den Streß insbesondere der Austreibungsphase besser. Zu diskutieren wäre, ob eventuell Mehrgebärende schon ab der 38. SSW „dürfen"; in aller Regel verlaufen diese Geburten ja auch für das Kind weniger strapaziös. Vermehrte Strapazen, nämlich frühere Rufbereitschaft, fallen dann allerdings für die Hebamme an.

Ganz streng sollte das „Aus" ab ET+10 eingehalten werden. Ab diesem Zeitpunkt kommt es vermehrt zu plötzlichen Herztonabfällen unter kräftigen Wehen, weil die Plazenta ausgepowert ist.

66

Hausgeburt

Zudem weiß jede Hebamme aus Erfahrung, daß es bei Geburten weit über den Termin gehäuft zu langwierigen, schwierigen Verläufen mit wesentlich mehr Pathologie kommt. Sei es, weil die Frau sehr viel Angst vor der Geburt oder dem Leben mit Kind hat; sei es, daß es Beziehungsprobleme gibt; sei es, daß ein großer Kopf Schwierigkeiten hat, ins Becken zu finden oder....oder....oder. (Vergleiche auch die Verläufe der Geburten, die wegen Terminüberschreitung nicht mehr als Hausgeburt begonnen wurden, s. S. 66)

All dies sind keine günstigen Voraussetzungen für eine Hausgeburt. So erscheint es mir wirklich sinnvoller, der Frau/dem Paar eine klare Frist zu setzen und nach ihrem Verstreichen die Zeit zu nutzen, sich auf eine Klinikgeburt umzustellen. Die anstehenden Maßnahmen wie Belastungstests bieten Gelegenheit, sich mit den Klinikhebammen bekannt zu machen und günstige Voraussetzungen für eine eventuell anstehende Einleitung zu schaffen.

Partner bei der Geburt

Eine Schwangerschaft ist Ausdruck von Sexualität und Liebe zwischen Frau und Mann. Und: immer mehr Männer fassen heute den Vorsatz, anders als der eigene Vater, in den ersten Jahren des Kindes präsent zu sein. Auch die meisten Frauen wünschen sich die Anwesenheit und Unterstützung des Partners bei der Geburt der gemeinsamen Kinder.

Das Netz aus weiblichen Verwandten und Nachbarinnen, die der Erstgebärenden ihre Erfahrungen weitergeben, sie unterstützen und versorgen, gibt es in unserer Kultur so nicht mehr.

Aufgaben und Erwartungen, die sich früher auf mehrere, meist erfahrene Personen verteilten, konzentrieren sich heute auf den werdenden Vater. So äußern auch die meisten Männer in der Geburtsvorbereitung, sie wollten lernen, wie sie ihre Frauen mit Hilfe von Atemtechniken und Massagen während der Geburt unterstützen können. Manche haben den Auftrag, aufzupassen, daß die Hebammen oder ÄrztInnen nichts machen, was die Frau nicht will. Dabei wird von allen Beteiligten oft vergessen, daß der Partner in erster Linie Beteiligter ist, der emotional stark in das Geschehen involviert ist – also keineswegs ein Aufpasser oder kompetenter Helfer mit coolem Durchblick.

Männer, die die Entscheidung zur Hausgeburt mittragen – und nur dann sollte eine Hausgeburt angegangen werden – erleben den Wunsch nach dem Kind auch als ihren eigenen Wunsch, nehmen früh Kontakt zum Ungeborenen auf und setzen sich bewußter mit ihrer Verantwortung, ihren Ängsten vor „Freiheitsverlust" auseinander.

Hausgeburt

Dies ist wichtig, da die Qualität der Partnerbeziehung sich auf die Geburtsängste der Frau auswirkt – und letztlich auch auf den Geburtsverlauf.[1]

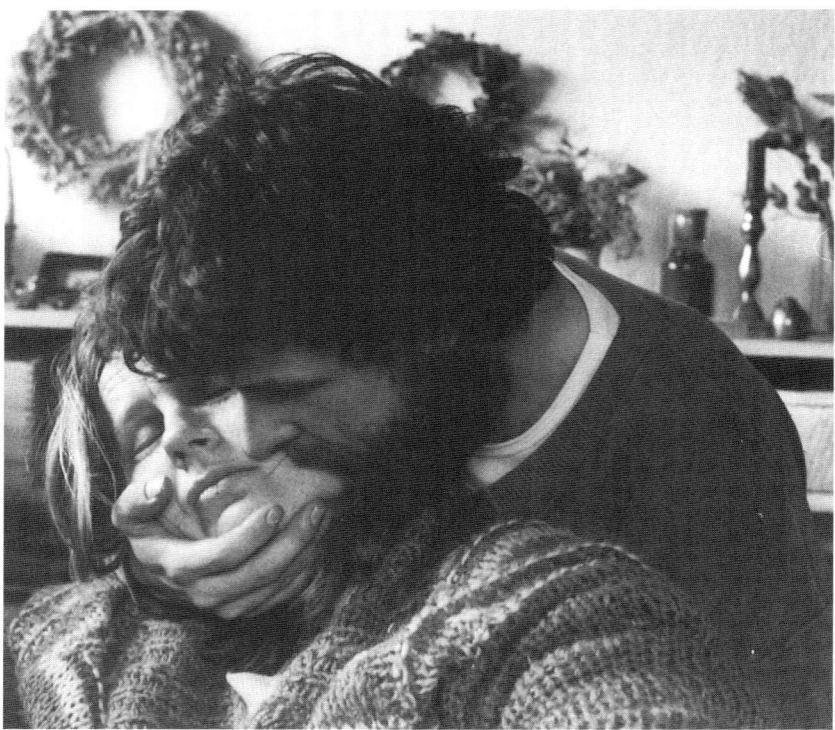

Zwischen zwei Preßwehen　　　　　　　　　　　　　　**Foto: Dr. Seebach**

Eine Geburt zu Hause mit vertrauter Hebamme bietet die besten Voraussetzungen, die Geburt mit ihren Komponenten von Sinnlichkeit, Tiefe der Beziehung und Emotionalität zu erleben.

Elsbeth v. Staehr hat beschrieben, was den freien Fluß der Hormone begünstigt: „Sexualität und Geburt haben manches gemeinsam, nämlich die Bereit-

---

[1] Beate Wimmer-Puchinger. Schwangerschaft als Krise. Berlin 1992. S. 47.

Hausgeburt

schaft und Fähigkeit zu empfangen, sich zu öffnen, sich treiben zu lassen, ja zu sagen, zuzulassen, sich hinzugeben, abzugeben."[2]

Wimmer-Puchinger faßt die positiven Aspekte der Anwesenheit des Partners für die Gebärende unter folgenden Stichworten zusammen:

– Angstreduzierung durch emotionale Zuwendung und Bestätigung,

– Wehenerleichterung durch Ablenkung und Massage,

– Intensivierung des positiven Geburtserlebnisses,

– Intensivierung des Zusammengehörigkeitsgefühls,

– und dadurch eine Reduzierung der schmerzlindernden Medikation.[3]

Daß die Voraussetzungen hierfür zu Hause am ehesten gegeben sein können, ist leicht nachvollziehbar.

Zu Hause ist der Partner auch weniger gehemmt, zärtlich mit seiner Frau zu sein, eventuell mit ihr gemeinsam zu baden oder die Brust zu stimulieren. Ich habe es bisher nur zu Hause erlebt, daß Frauen die Hand ihres Mannes zu dem in der Tiefe sichtbaren Köpfchen führen. Bei einer Hausgeburt hat das Paar sozusagen das Hausrecht, und der Mann muß nicht fragen, ob er sich hier hinsetzen oder jenes anfassen darf.

Dies und der Umstand, daß auch ihm die Hebamme aus der Schwangerschaft vertraut ist, ermöglicht vielen Männern, ihre Gefühle zuzulassen. An Mißtrauen und Kontrolle kann ich mich nicht erinnern. Dafür an viele Tränen der Rührung, Erleichterung, Freude.

Auch der Wechsel zwischen Nähe und Distanz ist zu Hause problemloser möglich: wo der Partner in der Klinik „rausgeht" bzw. von seiner Frau „rausgeschmissen" wird, kann er sich zu Hause einfach etwas länger mit dem Kaffeekochen oder der Heizung beschäftigen bzw. ist er immer noch im eigenen Revier, wenn die Frau ihn nicht nah bei sich haben will.

Manche Babies haben ihre erste Nacht nackt auf Brust und Bauch des Vaters verbracht. Der Vorsprung, den die meisten Frauen aufgrund ihrer Sozialisation und natürlich durch die Schwangerschaft haben, wird nicht noch dadurch vergrößert, daß der Mann nach der Geburt von seiner Frau und seinem Kind getrennt wird und, aufgewühlt wie er ist, nach Hause in die nächtlich-leere Wohnung fährt. Die moderne Geburtsmedizin schafft eine unnatürliche Situation – und schmunzelt dann über die Karikatur des jungen Vaters, der sich mit seinen Kumpels in der Kneipe vollaufen läßt.

---

[2] Elsbeth v. Staehr. Der große Atemzug fürs Kind. Berlin 1990. S. 68.
[3] Beate Wimmer-Puchinger. a.a.O., S. 128.

69

Hausgeburt

Helenes Geburt

Es ist schwer, die Geburt nicht als etwas total Schönes zu beschreiben, sondern das zum Ausdruck zu bringen, was sie vor allem war: gewaltig. Aber ich denke, es waren doch nicht meine Schmerzen, nicht ich habe geboren, und also darf ich vielleicht auch etwas freier idealisieren.

Unser Arzt war eine Woche verreist, so fuhren Silke und ich mit Silkes Freundin Hanna, die zur Geburt gekommen war, am Dienstag zu Frauke zur Vorsorge. Tags zuvor hatte Silke wohl ein bißchen vom Schleimpfropf in der Hose, und jetzt, bei Frauke, schien nicht nur die veränderte Wehenkurve am CTG darauf hinzudeuten, daß da vielleicht ernsthaft irgendwann etwas passieren sollte. Wenn auch nicht so klar war, wann und was das sein sollte.

Aus irgendwelchen Gründen befanden wir es dann für besser, den geplanten Ostereinkauf zwei Tage vorzuziehen. Da stand Silke dann leicht blaß im Plaza und meinte, sie habe nach einem ziemlichen Schmerz so ein feuchtes Gefühl in der Hose. Fruchtblase ... ? Jedenfalls dämmerte es Hanna und mir bald, daß es jetzt keine Frage von Tagen mehr war. Zu Hause drängten wir Silke, Frauke anzurufen – da war schon ziemlich viel Feuchtigkeit herausgelaufen, aber woran sieht man denn nun, was es ist? – die war aber nicht da.

Wir gingen essen; auf dem Rückweg gab Silke zu, daß ihre „Kontraktionen" schon stärker seien als sonst. Zu Hause angelangt, erreichten wir Frauke, die für die Frage nach dem Fruchtwasserabgang Silke empfahl, Lackmuspapier in die Hose zu legen. Wenn es sich lila färbe, sei es Fruchtwasser. Dummerweise färbte sich der Streifen nicht lila, sondern violett, und wir standen ratlos davor. Wir beschlossen, ihm noch ein wenig Zeit zu geben.

Gegen neun begann diese Frage jedoch mehr und mehr nebensächlich zu werden. Silke hatte begonnen, etwas zu nähen, und immer wieder hielt sie in regelmäßigen Abständen inne und begann, intensiver zu atmen. So erörterte ich dann um elf mit Frauke die Frage des Lackmuspapiers und berichtete ihr von den einsetzenden Wehen. Wir sollten dann mal zusehen, daß wir noch etwas Schlaf bekommen, bevor es losgeht. Das versuchten wir, nachdem wir die Wohnung für die kommende Geburt hergerichtet hatten.

Wir schafften es gerade eine halbe Stunde. Silke war dazu übergegangen, während der Wehen hörbar zu schnaufen. An Schlafen war nicht mehr zu denken. So entzündeten wir an der Wand zwei Kerzen und ich versuchte, Silke an allen möglichen Stellen zu befassen, um ihr zu helfen. Das tat ihr wohl zunächst auch gut, auf die Dauer mochte sie es aber nicht mehr und ich hielt sie einfach von hinten in meinen Armen fest.

Irgendwann hat sie dann angefangen, zuerst leise und dann lauter werdend zu stöhnen. Wir hatten wohl beide vorher gelernt, es sei ungeheuer förderlich für die Geburt, den Schmerz herauszulassen, aber irgendwie hält man sich doch

Hausgeburt

dafür für zu stieselig. Gerade deshalb waren es Silkes Schreie, die mich bei dieser Geburt am allermeisten beeindruckt und auch durchaus zutiefst erschrocken haben, die mir vielleicht andererseits auch einen Eindruck vermittelt haben, was es für sie bedeutet hat.

Etwa um ein Uhr rief ich wieder bei Frauke an, berichtete ihr von Wehen alle vier Minuten und daß es „mehr" weh tue „als Regelschmerz". Frauke meinte, wenn es recht sei, würde sie bei der nächsten Steigerung gerufen werden wollen. Das war dann gegen zwei Uhr. Kurz nachdem ich Frauke und ihre Hospitantin Lena angerufen und Hanna geweckt hatte, begann Silke während der Wehen zu schreien und ihre Hände in Kissen, Matrazen und mich zu vergraben. Ich hatte irgendwann begonnen, mit ihrem Atem mitzuatmen und versuchte, sie dadurch beim Atmen zu halten. Ich denke, es hat vor allem mir selbst geholfen, aber das ist eben auch wichtig. – Es dauerte scheinbar ewig, bis Frauke kam. Alles war soviel heftiger geworden, und dahinter steckte die Angst: Das ist doch erst der Anfang. Die Geburt war gerade fünf Stunden im Gang, das war doch für eine Erstgeburt meist nicht einmal die Hälfte der Zeit.

Um zehn vor drei endlich hielt das Auto vor der Tür, das schließlich Frauke brachte. In der Tür schon gab sie einen Ausdruck ihres Erstaunens ob der Heftigkeit der Wehen ab und der bang erwartete Blick auf den Muttermund brachte die Erlösung: 7 cm geöffnet! Das war dann auch weiter kein Thema und es hat nicht mehr lange gedauert, bis er ganz geöffnet war. Unterdessen war auch Lena eingetroffen, und Frauke hatte es geschafft, Dr. Stöckemann als Ersatz für unseren Arzt herbeizurufen.

Alle diese Vorgänge habe ich aber eigentlich nur ganz am Rande mitbekommen, hinter Silke, ich weiß nicht, was die anderen während der Geburt gesagt, und kaum, was sie getan haben. Ich weiß nur, daß immer jemand da war für uns.

Das Weitere ging blitzschnell. Ich kann mich zwar erinnern, daß Dr. Stöckemann kam, aber wann, weiß ich nicht. – Frauke wollte, daß Silke noch einmal aufs Klo geht, unterdessen sah ich nach der Heizung, die nicht warm werden wollte. Als ich zurückkam, saß Silke auf dem Gebärhocker, dann sollte sie wieder herunter und kurze Zeit später wieder herauf. Es war ein ziemliches hin und her und ich habe auch durch Silkes Schreie wenig verstanden. Außerdem jammerte sie „das tut so weh" und „ich hab so Angst". Frauke versprach ihr, es würde nicht mehr stärker weh tun, dafür sei es noch ein gutes Stück Arbeit.

Während ich noch versuchte, hinter/unter Silke auf ihrem Thron einen Halt zu finden, rief Frauke ihr zu: „Jetzt schrei mal nicht, sondern drück mit" und in kurzer Zeit kam ein blaues Kind (was nicht so außergewöhnlich ist...) mit zweimal um den Hals gewickelter Nabelschnur hervor. Wir bekamen erstmal einen ziemlichen Schreck, aber Lena wickelte unsere Kleine unbeeindruckt aus und legte sie auf Silkes Bauch. Da lag sie nun, unsere Helene, und wir drei schauten uns erst einmal ein wenig mißtrauisch an. Das war um 4.15 Uhr.

Hausgeburt

Silke war nicht gerissen oder geschnitten, Helene hatte nur mit ihrer rechten Faust, die sie an der Schulter in die Welt vorausstrecken mußte, die Scheide aufgekratzt. So blieb es bei einem kleinen fiesen Stich dort, und um halb sieben waren wir dann ganz alleine.

Michael Gümbel

Hannahs Geburt

Der achundzwanzigste Oktober Neunzehnhundertzweiundneunzig.

Ein Jahr danach – der Rückblick.

Kinder?.......Nein!

Um etwaige Mißverständnisse sofort auszuräumen, sei darauf hingewiesen, daß dies nicht im Sinne des Herrn W. C. Fields gemeint ist.

Da gab es jedoch die Terrarien, die Planzen, die zu pflegen waren, dem Interesse an mineralogischen Exkursionen konnte mehr Aufmerksamkeit zuteil werden, ich baute meine Möbel gern selbst, überhaupt machte ich alles lieber gern selbst, und – nicht zuletzt – das politische Engagement erforderte auch seine Zeit. Auch Reisen, um die Natur und die Kultur anderer Gegenden kennenzulernen, ließen sich nach meiner Überzeugung einfacher ohne Kinder realisieren; insbesondere die von den Mitreisenden viel Geduld erfordernden photographischen Exzesse stellte ich mir gegenüber Kindern als schwer vermittelbar vor.

Das Chemiestudium, die Diplomarbeit und die Promotion liefen einerseits immer nebenher und sorgten gleichzeitig aber stets für ein schlechtes Gewissen; denn ich wollte sie um jeden Preis abschließen. Da alles, was ich anfing, in der Regel sowieso mehr Zeit in Anspruch nahm, als vorher angenommen wurde, hatte ich also im Grunde ohnehin nie Zeit.

Meine Einstellung zu eigenen Kindern änderte sich langsam vor etwa drei Jahren, genau kann ich den Vorgang eigentlich gar nicht datieren. Die Gründe für diesen Sinneswandel sind mir auch nicht so klar. Zum einen hatte der Wunsch Heidis, ein Kind haben zu wollen, sicher einen großen Anteil daran. Andererseits ahnte ich irgendwann – möglicherweise entstand diese Ahnung aus meinem Interesse für die japanischen Kampfkünste mit ihrem buddhistischen Hintergrund – daß Kinder etwas haben, was Erwachsene nicht mehr besitzen: Sie können das, was sie wollen, kompromißlos und mit all ihrer Energie, jedoch ohne Ehrgeiz, anstreben. Man kann von ihnen lernen, ihre Entwicklung ist – bewußt erlebt – faszinierend.

Im Februar des Jahres 1991 war es denn soweit. Heidi war schwanger. Da war einerseits die Freude darüber und andererseits die plötzliche Gewißheit, daß sich in spätestens vierzig Wochen alles ändern wird,der Lebensrhythmus, die

72

Hausgeburt

Prioritäten, die Freiräume. Glücklicherweise dauert die Schwangerschaft in der Regel so lange, so daß einem diese Zeit verbleibt, sich auf das Neue einzustellen. Ich hatte jedoch das Gefühl, daß die Einstellung zum werdenden Kind zumindest bei den Männern nur erfolgt, wenn sie sich über das Gespräch mit der Partnerin hinaus an den vielen die Schwangerschaft begleitenden Terminen der Frau – Schwangerschaftsuntersuchungen, Geburtsvorbereitung, die Entscheidung für ein bestimmtes Krankenhaus oder für die Hausgeburt etc. – beteiligen. Denn dadurch entstand bei mir die Gewissheit, wir würden bald ein Kind haben, und ich trage dafür die Verantwortung mit. Heidi und ich waren uns darüber einig, daß, sofern die Voraussetzungen stimmen sollten, unser Kind ambulant entbunden wird. Während Heidi auch dem Gedanken einer Hausgeburt gegenüber nicht abgeneigt war, wollte ich jedoch aus Gründen der „Sicherheit" eine Krankenhausgeburt. Die Vorbereitungsabende bei Frauke und die Gelassenheit Heidis während der Schwangerschaft erzeugten dann eine andere Sichtweise bei mir. Wir entschieden uns für die Hausgeburt mit Frauke. Unsere Entscheidung kam leider zu spät. Es fand sich kein Arzt, keine Ärztin für den angesetzten Termin. Wir fanden uns mit dem Gedanken ab, zur Entbindung in die Paracelsus-Klinik zu fahren und das, obwohl wir es während des Vorgesprächs mit einem jungen Arzt-Schnösel zu tun hatten, der, wären wir zur Geburt an ihn geraten und hätte er sich in irgendeiner Weise eingemischt, selbst in fortgeschrittenem Zustand sämtliche Wehen bei Heidi zum Stillstand gebracht hätte.

Sonnabend-Nacht, es war der 26. Oktober, kam Heidi zurück ins Bett und erzählte mir, der Schleimpfropf hätte sich gelöst. Mein erster Gedanke war, ich müßte mich wieder anziehen. Doch Heidi wiegelte ab. Die Wehen blieben noch aus. Ich schlief also ersteinmal. Am Sonntag sagten wir den Besuch bei ihren Eltern – die Begründung, die wir ihnen gegenüber angaben, ist mir entfallen – vorsichtshalber ab. Ich erinnere mich noch daran, daß wir bei sonnigem Herbstwetter im Stadtpark spazieren gingen und ansonsten einige Sachen für die Klinik packten. Sonst tat sich noch nicht so viel. Frauke, die zu Beginn der Wehen Heidi untersuchen wollte, um uns damit vor einer verfrühten Fahrt ins Krankenhaus zu bewahren, hatte an diesem Wochenende einen Fortbildungslehrgang, war also sowieso nicht zu erreichen.

In der Nacht auf Montag schien es dann doch soweit zu sein. Um 1.00 Uhr kamen die ersten Wehen von etwa 30 Sekunden Dauer, alle zehn Minuten. Heidi meinte, ich könnte wohl noch etwas schlafen, sie würde es auch versuchen. Zwischen 2.00 und 3.00 Uhr morgens wachte ich davon auf, daß Heidi so laut mit den Zähnen klapperte. Ihr war kalt. Die Wehen kamen jetzt immer noch regelmäßig, und Heidi versuchte, sie „wegzuatmen"; so seien sie einigermaßen gut zu ertragen. Ich stand auf, besorgte ihr eine Wärmflasche und zog mich anschließend an, während Heidi im Schaukelstuhl sitzend in den Pausen noch etwas Ruhe finden und für sich sein wollte. Irgendwann brachte ich ihr auf ihren Wunsch hin Hauffs Märchenbuch. Ich hingegen, die Erzählungen von

Hausgeburt

langen Geburtssitzungen im Krankenhaus im Ohr, frühstückte vorsichtshalber – morgens um halb vier. Anschließend ersetzte ich den Lichtschalter im Zimmer unserer zukünftigen Mitbewohnerin durch einen Dimmer und schickte noch einen Brief an Martha Krohn mit einem Bild, das ich 1987 von ihr und Oma gemacht hatte und das sie schon seit Jahren haben sollte.

Um 8.00 Uhr rief Heidi Frauke an, die sie damit aus dem Bett holte. Da Frauke morgens gewöhnlich nicht besonders gut gelaunt ist, war es Heidi derart unangenehm, daß sie sich entschuldigte und eine Stunde später zum „Geschäftsbeginn" es noch mal versuchte. Die Situation vom Morgen konnte geklärt werden. Die Wehen kamen jetzt alle fünf bis zehn Minuten und hörten erst auf, als Frauke um 10.00 Uhr mit ihrem Köfferchen kam. Ihre Untersuchung ergab, daß der Muttermund bereits drei Zentimeter geöffnet war. Wir sollten spazieren gehen, uns dabei allerdings nicht allzu weit von unserer Wohnung entfernen. Frauke erzählte uns, wie wir sie erreichen konnten und fragte, ob wir etwas dagegen hätten, wenn Katja, eine Hebammenschülerin, die wir aus dem Vorbereitungskurs kannten, mittags zur weiteren Untersuchung mitkäme. Wir hatten keine Einwände.

So gingen wir erst einmal zum Winterhuder Marktplatz. Heidis Wehen setzten auch sogleich wieder ein, und ich war begeistert, wie meine liebe Heidi mit ihnen umging, sie – wie es schien – mühelos „wegatmete", das Ganze im hektischen Treiben eines Montagmorgens. Manchmal sah sich jemand um, wenn wir so dastanden und Heidi tief und intensiv durchatmete. In der Regel nahmen die Leute allerdings keine Notiz von uns. Wir kauften noch einen hochempfindlichen Film, damit ich – falls ich überhaupt daran denken würde – unseren kleinen Schatz auch photographieren kann, wenn er denn erst einmal bei uns ist. Ein Stückchen weiter, in der Alsterdorfer Straße, fiel Heidi ein, daß wir unbedingt noch Blumen zur Begrüßung für unser Kind bräuchten. Wir also ins nächste Blumengeschäft, Heidi begann wieder, konzentriert zu atmen.

Da der Montag ein wunderschöner, sonniger Herbsttag war, gingen wir anschließend noch ein wenig im Stadtpark spazieren.

Mittags kamen Frauke und Katja, und etwa gegen 14.00 Uhr meinte Frauke, der Muttermund sei jetzt fünf Zentimeter geöffnet, und wir sollten uns doch mal auf den Weg in die Paracelsus-Klinik machen. Auf Heidis Unlustäußerung entgegnete Frauke spontan:

„Ja, jetzt oder nie."

Heidi bohrte sofort nach, wie denn die Alternative aussähe, wohl insgeheim die Möglichkeit einer Hausgeburt witternd, und offensichtlich muß auch Frauke von der Idee, die sie – denke ich – unbewußt initiiert hat, sehr angetan gewesen sein. Sie schlug vor, Conny Felixmüller – der Arzt, mit dem sie sonst die geplanten Hausgeburten durchführt – anzurufen. Wir waren natürlich sofort einverstanden. Vielleicht ergab sich so doch noch die Möglichkeit, unser Kind zu Hause begrüßen zu können.

74

Hausgeburt

Doch Conny hatte viel zu tun und war nicht zu erreichen, wollte aber zurückrufen. Zwei Stunden sollten wir warten. Heidi war die Ruhe selbst, Frauke stand mit fortgeschrittener Zeit kurz vor dem Zerreissen, Katja und ich wohl irgendwo dazwischen. Irgendwann zwischendurch fiel mir die Möglichkeit ein, daß wir eventuell doch ins Krankenhaus müßten und wollte mir ein paar Eier braten und etwas essen. Natürlich fragte ich auch die anderen. Frauke antwortete prompt:

„Bääh – gebratene Eier."

Das kam so überzeugend, daß die Eier letztendlich im Kühlschrank blieben. Endlich gegen vier kam der ersehnte Anruf. Er könne zwischendurch nicht weg, aber ab 19.00 Uhr könne Frauke – weil sie es sei – ihn anrufen, und er wäre dann auch bereit zu einer Hausgeburt.

Drei Stunden noch. Frauke wollte wissen, ob wir im Haus bleiben wollten. Ein Schnitt oder ein Riß könne, wenn es denn plötzlich so schnell gehen sollte, auch noch eine Stunde später genäht werden. Notfalls müßten wir mit der Feuerwehr nach Barmbek. Wir wollten zu Haus bleiben.

Die Spannungen entluden sich in einem hektischen Treiben: Steißkissen, Eimer mit Müllbeutel bereitstellen, das Bett präparieren, Handtücher in ausreichender Anzahl anwärmen, Probesitzen auf dem Gebärhocker ....

Die Zeit ging dahin, und Heidi und unser Kind hatten die Lage fest im Griff. Da Conny erst ab sieben Zeit hatte, öffnete sich auch der Muttermund entsprechend langsam. Heidi sollte die Wehen auf der Seite liegend und jedesmal wechselnd ausatmen. Nachdem Heidi sich ausgezogen hatte, bestand sie darauf, alle drei Paar Socken wieder angezogen zu bekommen und zwar ohne Falten. Heidi atmete, und Katja schaffte es, ihr die Socken faltenfrei anzuziehen. Ich hielt Heidi eine Wärmflasche in den Rücken.

Zwanzig Minuten vor sieben öffnete Frauke die Fruchtblase, da sie den Druck auf den Muttermund wohl zu stark dämpfte und dieser sich nicht weiter öffnen wollte. Gegen halb acht wurde Conny benachrichtigt. Heidi setzte sich auf den Gebärhocker, ich saß dahinter. Von diesem Zeitpunkt an ging dann alles sehr schnell und – wie davor auch – absolut reibungslos. Kurz nach acht kam Conny und setzte sich unauffällig neben dem Bett auf den Fußboden. Heidi preßte und reagierte vollkommen sicher auf Fraukes Anweisungen.

Weiterpressen.... und um 20.35 Uhr – ich konnte zwar noch nichts sehen, da Heidis Bauch im Weg war – streckte unser Kind den Kopf hinaus und...begann sofort damit, uns etwas zu erzählen. Frauke zog an dem kleinen Köpfchen bis die Schultern draußen waren. Jetzt konnte Heidi unser Kind fassen und es ganz aus sich herausziehen.

Da war es nun, eingewickelt in warmen Handtüchern bei Heidi in den Armen. Die Nabelschnur wurde auch ziemlich bald danach von uns abgetrennt und – ich glaube – schon zehn Minuten danach kam die Plazenta glatt heraus. Frau-

ke und Conny untersuchten Heidi und stellten fest, es brauchte nichts genäht werden. Conny horchte unser Kind nochmal ab. Die Luftwege waren frei, alles ok. „Ich weiß zwar das Geschlecht nicht, aber das macht ja auch nichts." Nach 40 Minuten konnte Conny wieder abhauen. Frauke war da schon etwas neugieriger, fühlte kurz unter das Handtuch und bestätigte uns, war wir ja eigentlich schon wußten.

Hannah Berenike war jetzt bei uns, lag mal auf Heidis und mal auf meinem Bauch. Ich kann das Gefühl, daß da plötzlich ein neuer Mensch bei uns war und für uns damit von einem Tag auf den nächsten alles anders wurde, nicht beschreiben und unterlasse auch den Versuch. Hannah konnte robben, fest zugreifen und kräftig saugen, wie ich an meinem kleinen Finger merkte. Das war auch das einzige Mal, daß sie sich mit dem kleinen Finger begnügte.

Irgendwann untersuchte Frauke Hannah – Finger und Zehen zählen, messen... Katja bezog zwischendurch unser Bett neu, und Frauke erinnerte mich dann daran, vielleicht mal ein Photo von unserem Frischling zu machen. Was sich sonst so an diesem Abend noch abspielte, kann ich gar nicht mehr so genau sagen, außer daß ich nachts – Heidi und Hannah schliefen bereits – nochmal „eine Waschmaschine anschmiß".

Gegen halb elf gingen Frauke und Katja. Wir drei waren für uns.

Fraukes Nachsorge in den nächsten Tagen half uns sehr, mehr Sicherheit im Umgang mit Hannah zu bekommen. Elke war in den kommenden drei Wochen oft bei uns, was sehr angenehm war, und Linde hat in der zweiten Woche für uns gekocht. Ich bin nur glücklich, daß ich bis zum Ende des Jahres noch zu Haus war und wir beide uns viel mit Hannah beschäftigen konnten und Heidi Zeit hatte, sich in Ruhe zu erholen.

Ein Jahr ist inzwischen vergangen, Hannah macht bei uns an der Hand die ersten Schritte, die Konversation mit ihr klappt schon erstaunlich gut, sieben Zähne hat das Kind uns so weiter. Die Nächte sind allerdings bis heute katastrophal, in erster Linie für Heidi, in zweiter für mich. Trotzdem freue ich mich jedesmal, wenn sie freudestrahlend schon zur Tür schaut, wenn ich hereinkomme.

Hanski Eickhoff

P.S.: Im Juli 1994 erwarten Hanski und Heidi das zweite Kind.

Geschwister bei der Geburt

Mehrgebärende und ihre Partner stehen vor der Frage, was mit dem „großen" Kind bzw. den Kindern während der Geburt geschehen soll.

Hausgeburt

Sie überlegen sich, ob die Geschwister bei der Geburt dabeisein sollen oder
ob sie weggebracht werden sollen; oft wünschen sie sich, daß die Kinder die
Hausgeburt miterleben können, sind aber unsicher, ob die Kinder dieses Erlebnis verarbeiten können.

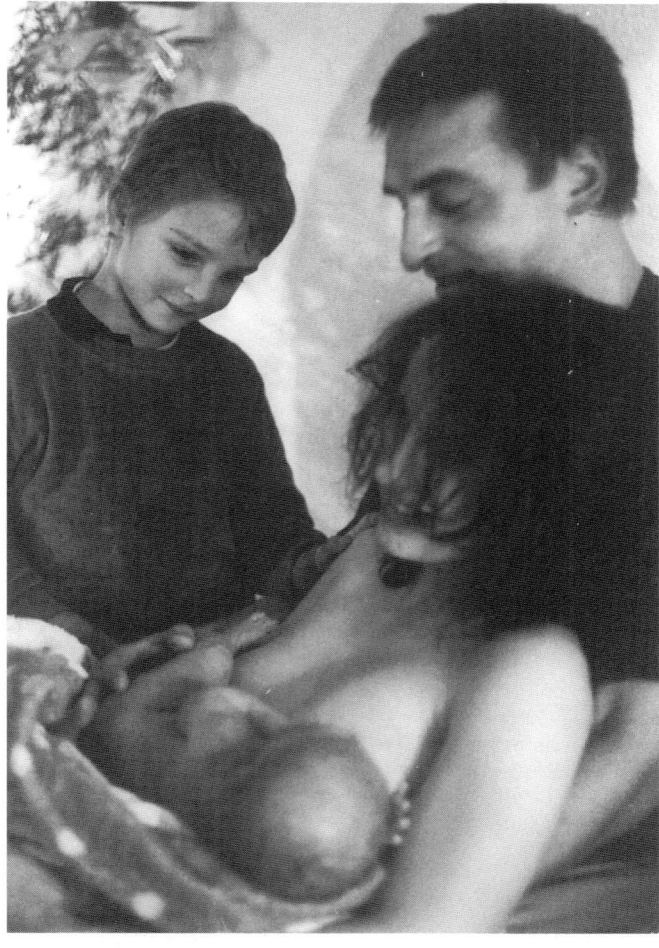

Begrüßung der kleinen Schwester   **Foto: Frauke Lippens**

Hausgeburt

Hier sind meine Erfahrungen gefragt.

Für mich stellt sich inzwischen nicht die Frage: „Können Geschwister bei der Geburt dabei sein?" sondern: „Kann die Frau sich bei der Geburt gehenlassen, wenn Kinder dabei sind? Fühlt sie sich unter der Geburt für das Wohlergehen der großen Kinder zuständig?"

Wenn diesen Fragen nachgegangen wird, kommen wir zu der Lösung, die für die einzelne Frau richtig ist. Die meisten Frauen entscheiden sich dann dafür, die Kinder nicht bei der Geburt dabei zu haben.

Da, wo die Kinder doch bei der Geburt zugegen sind, habe ich fast ausnahmslos gute Erfahrungen gemacht.

Vorbedingung von meiner Seite ist, daß eine erwachsene, gut bekannte Bezugsperson für das Kind/die Kinder zugegen ist, so daß der Partner ganz für die Frau da sein kann. Nachts sollten kleine Kinder nicht geweckt werden. Die Betreuungsperson sollte aber anwesend sein, falls das Kind aufwacht oder wir in die Klinik fahren müssen. Gerade in solchen Situationen sollte der Mann bei seiner Frau bleiben können.

Zu Hause haben die Kinder die Möglichkeit, selbst zu bestimmen, wie dicht sie bei der Geburt dabei sind; sie können ganz wichtige Dinge zu tun haben, wenn es ihnen zu aufregend wird und einfach den Geburtsraum verlassen.

Ich erinnere mich an eine Hausgeburt, in deren Verlauf die Frau recht laut wurde; der betreuende Onkel versuchte der Tochter, mit der er sich im Kinderzimmer aufhielt, die ungewohnten Geräusche zu erklären nach dem Motto: „Die Mama kriegt jetzt das Baby; das ist sehr anstrengend und tut doll weh. Deshalb stöhnt die Mama so laut, das hilft ihr. Aber bald ist das Baby da und darauf freut sie sich ..." – Antwort des Mädchens: „Nein, das ist nicht die Mama. Das ist im Treppenhaus." Kinder wissen sehr genau, was gut für sie ist.

Ein einziges Mal habe ich erlebt, daß ein Kind einen Schreck bei der Geburt bekam und anfing zu weinen. Die Eltern hatten das Bedürfnis, die Oma und auch den Arzt möglichst spät zu rufen, so daß es zur Geburt kam, bevor weitere Helfer eingetroffen waren.

Der Mann war zwischen seiner Frau und der Tochter hin und her gerissen, die Frau sprach zwischen den Presswehen beruhigend auf ihre Tochter ein und nahm nach der Geburt erstmal nicht das Baby, sondern ihre „Große" in den Arm. In den ersten Tagen nach der Geburt mußten die Eltern ihrer Erstgeborenen versichern, daß aus ihrem Körper jetzt kein Baby kommen werde, bevor sie sie aufs Klo setzten.

Ich liebe die Spontanität von Kindern bei der Geburt, ihr fachliches Interesse: „Machst du jetzt 'nen Schnitt?", wenn ich mit einer Klemme die Fruchtblase aufpicken will; oder „Ih, wie sieht das denn aus!?" – die Plazenta. Sie schneiden gern die Nabelschnur durch und helfen mir beim Anziehen des Babies.

78

Hausgeburt

Wenn die „Großen" noch schlafen oder bei Freunden sind, rate ich den Eltern, sich erst einige Stunden mit dem Neugeborenen zu gönnen und erst dann das andere Kind zu holen. In der Zeit haben wir dann auch schon aufgeräumt, so daß der erste Eindruck für das Kind nicht blitzende Instrumente und blutige Laken sind.

Ein ganz wesentlicher Vorteil der Hausgeburt ist, daß das „blöde Baby" nicht die Mama tagelang entführt.

Bei den Vorgesprächen höre ich öfters: „Ich war auch eine Hausgeburt." Ob Kinder, die Hausgeburten mehr oder weniger hautnah und als etwas normales miterlebt haben, später diese Möglichkeit eher in Betracht ziehen? Ich bin gespannt!

Geburtsbericht Arne Lasse, 9.1.1993

Als meine Kinder Andrea (10) und Torsten (8) hörten, daß ich schwanger sei, waren sie sehr begeistert. Andrea machte die Schwangerschaft im Geiste mit. Nachdem geklärt war, daß unser drittes Kind ebenso wie schon das zweite zu Hause geboren werden sollte, fragte ich die Kinder, ob sie bei der Geburt dabei sein wollten. Torsten konnte sich längere Zeit nicht entscheiden, entschloß sich dann aber, nicht dabei sein zu wollen. Andrea wollte auf jeden Fall erleben, wie unser Baby geboren wird.

Daß unser Baby ein Junge sein würde, war nach der Fruchtwasserpunktion klar. Peter, der Vater, und ich wollten ihn Arne nennen, die Kinder Lasse. So sollte er Arne Lasse heißen.

Da Torsten drei Wochen vor dem Termin gekommen war und ich auch häufig Kontraktionen hatte, warteten wir schon vor Weihnachten auf Arne.

Ich hatte mich in Erinnerung an die anderen Geburten auf einen gemütlichen Geburtsverlauf mit erträglichen Wehen bei stehender Fruchtblase eingestellt und erwartete gleichzeitig den üblichen Durchfall bei Wehenbeginn mit beständigem Würgen und Erbrechen bei jeder Wehe. Wegen der Übelkeit ging ich davon aus, wieder mein Bett nicht verlassen zu können.

Nachdem ich mich am errechneten Termin morgens um 2.00 Uhr nach dem Wasserlassen wieder ins Bett gelegt hatte, knackte es zu meinem Entsetzen in meinem Bauch und fühlte sich warm und flüssig in der Scheide an. Ich sprang mit einem Riesensatz aus dem Bett und versuchte das sprudelnde Fruchtwasser mit den Händen aufzufangen. Auf der Toilette lief anschließend noch reichlich Fruchtwasser ab. Wehen hatte ich überhaupt keine, die Körpertemperatur war normal. Ich sah mich schon nach 12 Stunden ohne Wehen im Krankenhaus, in das ich absolut nicht wollte und rief genervt Frauke, meine Hebamme,

Hausgeburt

an. *Frauke war noch bei einer anderen Familie beschäftigt, bei der in dieser Nacht ein Baby geboren war. Sie kam nach einer Stunde mit ihrer Kollegin Annette, um ein CTG zu schreiben und mich zu untersuchen.*

Der Befund hatte sich seit den letzten Voruntersuchungen nicht verändert. Andrea tauchte kurz im Zimmer auf, wir schickten sie gleich wieder ins Bett. Da immer noch keine nennenswerten Wehen in Sicht waren, entschlossen wir uns um 4.00 Uhr, noch ein bißchen zu schlafen. Frauke und Annette fuhren nach Hause.

Ich legte mich wieder ins Bett, konnte aber nur noch dösen, da die Kontraktionen langsam mehr wurden. Um 6.00 Uhr schreckte ich mit kräftigen Wehen hoch. Ich beschloß, mich trotz fehlender Handschuhe selbst zu untersuchen, da ich Frauke nach durchwachter Nacht nicht unnötig holen wollte. Jetzt war der Muttermund drei Zentimeter geöffnet, sehr dünnsaumig, der Kopf saß fest im Beckeneingang und hatte schon eine Geburtsgeschwulst. Da ich wegen der zunehmenden Wehen, die das Kind kräftig nach unten schoben, merkte, daß es rasant gehen würde, rief ich Frauke und warnte Franziska, eine befreundete Ärztin, vor.

Frauke war innerhalb von 15 Minuten da, bestätigte meinen Befund und fesselte mich mit ihrem CTG auf unser jetzt doch recht unbequemes Schlafsofa. Da die Herztöne des Babys eingeengt waren, wollte sie ein längeres CTG schreiben. Ich war nicht bereit, die Wehen noch länger im Sitzen auszuhalten und behauptete, zur Toilette zu müssen. Schließlich soll die Blase zur Geburt ja leer sein!

Nach kurzer Zeit war ich so überwältigt von der Stärke der Wehen, daß ich sie nur noch mit lautem Stöhnen aushalten konnte. Bei den anderen Geburten hatte ich keinen Ton von mir gegeben.

Ich stand während der Wehen auf meinen Schreibtisch gestützt und setzte mich in den Wehenpausen auf einen Stuhl. Frauke hörte nach jeder Wehe die Herztöne des Kindes ab und versuchte die aufkommende Übelkeit mit homöopathischen Kügelchen zu bekämpfen. Andrea und Torsten schliefen noch. Peter mußte Abstand von mir halten, da ich mich von ihm nicht anfassen lassen mochte.

Mittlerweile fühlte ich, daß der Kopf mit den Wehen stark nach unten geschoben wurde. Ich stand immer noch an meinem Schreibtisch. Frauke rief Franziska telefonisch zur Geburt. Mir war klar, daß sie zu spät kommen würde. Ich fühlte mich aber sehr sicher mit Frauke und Annette.

Nun stöhnte ich so laut, daß Andrea davon wach wurde. Ich bemerkte sie aber nicht. Jetzt konnte ich den Kopf des Babies mit der Hand fühlen. Als der Kopf sichtbar wurde, schmiß Frauke eine bezogene Bettdecke hinter mir auf den Teppich und half dann Arne, als er um 7.53 Uhr ziemlich schnell aus mir herausrutschte.

80

Hausgeburt

Andrea erzählte später, daß sie die Zimmertür einen Spalt aufgemacht hatte, während der Kopf kam. Da sie mich nicht „schreien und leiden" sehen konnte, klappte sie die Tür gleich wieder zu und weckte ihren Bruder Torsten.

Ich legte mich nun mit Annettes und Peters Hilfe hin. Arne wurde von Frauke auf meinen Bauch gelegt. Peter holte unsere beiden großen Kinder herein, damit sie ihren Bruder begrüßen konnten. Frauke fragte Andrea, ob sie die Nabelschnur durchschneiden wolle. Sie tat es nach kurzem Zögern und war hinterher sehr stolz darauf.

Danach fing Arne mit unserer Hilfe an, an meiner Brust zu saugen. Es war ein sehr merkwürdiges Gefühl, nach so vielen Jahren wieder ein Kind zu stillen.

Für die Plazenta hatte ich überhaupt kein Gefühl mehr. Deshalb sollte ich mich nach einer halben Stunde Warten auf den Gebärhocker setzen. Jetzt konnte ich die Plazenta leicht herausdrücken.

Da Arne so rasant im Stehen gekommen war, hatte Frauke wenig Chancen, einen vollendeten Dammschutz zu machen. Außerdem ist der Kopf, wie wir hinterher an seiner Form sehen konnten, mit einem sehr ungünstigen Umfang durchgetreten. Dadurch hatte Franziska einen DRII zu nähen. Mit der Naht hatte ich im Gegensatz zum Dammschnitt beim ersten Kind keine Beschwerden.

Nachdem die ersten Aufräumarbeiten erledigt waren, frühstückte ich auf meinem Sofa und die anderen in der Küche. Bevor Frauke und Annette nach Hause gingen, habe ich noch geduscht. Wasserlassen konnte ich erst später.

Andrea ist bis abends um 22.00 Uhr nicht mehr von meiner und Arnes Seite gewichen. Sie nahm ihren Bruder immer auf den Arm, sobald er quengelte. Peter durfte seinen Sohn erst länger haben, als Andrea im Bett war. Das war etwas anstrengend für mich. Ich war froh, daß die Kinder nachts während der Wehen geschlafen hatten.

Jetzt ist Arne fünf Monate alt. Andrea und Torsten haben ein sehr gutes Verhältnis zu ihm. Er läßt sich auch gern von seinen Geschwistern beruhigen und beschäftigen.

Sabine Wils
(33 J., Hebamme, Chemikerin)

Möglichkeiten psychologischer Betreuung

Die Betreuungsmöglichkeiten bei Hausgeburten unterscheiden sich in wesentlichen Punkten von den Möglichkeiten der meisten Kliniken:

– die Frau/das Paar hat sich die Hebamme selbst ausgesucht;

Hausgeburt

- die Hebamme ist aus der Schwangerschaftsbegleitung bekannt; es war Zeit, ein Vertrauensverhältnis aufzubauen;
- es findet kein Schichtwechsel während der Geburt statt;
- die Hebamme betreut nur diese eine Geburt.

Aus Untersuchungen geht hervor, daß Frauen neben den Ängsten, ein krankes Kind zur Welt zu bringen, am meisten befürchten, bei der Geburt allein gelassen zu werden, unnötigen Eingriffen unterzogen zu werden, als Routinefall angesehen zu werden.[1] Diese letztgenannten Ängste entfallen weitgehend bei Hausgeburten.

Da ich die Frauen/Paare seit Monaten kenne, sind die meisten mir bei der Geburt „ans Herz gewachsen". Ich kann dann anstrengendes, jammeriges oder aggressives Verhalten besser tolerieren. Ich empfinde es nicht als gegen mich gerichtet. Da ich mich nicht zerrissen fühle zwischen verschiedenen Geburten, Routinearbeiten und ... und ... und, reicht meine Geduld auch, wenn eine Frau z.B. sehr lange braucht, sie ist bereit zu einer Untersuchung ist oder durch heftige Bewegungen die Herztöne immer wieder „weg" sind. Manchmal spüre ich allerdings, daß mit der Betreuung der Geburt das Quantum an Geduld, das ich für diese Frau habe, völlig erschöpft ist.

Da sich die Wochenbettbetreuung gleich anschließt und keine Zeit, kein Abstand zum Erholen bleibt, bete ich dann für einen glatten Wochenbettsverlauf!

Weil wir lange Geburten gemeinsam durchstehen, ernte ich eher Verständnis für manchen Gähner.

Das Überspielen von Ängsten durch kontrollierendes Verhalten kenne ich von Paaren bzw. Männern, die ich schon in der Geburtsvorbereitung hatte, nicht. Sie haben mich als kompetent erlebt und wissen, daß ich gegen überflüssige Manipulationen bin. Das ist auch bei Hausgeburten manchmal anders, wenn das Paar mich nur ein-, zweimal vorher gesehen hat.

Weil die Frau/das Paar mich im Kurs und unter der Geburt als eher sanft und ruhig erlebt hat, vertrauen sie mir auch, wenn ich erforderlichenfalls während der Geburt plötzlich energisch und bestimmend werde. Außerdem versuche ich, ihnen die Gründe für den Umschwung zu vermitteln.

Beispiel: eine Zweitgebärende, PDA und VE beim ersten Kind, bekommt in der Austreibungsphase Angst und verfällt in fliehendes Schreien, den großen Kopf in der Scheide spürend; die Herztöne dipen. Ich schreie gegenan, sie solle aufhören zu schreien und ihr Kind rausdrücken. Sie tut das sofort und das Kind ist da. Wenige Stunden später sagt sie lachend zu meiner Kollegin: „Du glaubst gar nicht, wie energisch Frauke sein kann!"

[1] Helmut Lukesch. Schwangerschafts- und Geburtsängste. Stuttgart 1981.

Hausgeburt

So manches Mal, wenn ich Frauen mit „Zuckerbrot und Peitsche" bei der Stange halte – z.B wenn sie in der Austreibungsphase aus Angst vor dem, was da jetzt noch kommt, einfach wegschlafen wollen – denke ich, daß ich mich das mit fremden Frauen in der Klinik nicht trauen würde.

Gleiches gilt für manche Psycho-Spielchen, mit denen wir versuchen, unter der Geburt Hürden zu nehmen. Außer der Selbsterfahrung in Therapie und Ausbildungsgruppen hilft mir dabei, daß ich weiß oder abschätzen kann, ob die Frau sich z.B. mit Gestaltelementen auskennt, ich sie eher mit einer frauenbewegten, anthroposophisch angehauchten oder spirituellen Sprache erreiche. Manchmal kann ich an ein Gespräch oder eine gemeinsame Arbeit aus der Schwangerschaft anknüpfen.

Michels Geburt am 30.7.93

Die Geburt meines ersten Sohnes (4) war eine „abgebrochene Hausgeburt". (Vorzeitiger Blasensprung ohne eröffnende Wehen, Blutdrücke bis 160/90).

Nachdem wir mit Moritz die Klinik verlassen hatten, waren wir mit den Umstellungen auf ein Leben zu dritt beschäftigt, so daß wir nicht weiter über die Geburtssituation nachdachten. Da wir im Rahmen der Möglichkeiten einer Klinik freundlich betreut worden waren und alles für unsere Sicherheit getan worden war, schien das, was während der Geburt mit uns geschah, nebensächlich. Welche Auswirkungen der Verlauf der ersten Geburt für uns hatte, bemerkten wir, als ich erneut schwanger wurde, denn die aufkommenden Gefühle waren uns zuerst unerklärlich.

Unsere Gespräche über die Angst, Belastungen und die Enttäuschung, die wir während der ersten Geburt erlebt hatten, begannen mit dem Gefühl meines Mannes, durch eine Hausgeburt überfordert zu sein und meinem Widerstand gegen eine erneute gründliche Geburtsvorbereitung. Zu den ersten beiden Kursabenden erschien ich verspätet, lustlos machte ich die angebotenen Atem- und Entspannungsübungen mit. Ich fühlte mich deplaziert zwischen den erwartungsvollen Erstgebärenden und äußerte meine negative Einstellung ungefähr so: „Ihr werdet schon sehen, daß euch all diese Überei, diese Gedanken und Vorbereitungen wenig nützen. Es wird über euch hereinbrechen und ihr werdet euch an nichts Erlerntes erinnern. Nichts und niemand kann euch helfen, allein werdet ihr sein, schlimm wird es werden. Linderung, wenn überhaupt, bringen starke Medikamente."

Die einfühlsame Gesprächsführung durch die Hebamme brachte uns auf die richtige Spur. Die Zufriedenheit mit der ersten Geburt war vordergründig gewesen. Wir hatten uns in die Gegebenheiten gefügt und das Beste draus gemacht; erst jetzt erfaßten wir, wie enttäuscht wir wirklich waren und wie nach-

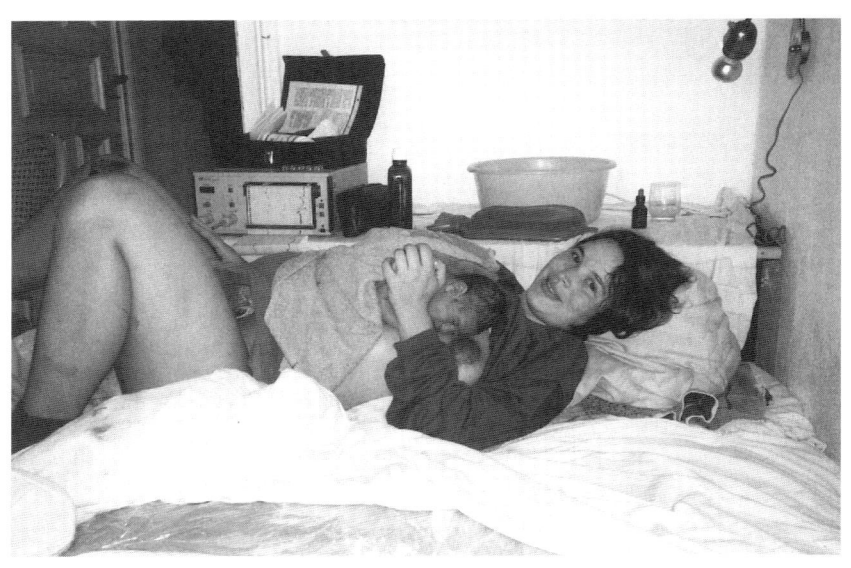

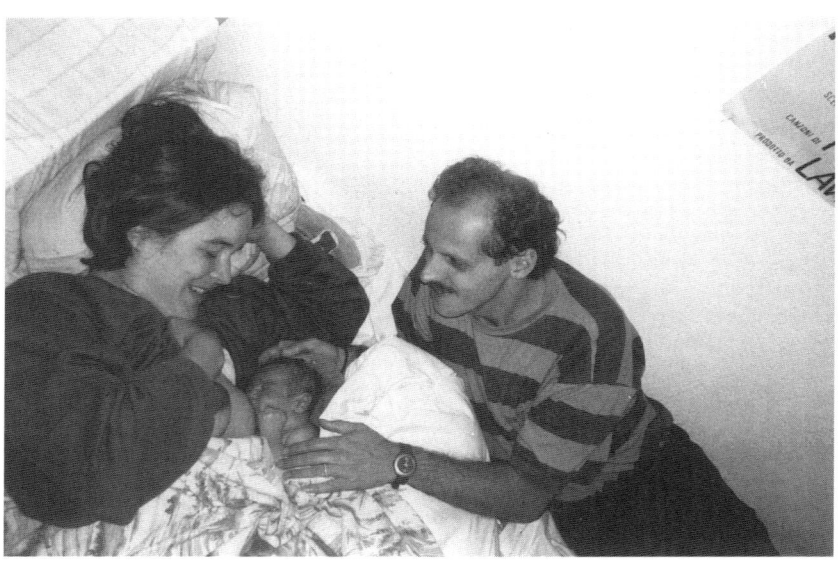

Diesmal hat´s geklappt mit der Hausgeburt   Fotos: Annette Franz

Hausgeburt

haltig uns die Erfahrungen geprägt hatten. Es ist Spekulation, darüber nachzudenken, ob die Beibehaltung dieser Einstellung (Angst und Verweigerung) im weiteren Verlauf der Schwangerschaft ein Mehr an körperlichem und seelischem Unwohlsein oder Komplikationen nach sich gezogen hätte...

Was hatte uns nun so enttäuscht? Beim ersten Baby entsprang der Wunsch nach einer Hausgeburt unserer Einstellung, daß gesunde Menschen für den natürlichen Vorgang einer Geburt keine moderne Medizin benötigen. Wieviel mehr als eine „natürliche" Sache eine Geburt sein kann, erfuhren wir während unseres ersten Geburtsvorbereitungskurses. Wir lasen Berichte, hörten Cassetten und Filme, die sich mit der Geburt zu Hause auseinandersetzten. Immer wiederkehrend war eine Atmosphäre, die Geborgenheit und Zusammenarbeit darstellte. Es ging um Gefühle wie Vertrauen, Offenheit, Glück und Stolz. Die Erfahrungs- und Erlebniswelt aller Beteiligten schien durch die Geburt einzigartig bereichert.

Diese selbstbestimmte Unterstützung und Sicherheit hatten wir nicht erlebt, weil die Voraussetzungen wie Zusammenarbeit mit selbstgewähltem Fachpersonal in vertrauter Atmosphäre nicht gegeben waren. Einige Beispiele: Ich hatte nicht das Hausrecht in der Klinik; ich bat um Erlaubnis, die Toilette aufsuchen zu dürfen. Weil die Hebamme keine Zeit hatte, mich vom CTG zu befreien, sollte ich mich auf die Moltex-Unterlagen erleichtern.

Niemand hinderte uns an Geburtsstellungen, aber auch niemand ermunterte uns dazu. Den Kontrollgang führte das Klinikpersonal dann durch, wenn es Zeit hatte. Oft störte es uns, aber wir sagten das nicht. Dann wieder kam eine dringende Frage und niemand war da. Mein Mann wurde zum Statisten. Statt Stolz erlebten wir Dankbarkeit, entschuldigten uns für etwaige Gereiztheiten und gingen.

So ist keine an den individuellen Bedürfnissen der Eltern orientierte Geburtsbetreuung möglich.

Diesmal, bei der zweiten Geburt, war ich fest entschlossen, mein Baby in der gewohnten Umgebung aktiv auf die Welt zu bringen. Und wieder entstand Druck: es war kein Arzt zu kriegen, meine Hebamme wollte wenige Tage nach dem ET in Urlaub fahren und arbeitet ungern ohne Arzt.

Nachdem einige Stressoren beseitigt waren: das erste Kind gut untergebracht, eine Freundin organisiert, die meinem Mann zur Seite stehen könnte usw., habe ich gemerkt, daß die Zeit reif war, aber sich das Kind nicht auf den Weg machte. Wieder gab es Anzeichen für Druck und Anspannung: der Blutdruck kletterte kontinuierlich, Unruhe, Reizbarkeit... Ein Teufelskreis: bei der ersten Geburt war der Blutdruck ja ein Grund für die Einweisung gewesen und ich hatte Angst, wieder ins Krankenhaus zu müssen.

Während der letzten Vorsorgeuntersuchung einige Tage nach dem ET sagte meine Hebamme: „Nimm doch schon jetzt einige Rizinuskapseln, dann haben

Hausgeburt

wir noch eine Chance, das Kind gemeinsam zu kriegen." Dieses „wir" war ganz wichtig; ich begriff, daß sie wirklich Lust hat, mich zu entbinden auch unter Bedingungen, die nicht ganz ihren Wünschen entsprachen. Vorher sah ich mich nur als anspruchsvolle Schwangere, die ihre Hebamme mit allerlei Extrawünschen beschäftigt. Nun fiel alles von mir ab, in der Brust rieselte es, ich wußte, heute abend kommt das Kind. Ich nahm Rizinus und die Geburt begann wenige Stunden später.

Ich bin ruhig liegengeblieben, mußte nichts packen und organisieren, konnte mich darauf konzentrieren, die Wehen kennenzulernen. Die Helferinnen kamen zu mir.

Es bahnte sich wieder Bluthochdruck an, aber es ging mir gut und uns war klar, daß das nichts mit Gestose zu tun hatte. Die Bedingungen, die ich zu Hause hatte, haben mir all die blutdrucksenkenden Medikamente, die ich beim ersten Kind in der Klinik brauchte, erspart. (Beate bekam zu Hause Rescue Remedy). Ich konnte Angst abbauen, indem ich mir das Erlernte aus der Geburtsvorbereitung – jede Wehe kommen lassen und gar nicht an alles Weitere denken – vor Augen führte. An etlichen Stellen der Geburt spürte ich, wie wichtig der psychische Moment und die Art, wie mit mir umgegangen wird, sind.

Mein Mann kümmerte sich sehr liebevoll um mich. Ich spürte plötzlich, daß ich mich auf ihn verlassen konnte. Wir waren einander so nah, daß es nur noch uns beide auf der Welt zu geben schien. Auf dem Kamm der Wehen konnte ich gar nicht mehr sprechen; es setzte eine nonverbale Kommunikation ein, die mir im Nachhinein fast wie Gedankenübertragung erscheint; ich brauchte nur zwei Finger zu nehmen und er streichelte, berührte oder massierte mich so wie ich es brauchte. Das war für mich ein einmaliges, unwiederbringliches, tiefes Erlebnis, das mich immer wieder anrührt. Diese Nähe war einfach großartig. Mit anderen Menschen ringsrum wäre das so nicht möglich gewesen.

Als die Wehen am heftigsten waren, konnte ich ihn wegschicken (in der Klinik hätte ich ihn kaum auf den Flur schicken mögen); auch die Hebamme hielt sich ganz im Hintergrund. So habe ich den anstrengendsten Teil der Wehen allein im Badezimmer bewältigt, wissend, daß auf einen Ruf sofort jemand bei mir sein würde. Diese Gewißheit brauchte ich, um aktiv zu werden, denn: wie weit wagt eine Frau sich alleine vor, wenn sie nicht weiß, ob es zehn Minuten dauert, bis die nächste Hebamme kommt? Ich konnte in kein Loch fallen. Ich konnte mit mir alleine sein, loslassen und wußte: „Ich bringe jetzt mein Kind auf die Welt."

Auch die Austreibungsphase habe ich diesmal ganz anders erlebt; ich hatte keine PDA, sondern nur schmerzlindernde Zäpfchen gewünscht. Es ging rasant: ich saß auf der Toilette, die Fruchtblase platzte und es drückte mächtig. Ich fing an zu schreien, da war meine Hebamme, die die veränderte Atmung durch die Türen gehört hatte, schon bei mir. Sie und mein Mann wollten mich aufs Bett verfrachten. In dieser Phase der Geburt bekam ich panische Angst,

Hausgeburt

denn der Austritt eines Babies, nicht durch Betäubung abgemildert, war mir neu. Ich konnte nicht glauben, daß das Baby schon kommen wollte. Die ganze Geburt erschien mir zu kurz und leicht. Ich weigerte mich, denn ich dachte, ich müsse einfach auf Toilette. Nun setzte fachliche Führung ein und da ich meine Hebamme schon lange kenne, habe ich an ihrer Stimme gemerkt, daß ich jetzt folgen und mitgehen muß, daß keine Zeit mehr für Debatten ist. Das ist eine Art von Kompetenz, die Sicherheit gibt und nicht einschüchtert. Mit leichtem Widerwillen habe ich mich aufs Bett bugsieren lassen und sollte dann im Vierfüßler pressen; ich habe mich innerlich gewehrt und gesagt: „Da kommt überhaupt kein Baby!" Aber es gelang mir dann, mich innerlich zur Disziplin zu rufen und mir zu sagen: „So, entweder du weigerst dich jetzt oder du hörst, was sie sagt und wenn du dich weigerst, wird es schwierig werden; es kann reißen, es kann geschnitten werden , du behinderst dein Kind. Also, folge jetzt bitte." Und dann kamen genau die gleichen Kommandos wie im Geburtsvorbereitungskurs mit der selben vertrauten Stimme: „Durch die Angst durch!" Einem fremden Menschen wäre ich nicht gefolgt und hätte nicht geglaubt, daß es schon soweit ist. Ich weiß ja selbst, daß im Krankenhaus in Notsituationen manchmal geflunkert wird. Trotz meiner Angst, zu zerreissen, habe ich gepreßt und geschrien: „Ich hab unheimliche Angst!", und die schlichte Reaktion der Hebamme war: „Ja"; das war so gut für mich. Kein „ist doch nicht so schlimm" oder „stell dich nicht so an". So hab ich auch das gemeistert und bin nicht gerissen. (Beim ersten Kind hatte ich einen Schnitt und einen DR III).

Ich glaube, diese Hausgeburt ist für mich wesentlich sicherer und komplikationsloser abgelaufen als es im Krankenhaus hätte sein können. Die unterschiedlichen Anforderungen in den einzelnen Phasen sind mir durch die psychologisch günstige Begleitung sehr erleichtert worden.

Beate Kroma
(29 J., Krankenschwester, cand. med.)

Sophias Geburt am 24.10.91

Diesmal sollte es klappen mit der Hausgeburt. Seit Svenjas Geburt sind vier Jahre vergangen, und es hat sich seither viel verändert in unserem Leben. Jürgen und ich haben inzwischen geheiratet, und mit Svenja zusammen habe ich mein Mutter-Sein entwickelt.

Seit ihrer Geburt bin ich überzeugt davon, daß mein inneres Bereitsein, mein Bereit-Stehen für ein Kind, den Geburtsverlauf entscheidend prägen. Ich habe heute für mich verstanden, daß ich auf eine einfache, ruhige Weise zukunftsbereit sein muß, wenn ich mein Kind gehen lassen will.

Hausgeburt

Das alles war bei Svenjas Geburt so noch nicht in mir. Heute ist der Boden unter meinen Füßen fester geworden und mein Wunsch, wirklich Familie haben zu wollen mit zwei Kindern und einem Mann, ist gewachsen, hat an Klarheit immer mehr zugenommen. So sehe ich dieser, meiner zweiten Geburt, mit einem guten, zuversichtlichen Gefühl entgegen.

Die letzte Phase der Schwangerschaft empfinde ich als ein reines Geschenk. Mein Körper schenkt mir ein wunderbares Gefühl der Fülle: ich brauche nichts weiter, ich muß nichts sein, alles ist da, ich bin einfach. Ich bin mein Körper. Mein Körper ist ich.

Ich genieße meine Schwangerschaft und der Stichtag rückt näher. Die Erinnerungen an Svenjas Geburt kommen immer häufiger. Ich versuche, sie immer wieder bewußt loszulassen und „wegzuschicken" und mir ein neues, verändertes Bild von einer Geburt zu machen. Aus ärztlicher Sicht steht einer Hausgeburt nichts im Wege, nur meine Gedanken, meine Bilder und Ängste stehen im Weg.

Eine Woche vor dem Termin entschließe ich mich, doch noch eine Stunde bei Gertrud zu nehmen; die Erinnerungen überfallen mich jetzt so stark und lähmen mich.

In der Stunde „gehe" ich noch einmal ganz bewußt in die Situation im Krankenhaus und in das hinein, was mir als am schlimmsten in Erinnerung ist: Es ist diese furchtbare Passivität, das Liegen auf der Seite, dieses „den Wehen aus dem Wehentropf total Ausgeliefertsein" und sie absolut nicht beatmen können. Ich soll in meinen Gedanken ein Photo davon machen. Und dann überlegen, auf welche Weise ich dieses Bild vernichten will. Mit einem riesigen, langen Feuerschwall pruste ich wie ein Feuerschlucker auf das Photo, das übergroß über mir schwebt und verbrenne es. Es dauert lange, bis auch die letzten Ecken und Ränder wirklich verbrannt sind. Im nächsten Schritt soll ich mir ein Bild machen von einer Geburt wie ich sie mir wünsche und auch dieses in Gedanken photographieren. Das Bild ist: Ich bin zu Hause auf unserem großen Bett, liege in Jürgens Schoß und rechts und links von mir sind Gertrud und Annette, die singen, und das Kind ist da, und wir sind alle ganz verbunden miteinander.

Der Erfolg dieser Stunde war, daß das alte Bild seine Macht über mich verloren hatte. Ich konnte endlich „weitergehen" und mir das neue Bild vergegenwärtigen.

Dann ist der Stichtag da, aber es gibt keine Anzeichen für eine beginnende Geburt. Das Kind liegt zwar richtig, aber immer noch nicht tief, der Muttermund ist lediglich weich. So ist es schon seit zwei Wochen. Naja, ich solle mich durch diesen blöden Stichtag bloß nicht verrückt machen lassen, meint mein Arzt. Genau, finde ich, und, wie schön, daß er mir meinen Druck nimmt. Beschwingt gehe ich wieder nach Hause.

Hausgeburt

Die Tage vergehen. Svenja war auch elf Tage über dem Termin. Aber Frauke macht nur bis zehn Tage nach dem Termin noch eine Hausgeburt. Am 4. Tag bekomme ich einen starken Schnupfen mit einer heftigen Mittelohrentzündung und Fieber. Ich muß zwei Tage im Bett liegen. Nichts geht mehr, kein Aufräumen, kein Tun, keine Hektik machen, was alles noch getan werden muß vor der Geburt, kein Gar-Nichts. Ich bin so absolut ruhig gestellt, fühle mich so passiv! In gewisser Weise ist es wie bei der ersten Geburt. Ich erlebe noch einmal dieses Gefühl und erfahre es diesmal als lösend. Es ist eine Reinigung, und ich gehe ganz nach innen in diesen zwei Tagen. Das Ohr wird langsam besser, der Schnupfen bleibt noch.

Am 8. Tag nach Stichtag ist wieder ein Arztbesuch. Ich bin in mir, bei mir und neugierig. Der Befund ist unverändert, und der Arzt meint nun, daß ich nicht mehr mit einer Hausgeburt rechnen solle... Ich gehe und versuche emotional ruhig zu bleiben. Das Kind gibt möglicherweise doch an, daß es im Krankenhaus zur Welt kommen will?! Ich versuche meine Erwartungen, meine Gedanken und Gefühle loszulassen, aber wie nun??

Nach dem Arztbesuch hatte ich noch eine Rebalancing-Massage mit Frauke verabredet. Als ich bei ihr bin, bricht dann solch eine Traurigkeit aus mir... Warum soll es nicht sein? Warum nicht? Ich spüre und sage, daß ich Angst habe vor der Geburt. Ich weiß ja gar nicht, was auf mich zukommt, wie eigene Wehen sind und wie sich das Pressen anfühlt! Das hat bei Svenja alles die PDA weggenommen. Es ist gut, bei Frauke zu sein, und daß ich gerade bei ihr und mit ihr das aussprechen kann, was nun doch noch nicht oder immer noch nicht so glatt und einfach in mir ist. Die Massage tut mir gut, und Frauke fragt mich, ob ich noch irgendetwas tun könne, damit das Kind kommen kann, ob noch irgendetwas fehle?!

Es geht mir noch zu gut, erwidere ich, und, ich muß mich noch von meinem Bauch, meiner Fülle verabschieden, von der Schwangerschaft. „Tu etwas damit", sagt Frauke, und ich nehme mir vor, irgendein Ritual zu machen.

Ich gehe nach Hause, Jürgen ist da. Wir machen letzte Photos von meinem Bauch, von mir. Ich weine leise, bin ganz in mir. Ich weiß jetzt, daß ich am Nachmittag mit Svenja ein Blumenritual an der Alster, am Fluß machen will. Ich kaufe dafür eine große, pralle Chrysantheme für meinen Bauch und eine rote Rose für das Kind. Mit meinem großen Kind an der Hand spaziere ich zur Alster. Neben einer Trauerweide setzen wir nacheinander beide Blüten auf das Wasser. Zuerst verabschiede ich mit der Chrysantheme meinen Bauch, und dann rufen wir gemeinsam mit der Rose das Baby. Svenja versteht nach meiner Erklärung auf ihre Weise genau, worum es geht. Durch ihre ganz normale Anwesenheit bremst Svenja sehr angenehm meinen Hang zu tiefer Bedeutungsschwangerkeit in solchen Momenten, und wir gehen hinterher ein Eis essen. In der Eisdiele quäle ich mir drei Glyzerinkapseln durch den Hals. Ich fühle mich jetzt in mir entschlossen und will nun aktiv das tun, was ich kann. Mein Ankom-

Hausgeburt

men in mir wird immer ruhiger und tiefer. Ich habe das Gefühl, daß ich seit dem Vormittag nur noch das tue, was ich wirklich will.

Dann wird es Abend und der Vollmond prangt am Himmel. „Vertrau mal auf den Vollmond", sagte mir Karin noch. Nun will ich raus, spazierengehen und mich vom Mond bescheinen lassen. Es ist verrückt: wenn ich so schlendere und vor mich hindenke, passiert gar nichts. Wenn ich mich aber etwas aufrichte in mir, meinen Schritt nur etwas mehr forciere, ihn nach vorn richte und mich mit ihm, dann spüre ich tatsächlich ein leichtes Ziehen. Ich kann es kaum fassen und werde ganz aufgeregt und glücklich. Nun ist es wie ein innerer Dialog: wenn ich so gehe, als hätte ich etwas vor mir Liegendes zu erledigen, sind da diese kleinen Wehen, meine ersten eigenen Wehen! Wenn ich aber stehenbleibe, vor Schaufenstern sinniere und meine Gedanken zurücktreiben lasse, geht auch das Ziehen wieder zurück. Also gehe ich und gehe und denke nach vorne – Susanne, nicht zurückschauen – vor dir liegt der Weg. Es funktioniert. Die Wehen sind wieder da. Ich habe es in der Hand!

Wieder zu Hause, erzähle ich Jürgen davon, aber leider gehen die Wehen wieder weg, als ich in der Wohnung bin.

Jürgen hat schöne Musik aufgelegt – Edith Piaf. Wir tanzen im dunklen Wohnzimmer. Ich spüre, wie drängend wichtig es ist, daß ich „dran" bleibe an einer Art inneren aber auch äußeren Aktivität. Unser Tanz ist so innig verbunden, so lebendig und lustvoll wie wohl noch nie zwischen uns. Es ist wie ein (Über-) Lebenskampf: ich will weiter, mehr, leben, sein Leben spüren und anfassen, mit meinem Körper mitgehen. Dir begegnen und meine Wehen lebendig halten. Liebe ist tief in mir, voll Dankbarkeit fließen die Tränen, „non, je ne regrette rien" könnte ich mitsingen, und wir schlafen miteinander, und die Wehen wehen weiter.

Dann gehen wir ins Bett – es ist halb eins.

Ich spüre den Wehen nach. Eine viertel Stunde später bitte ich Jürgen, doch einmal den Abstand zwischen den Wehen zu kontrollieren, denn ich muß sie schon beatmen, kann sie nicht mehr einfach so wegstecken. Etwa alle fünf Minuten! Dann rufe ich jetzt mal Frauke an, die im Kurs immer gesagt hat, sie könne an der Stimme und am Atmen der Frau hören, ob es Zeit für sie ist zu kommen. Ja, sie kommt.

Ich beschäftige mich mit meinen Wehen, indem ich durch die Wohnung gehe, auf einem Stuhl vornübergebeugt am Tisch sitze, oder einfach stehend an der Tür die Wehe durchatme. Frauke untersucht mich, während der Wehenschreiber seine Kurven zeichnet: schon 3 cm. Oh, toll, denke ich, wenn das so weitergeht, kann ich gut mitkommen.

Jürgen ruft Katrin an. Es ist mitten in der Nacht. Sie soll kommen und einfach da sein und am Morgen Svenja in den Kindergarten bringen. Auf meine Schwester kann ich mich verlassen. Das gibt mir jetzt ein ruhiges Gefühl.

Hausgeburt

Die Wehen steigern sich etwas, und Frauke schlägt mir ein Bad vor, stellt eine Kerze ins Badezimmer, und Jürgen läßt mir das Wasser ein. Es ist wunderbar im Wasser zu liegen und so entspannend, daß ich wegdämmere, fast einschlafe zwischen den Wehen, die entweder schwächer geworden oder durch das warme Wasser so gut zu ertragen sind – ich weiß es nicht. Nach einer knappen Stunde, die ich mit dem Schlafen überhaupt nicht als eine solche wahrgenommen habe, treibt Frauke mich wieder aus der Wanne heraus. Irgendwie gibt sie mir durch ihr Auftreten zu verstehen, daß ich wacher bleiben muß. Es war gerade so gemütlich, hmm, na gut, ich gehe mit, ziehe mich wieder an und versuche, in Bewegung zu bleiben.

Aber der Schlaf will wieder kommen. Er ist so verlockend, weil dann die Schmerzen weggehen. Ich will Jürgen immer bei mir haben, stützte mich auf seine Hand, und wir fangen an, die Töne zu singen bei den Wehen, die Töne von Leboyer, die wir am Ende der Schwangerschaft jeden Morgen geübt haben. Aber irgendwie gefällt es mir nicht wie er singt, und wie er alles so macht: er singt nicht selbständig genug, er soll doch anfangen und mich mitziehen mit den Tönen, und meine Hände stützt er auch nicht genug, ich fühle mich nicht gehalten. Ich habe das Gefühl, ich muß alles allein machen. Je unangenehmer die Wehen werden, desto zischiger, vorwurfsvoller und aggressiver werde ich Jürgen gegenüber. Ich bin zunehmend mehr mit meinem Ärger als mit meinen Wehen und mir beschäftigt. Irgendwann sagt Frauke zu mir, ich könne meine Wut ruhig zeigen und ihm alles sagen, was ich will – ich dürfe das jetzt. Diese Erlaubnis tut mir gut, und bei der nächsten Wehe halte ich ihm seine idiotischen falschen Handhaltungen und Verhaltensweisen vor. Aber es löst sich durch diese etwas unterschwellige Art nichts so recht bei mir. Diese Vorwürfe gegen ihn bringen mich eher von mir weg. Und heute denke ich, daß ich meinen Ärger über ihn dazu benutzt habe, nicht bei meiner Sache, bei der Geburt meines Kindes zu bleiben. Ich wollte einfach nicht mehr. Diese Schmerzen nervten, und auf eine Art hatte er nun Schuld, und eigentlich sollte er es jetzt für mich angenehm und erträglich machen – er sollte „es" tun.

Frauke ermutigt mich nochmals, ruhig richtig rauszulassen, was mich ärgert und in mir ist. Bei der nächsten Wehe kommt es daraufhin fast zu einem Haßausbruch meinerseits, woraufhin Jürgen mich entschieden zurück anmacht, sich dagegen wehrt und, für mein Gefühl, sich von mir distanziert. Das versetzt mich in Panik, völlige Hilflosigkeit und ein Verlassenheitsgefühl. Ich versuche das Ruder wieder herumzureißen, mich zu erklären, aber ich wollte doch nur...

Ich bin in einer Sackgasse. Mit mir selbst. Ich habe keinen Boden mehr, um weiterzumachen, geschweige denn mich und mein Kind zu begleiten auf dieser Reise. Ich bin nur noch „kleines Mädchen", ausgeliefert an diese Schmerzen und weg von mir.

Gertrud soll kommen. Ich brauche sie jetzt, eine Frau an meiner Seite! Mit einer

Hausgeburt

Frau, mit ihr kann ich mehr bei meiner Kraft, bei mir bleiben, das weiß ich. Da gebe ich mich nicht so ab wie bei (m)einem Mann.

Jürgen ruft sie an. Es ist etwa 6 Uhr morgens.

Sie kommt eine gute Stunde später, nimmt mich in die Arme, und es tut gut zu weinen, den Druck und den Ärger loszulassen. Brötchen hat sie mitgebracht, und wir frühstücken alle zusammen in der Küche. Svenja wacht auf, ist in der Küche, starrt mich an, ihre Mutter, wie sie da in ihrer Welt aus Schmerzen sitzt und sich krümmt. „Was hast Du, Mama?" fragt sie. „Das Baby will kommen, und das tut so weh im Bauch." sage ich. Sie frühstückt mit uns, Katrin kümmert sich um sie. Ich glaube, Svenja geht nur ungern zum Kindergarten und würde lieber bei ihrer Mama bleiben. Aber mir wäre das zuviel.

Mit meinem Brötchen in der Hand schlafe ich fast ein am Tisch. Wenn ich schlafe, gehen auch die Wehen weg. Ich kann sie richtig wegschlafen diese Schmerzen. Frauke wird langsam ungeduldiger – ich solle in Bewegung bleiben, auf dem Flur hin und hergehen. Aber ich muß erst mal aufs Klo. Das herrliche Sitzen zieht mich wieder in den Schlaf, und ich hänge da, ich weiß nicht wie lange, bis Frauke die Tür aufmacht und mich wieder hinaustreibt. Sie will mich noch einmal untersuchen. Ich entscheide mich für die Matratze im Wohnzimmer. Bei der nächsten Wehe ertastet sie, daß der Muttermund gut 6 cm aufgegangen ist. Für über sieben Stunden Wehen und bei einer Zweitgebärenden offensichtlich zu wenig, denn Frauke spricht jetzt Klartext: „In 1 1/2 Stunden untersuche ich dich noch einmal, und wenn es dann nicht weitergegangen ist, gehen wir in die Klinik."

Ich höre sie und höre sie nicht! Die Schmerzen werden für mich jetzt völlig unerträglich. Ich will nur noch weg von all den ganzen Wehen und diesem Leben da in mir. Ich sitze auf der Matratze vor dem Sofa, auf dem Gertrud und Jürgen sitzen und lehne zwischen seinen Beinen. Ich will nur noch schlafen. Von mir aus auch ins Krankenhaus, oder egal. Sie sollen mit mir machen, was sie wollen, 'ne PDA legen, den Bauch aufschneiden – ich will nichts mehr! Ich will nicht mal das Kind mehr. Frauke drängt mich auszusprechen, auch zu schreien, was ich nicht will... Ich explodiere wie ein Vulkan und schreie und brülle: „Ich will das Kind nicht haben. Ich will es nicht. Ich will das Kind nicht!" Dieses Schreien ist gut, befreit. Jetzt erst wird mir richtig meine ganze Wut über diese verdammten Schmerzen klar. Und in dieser Wut lag auch meine Kraft. Gertrud empfindet noch anders: das sei ihr zuviel, zuviel das Schwarze, Dunkle . Ja, es fehlt noch etwas, denn diese Kraft ging nur in die Negation, in das Nichtwollen. Gertrud steht auf, geht durchs Wohnzimmer und sagt: „Fred hat immer gesagt: „Leben mußt Du machen!"

Dieser Satz trifft mein Innerstes. Tränen kommen, und die ganze Liebe, Annahme und Kraft, die ich in fünf Jahren Therapie bei Alfred Bouman erfahren habe, stehen wie ein Mahnmal im Raum.

Hausgeburt

Mein Gehirn rattert: Susanne, wozu hast du das alles gemacht, hast so oft in der Gruppe in der Mitte gestanden und an deiner Kraft gearbeitet!? Hast Du das alles vergessen??!

Ich nicke Gertrud zu und stehe langsam auf: Ja, ich will weitermachen...so sagt eine sehr leise und sehr müde Stimme ganz hinten in mir.

Frauke bietet mir ein schmerzlinderndes Zäpfchen an, und ich will es. Sie erzählt, sie habe Felixmüller angerufen. Wenn ich mich nun wirklich entscheide, zu Hause weiterzumachen, wird es gegen Ende sinnvoll sein, die Fruchtblase zu öffnen. Das würde die Wehen heftig verstärken und das Kind nach unten bringen. Ich könnte dann auch noch mal zwei Zäpfchen bekommen. Es gab also auch zu Hause gewisse Schmerzlinderungen, das wußte ich gar nicht, und die will ich dann auch alle in Anspruch nehmen.

Ich habe die Order bekommen, mich aufs Bett zu legen, und zwar zehn Minuten auf die eine Seite und dann zehn Minuten auf die andere, weil das Kind noch nicht richtig im Geburtskanal liegt. Wechselliegen heißt das. Warum liegen? Ich will nicht liegen! Ich kann auch gar nicht. Es fällt mir total schwer, mich zu bewegen. Ich ziehe mich durch den Flur, krümme mich bei der Wehe am Türrahmen und bin hauptsächlich wiedermal damit beschäftigt, von dieser Welt und diesen Schmerzen wegzukommen. Ich kann nur hier im Flur sein, meine Wehen haben und irgendwie wegtauchen. Aber sie hat es angeordnet. Also schiebe ich mich in Richtung Schlafzimmer, bleibe aber am Türrahmen stehen. Es gibt für mich kaum noch einen genießbaren Unterschied zwischen Wehe und Wehenpause. Ich krümme mich immer und stöhne fast durchgehend. Ich kann nicht liegen! Ich kann nur hier stehen mit gesenktem Kopf. Laßt mich doch in Ruhe, ich will auch lieber schlafen am Türrahmen.

Plötzlich steht Frauke vor mir, packt mich an den Schultern, findet Blickkontakt mit mir und sagt scharf: „Susanne! Du machst jetzt mit!" Ja, Frauke. Ich geh ja schon. Aber genau das habe ich gebraucht: Sie hat mich so direkt angeschaut und nur mich gemeint.

Ich lege mich aufs Bett, Jürgen, Gertrud und Katrin bei mir und das Wechselliegen beginnt. Dieses verfluchte Drehen auf die andere Seite! Es ist jedesmal ein Kraftakt, eine Entscheidung zum Wachsein und Aktivsein, wenn ich mich umdrehe.

Gertrud hat vorgeschlagen, gemeinsam bei der Wehe die Töne auf „A" zu singen, das öffnet mehr als das „O". Mein „AAA" droht oft abzusacken in ein schmerzvolles „AAUU". Es ist so schwer, alles richtig zu machen. Ich bin froh, daß ich diese drei Menschen bei mir habe. Ich höre sie, ihre Töne, und das zieht mich heraus aus meinem Dschungel – ein wenig zumindest.

Nach fast zwei Stunden untersucht Frauke mich wieder: Es ist weiter aufgegangen! Ein Glück! Es sind jetzt achteinhalb Zentimeter.

Hausgeburt

Die nächste Anweisung ist nun: Ich soll in den Vierfüßlerstand, damit das Kind weiter tieferrutscht.

Wir sind jetzt alle auf dem Bett, Jürgen hinten, ich davor, rechts und links von mir Gertrud und Katrin.

Die Wehen kommen wie eine gewaltige Welle und ergreifen mich bis ins letzte Glied: sie beginnt, rollt an, rollt höher und weiter, durchtost mein ganzes Ich. Ich knie im Vierfüßlerstand vor Jürgen, bohre bei jeder Wehe meinen Kopf in seinen Schoß. Auch das ist nicht richtig: ich solle versuchen bei der Wehe meinen Oberkörper aufrecht zu halten, damit das Kind auch runterrutschen kann – so arbeite ich gegen die Schwerkraft mit Kopf runter und Po hoch, sagt Frauke. Auch das noch! Jetzt helfen mir meine drei BegleiterInnen. Wenn die Wehe anrollt, mein Stöhnen stärker wird, setzen sie sofort ein mit kräftigem AAA-Singen. Vorne, rechts und links höre ich den Ton und noch das Kommando „Hochkommen!“. Ich kann nur noch mitgehen und mitsingen. Nein, ich brülle, röhre den Schmerz heraus auf „A“, Kopf und Körper nach oben gereckt, so durchdringend, als schreie ich nach Gott im Himmel auf der Spitze der Wehe.

Diese Momente werde ich nicht vergessen, denn trotz des Schmerzes, oder gerade mit ihm waren sie so kraftvoll, und ich hatte zum ersten Mal das Gefühl, daß ich meinen Schmerz tatsächlich irgendwohin schreie. Ich habe ihn und mich nicht mehr unterdrückt, oder besser noch, nicht mehr negativ gemacht, sondern ihn quasi bei den Hörnern gepackt, ihn angenommen.

Dann kommt Felixmüller, stellt dezent seine Koffer im Wohnzimmer ab und begrüßt mich: „Guten Tag, Frau Stöhr.“ Ja, das bin ich – ein Wesen aus einer anderen Wirklichkeit. „Ich untersuche Sie bei der nächsten Wehe und öffne die Fruchtblase.“ OK. Alles besprochen. Oh, Gott, was passiert dann mit den Wehen? Wieder muß ich mich umdrehen – für die Untersuchung... Seine Hände spüre ich nur weich und sanft, die Wehe verschlingt sowieso alles.

Jetzt ist es passiert, das Fruchtwasser läuft nur wenig aus mir heraus. Jetzt wird es ernst. Frauke gibt mir die in Aussicht gestellten zwei Zäpfchen, um die Wehenspitze ein wenig zu mildern. Ich merke sowieso nichts mehr, alles ist Schmerz, alles ist Wehe, ob Pause, ob Wehe.

Ich bin wieder im Vierfüßlerstand. Die Wehen brechen jetzt noch gewaltiger über mich herein. Ich „singe“ meine Schmerzen in den Himmel, mit mir meine drei Menschen.

Plötzlich wird der Druck nach unten immer stärker. Es ist wie „scheißen-müssen“. Frauke untersucht nochmal den Muttermund: 9 cm, den letzten Zentimeter verstreicht sie.

Sie gibt mir den Gebärhocker. Ja, der ist gut. Der Druck ist so groß! Das ist der Preßdrang. „Darf ich pressen, Frauke?“ Ja, Du darfst! Meine ganze Kraft setze ich in dieses Pressen. „Leben mußt Du machen!“ Leben muß ich herauspres-

sen, heraus aus mir, sonst kann es nicht leben! Ich presse und presse, der Druck ist immer noch da. „Halt, halt", ruft Frauke, „Pause machen, halten, atmen ..."

Da rollt die nächste Wehe an. So, jetzt pressen, pressen. „Ich kann schon den Kopf sehen", ruft Katrin, und meine Kraft geht immer noch weiter: „Komm raus, Du Mistvieh", brülle ich und presse wie ein Ochse ... den Kopf heraus, das ganze Kind.

Es ist da. „Mein Baby – mein Baby – mein Baby", sage ich ein ums andere Mal... Meine Hände fühlen Dich, endlich. Du liegst auf meinem Bauch, warm und feucht unter warmen Tüchern eingehüllt.

Der Sturm ist vorbei.

Du blinzelst in diese neue Welt hinaus, schreist ein bißchen. Ich liege mit Dir in Jürgens Schoß.

Wir sind erschöpft. Was für ein schönes Wort für diesen Moment.

Sophia ist geboren.

Ich habe es geschafft. Allein, mit meiner ganzen Kraft. Ich bin stolz und glücklich. Und ich habe mich noch nie in meinem Leben so kraftvoll gefühlt.

Ich danke Gott, daß ich meine Erfahrungen von Svenjas Geburt mit dieser Geburt heilen konnte.

Susanne Stöhr
(34 J., Lehrerin)

Geburtspositionen

„Dann klettert sie auf ein hochbeiniges Bett, härter und unbequemer als sie es je erlebt hat. Wahrscheinlich fühlt sie die Kälte der wasserdichten Unterlage, über die nur ein einziges, dünnes Leinentuch gedeckt ist. Sie legt sich zu jeder Lage zurecht, die man ihr vorschreibt. Ich möchte wissen, was für Gedanken wohl ein gewöhnlicher Mann sich machen würde, wenn er einer ähnlichen Prozedur unterzogen würde."

Grantly Dick-Read, Mutterwerden ohne Schmerz (Angst), S. 77, Hamburg 1964

Die Arbeit mit den sogenannten alternativen Geburtspositionen spielt in der Hausgeburtsbetreuung eine besondere Rolle:

* Die Möglichkeiten der medikamentösen Schmerzlinderung sind zu Hause reduziert bzw. gar nicht erwünscht.

Hausgeburt

Bewegungsmöglichkeiten, aufrechte Körperhaltung oder z.B. der Vierfüßlerstand bei stark im Rücken empfundenen Wehen werden wichtige Hilfen.

* Erwiesenermaßen ist die Atmung der Frau und damit letztlich die Sauerstoffversorgung des Kindes in vertikalen Positionen besser; es kommt also nicht so schnell zu unnötigen Herztonabfällen.

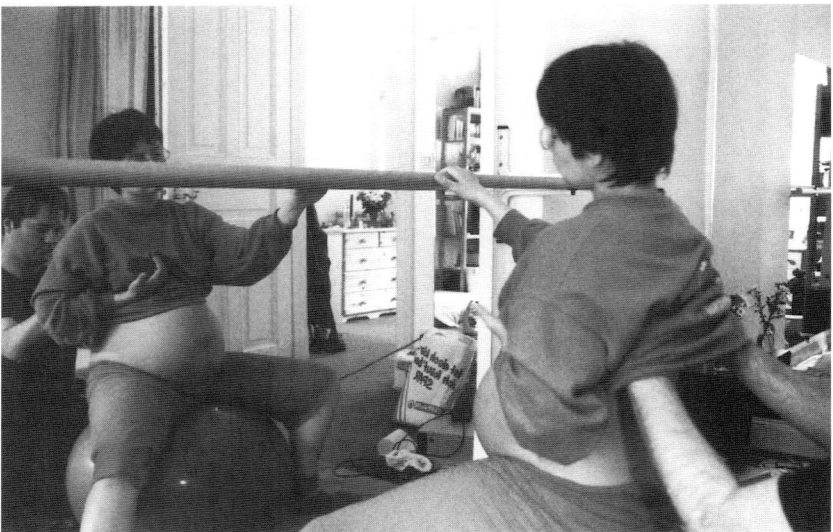

Manche Wohnungen sind gut ausgestattet für Hausgeburten! – Und die Milch läuft, in Erwartung des ersten Kindes. **Foto: Frauke Lippens**

* Bewegung und aufrechte Haltungen verkürzen die Eröffnung, Hocken beschleunigt das Tiefertreten und den Austritt des Köpfchens.
* Die Geburt des Kindes im Vierfüßlerstand entlastet den Damm.
* Entbindungen auf dem Hocker oder im Vierfüßlerstand reduzieren die Notwendigkeit einer Episiotomie drastisch. Keine Epi zu schneiden ist bei unkomplizierten Geburten der beste Schutz vor einem DR III, der eventuell zu Hause nicht optimal versorgt werden kann.
* Entbindungen im Stehen oder in abgestützter Hocke forcieren die Geburt des Kindes erheblich und ersetzen bei schlechten Herztönen, aber kooperierender Frau, die Zange.

96

Hausgeburt

Geburtspositionen beim Austritt des Kindes:

Die Geburtsposition wurde frei gewählt, vorgeschlagen oder auch – z.B. bei schlechten Herztönen – angeordnet.

Zu beachten ist, daß bei den ersten ca. 75 Geburten überhaupt noch kein Hokker zur Verfügung stand.

Erstgebärende:	n = 38
„Schlittenverfahren"	xxxxxxxxxxxx
Gebärhocker	xxxxxxxxxxx
„Vierfüßler"	xxxx
Rückenlage	xxxx
abgestützte Hocke	xxx
Partnerknie	xx
Stehen	x

Mehrgebärende	n = 112
„Vierfüßler"	xxxxxxxxxxxxxxxxxxxxxxxxxxxxxxxxxxxxxxxx
„Schlittenfahren"	xxxxxxxxxxxxxxxxxxxxxxxxxxxxxxxxxxxx
Hocker	xxxxxxxxxxxx
Rückenlage	xxxxxxxxxx
abgestützte Hocke	xxxxxxxx
Partnerknie	xxx
Seitenlage	xxx
Stehen	xx

Viele Mehrgebärende wählen spontan den Vierfüßlerstand bei starken Wehen und bleiben zur Geburt in dieser Position; Erstgebärende nehmen auch gern im Verlauf der Eröffnung den Vierfüßlerstand ein, bevorzugen aber zur eigentlichen Geburt eine Haltung, die ihnen einen besseren Kontakt zur Hebamme erlaubt.

Das wie zum Schlittenfahren im Schoß des Partners Sitzen ist bei Erschöpfung beliebt oder wenn die Geburt so mühelos verläuft, daß keine Veränderung nötig ist.

Werden alle Geburten zusammengefaßt, die in den verschiedenen Variationen des Hockens stattfanden (Gebärhocker, abgestützte Hocke, auf den unterge-

Hausgeburt

schlagenen Beinen des Partners hocken), so erhöht sich ihre Zahl auf 39, also mehr als die Hälfte aller Hausgeburten, die ich betreut habe, seit ich im Besitz eines Gebärhockers bin.

Es ist sicherlich kein Zufall, daß seitdem fast alle Erstgebärenden ihr Kind auf dem Hocker zur Welt brachten und ich im September 1989 zum letzten Mal eine Epi geschnitten habe (Bradykardie auf Beckenboden bei echtem Nabelschnurknoten).

Einzige Ausnahme: eine frühzeitige Epi mit LA durch den Arzt bei „drohender fetaler Asphyxie"; bei dieser Geburt hat der Hocker die Zange erspart. (s. S. 128)

Emils Geburt am 2. Januar 1993

aufgeschrieben am 8. Januar

Eigentlich bin ich mir ganz sicher – nach diesem köstlichen Essen mit zwei Gläsern Rotwein dazu, am Morgen bei Frauke gewesen und tagsüber viel Himbeerblättertee getrunken und dann beim Rumlaufen dieses unangenehme Ziehen – ich lasse mir jetzt die Badewanne einlaufen, und dann soll es losgehen. Ich wünsche es mir und habe keine Angst. Das Kind in meinem Bauch strampelt besonders aufgeregt. Ich bin entspannt, fühle mich sehr wohl, freue mich richtig auf die erste Wehe. Dabei muß ich ständig pubsen, was mir ein bißchen unangenehm ist, solange Susi noch bei mir ist. Doch dann geht sie auch ins Bett. Sie sagt: „Schlaf gut, bis morgen früh." Sie nimmt mich nicht ernst, dabei habe ich inzwischen erste Wehen. Kurz nach elf bitte ich Michi, das Bett und das Zimmer vorzubereiten. Er zögert und fragt, ob ich denn die ganze Nacht auf dem Plastik schlafen wolle.

Kurz vor halb zwölf, ich immer noch in der Wanne, die Wehen inzwischen kräftiger und regelmäßig alle vier bis fünf Minuten, rufen wir Frauke an. Sie ist bereit sofort zu kommen, doch wir vereinbaren nochmal anzurufen. Es wird so schnell heftiger, daß ich sie doch wenig später dabei haben möchte. Zweimal muß ich ganz dringend aus der Wanne hinaus aufs Klo, um einem tierischen Kackdrang nachzugeben. Das Rein und Raus ist mir zu anstrengend, ich will raus. Es ist viertel vor zwölf. Die nächste halbe Stunde sitze ich in den Wehenpausen fast nur auf dem Klo, für die Wehe lehne ich mich aufs Waschbecken gegenüber, manchmal laufe ich auch ein wenig in der Wohnung umher. Ich möchte unbedingt auf den Beinen bleiben, wenn ich erstmal liege, komme ich nicht wieder hoch (wie bei Helene). s. S. 70

Viertel nach zwölf kommen Frauke und Annette an, Susi ist wieder aufgestanden, und wir sind von nun an im „Geburtszimmer". Der Muttermund ist etwa

98

Hausgeburt

fünf Zentimeter weit, die Herztöne gut. Die inzwischen recht starken Wehen schaffe ich noch gut mit lautvollem Atmen, einer Urlaubsphantasie aus Portugal und leichter Bewegung im Becken. Frauke und Michi massieren sanft meinen Rücken. Frauke meint, es könne später zu schnell gehen, so probiere ich, statt stehend auf den Tisch gestützt, mich kniend auf den Gymnastikball zu lehnen. Der Wechsel tut mir gut. Es ist wohl etwa ein Uhr.

Um halb zwei soll ich auf den Hocker. Frauke untersucht nochmal. Der Muttermund ist noch nicht vollständig geöffnet. Die Wehen sind so heftig, Schreien hilft. Susi wischt mir wohltuend das Gesicht mit einem kalten Lappen und gibt mir zu trinken. Der Hocker tut gut, ich kann die langen Wehenpausen besser entspannen, schlafe jedesmal fast ein. Oft habe ich sogar Angst, die Geburt könne plötzlich aufhören. Doch in jeder Entspannung rollt wieder eine Wehe an. Es scheint nicht richtig voran zu gehen, ich werde etwas ungeduldig. Frauke schiebt das letzte Eckchen Muttermund weg, was tierisch weh tut. Es stockt erneut, die Enge im Becken. Frauke öffnet die Fruchtblase. Ich drücke jetzt etwas mit, alles dauert ewig, schmerzt furchtbar. Ich muß schreien. Die Enge ist geschafft. Ein langes, langes Pressen bringt ihn dann ans Licht, den kleinen Emil. Dabei tun Klitoris und Schamlippen fürchterlich weh, habe Frauke in Verdacht und bin richtig sauer (ist sie aber gar nicht, sondern eine kleine Schürfwunde, gleich neben der Klitoris). Da soll ich das Baby greifen. Kann ich nicht. Frauke feuert mich an. So ziehe ich ihn hoch auf meinen Bauch. Es ist viertel nach zwei geworden.

Silke Hantelmann
(29 J., cand. med.)

Lisa, geboren am 29.9.92

Der errechnete Termin für Lisas Geburt war der 24.9.92. Schon einige Tage vorher stellte Frauke fest, daß mein Muttermund bereits 4 cm geöffnet war.

Für mich war das nicht sehr überraschend, da sich auch bei der Geburt unserer ersten Tochter die Eröffnung über mehrere Wochen hingezogen hatte. Trotzdem hatte ich das Gefühl, daß es bei dieser zweiten Geburt eventuell schneller gehen könnte und Frauke sowie der Arzt „warnten" mich, sie bei regelmäßigen Wehen sofort zu benachrichtigen.

Frauke deponierte schon mal ihre gesamten Utensilien bei uns, damit im Falle des Falles alles schnell gehen könnte.

Am 24.9., dem sogenannten Stichtag, hatte ich dann auch tatsächlich einige regelmäßige Wehen. Ich rief Frauke an, die auch sogleich kam. Das Ganze

Hausgeburt

stellte sich aber als eine mißlungene Generalprobe heraus. Die Wehen hörten sehr schnell wieder auf, meine Stimmung sank auf den Nullpunkt, die für die Hausgeburt benötigte Plastikplane war rutschig und zu laut knisternd – mein Muttermund aber war nunmehr 5 bis 6 cm geöffnet.

Das Warten begann uns allen auf die Nerven zu gehen. Bei der Arbeit wurde Thomas ständig gefragt, warum er denn immer noch dasei... und ich wagte mich, mit meinem knapp 6 cm geöffneten Muttermund, nicht mehr allzu weit vom Haus weg.

Mit jedem Tag, den Lisa auf sich warten ließ, schmolz der Urlaub unserer „Haushaltshilfe", einer guten Freundin von mir, unaufhaltsam dahin. Der Arzt, mit dem Frauke die Hausgeburt machen wollte, kündigte ab dem 30.9. seinen Urlaub an und auch Frauke ließ durchblicken, daß sie das kommende Wochenende anderweitig verplant hätte, ganz abgesehen davon, daß die Frist für eine mögliche Hausgeburt dann sowieso verstrichen wäre. Aber Lisa kam nicht!

Thomas und ich erkannten immer deutlicher, daß es für unser aller Wohlergehen ganz wichtig war, alle Wünsche, Pläne und Vorstellungen bezüglich dieser Hausgeburt aufzugeben. Das Ganze erschien uns wie eine Rechnung mit zu vielen Unbekannten. Der ständige Versuch, die Kontrolle zu behalten und planende Voraussicht zu üben, überstieg unsere Kräfte. Im Geiste begannen wir, uns auf eine ganz normale Klinikgeburt einzustellen und versuchten auch dieser Situation ihre guten Seiten abzugewinnen. Wir malten uns aus, wie es sei, wenn Frauke käme, um all ihre schönen Hausgeburtskoffer und -taschen wieder abzuholen. Mir stiegen dabei die Tränen in die Augen und mit den Tränen verfloß auch der krampfhafte Wunsch in mir – es „muß" eine Hausgeburt werden.

Am Dienstag, dem 29.9. war es dann soweit – zunächst jedoch so zart und leise, daß ich es kaum wahrnahm. Nach einem erholsamen Nachmittagsschlaf verspürte ich hier und da ein leichtes Ziehen im Rücken, ohne jedoch an Wehen zu denken.

Meine große Tochter kam vom Spielplatz, es war Zeit, Abendbrot zu machen und allmählich fiel mir auf, daß dieses leichte Ziehen in einer deutlichen Regelmäßigkeit, nämlich alle zwei Minuten, wiederkehrte.

Daß dies nun der Beginn von Lisas Geburt sein sollte, war mir immer noch nicht klar.

Von 18 bis 19 Uhr beobachtete ich das „Ziehen" genauer und allmählich spürte ich hier und da sogar eine richtige Wehe.

Thomas begann erneut, das Bett zu beziehen und den Teppich unter dem Gebärhocker zu präparieren – diesmal mit einer wesentlich geräuschärmeren Folie. War dies der Generalprobe zweiter Teil oder ging es nun richtig los? Ich war mir immer noch nicht sicher. Um 19 Uhr bat Thomas mich inständig, nun Frauke anrufen zu dürfen – die wenig später bei uns eintraf.

Hausgeburt

Nach einer kurzen Untersuchung stellte sich heraus, der Muttermund war immer noch „nur" 6 cm geöffnet und ich bereitete mich innerlich auf eine lange Nacht vor – wenn nicht die Wehen ohnehin bald wieder aufhören würden. Allen Zweifeln zum Trotz wurden die Wehen allmählich etwas stärker.

Von Anfang an lehnte ich während der Wehen auf unserer ca. 110 cm hohen Kommode. Ich hatte mir einige Kissen geholt und fühlte mich sehr frei beweglich und wohl in dieser Position. Nach stärkeren Wehen konnte ich entspannend mein Becken kreisen lassen, ich spürte festen Boden unter den Füßen und mein Brustkorb war frei zu atmen und nach Tönen zu suchen.

Zwischen den Wehen überkam mich häufig ein heftiges Zittern, vorwiegend in den Beinen, aber auch manchmal am ganzen Körper spürbar. Ich hatte das angenehme Gefühl, mit diesem Zittern meinen Energiehaushalt immer wieder ins Lot bringen zu können. Entweder tankte ich durch das Zittern frische Energie auf – oder aber ich ließ Spannungen des Körpers durch meine Füße in den Boden abfließen.

Um 20.15 Uhr spürte ich einen deutlichen Plopp in mir und wußte, nun ist die Fruchtblase geplatzt. Ganz wenig Fruchtwasser tröpfelte auf den Boden, so gut dichtete Lisas tiefsitzender Kopf den Muttermund ab. Frauke überprüfte noch einmal kurz die Herztöne und gab mir zu verstehen, daß Fruchtwasserfarbe und Herztöne des Kindes in Ordnung seien. Innerlich wartete ich widerwillig darauf, daß ich nun noch einmal hinlegen müßte, um untersucht zu werden, aber Frauke machte Gott sei Dank keine Anstalten dazu, sondern ließ mich ganz in Ruhe bei mir selbst bleiben.

Schweigend drapierte sie Laken und Molinea-Unterlage unter meinen Füßen vor der Kommode und rief dann den Arzt an, er könne jetzt kommen.

In mir rollten die Wehen nun wie riesige Brecher heran. Mir schien die Verschnaufpause zwischendurch sehr kurz. Eine Wehe nach der anderen drohte, mich fortzuspülen, aber vor mir waren Thomas' Hände, die ich knetete und an denen ich mich wie eine Ertrinkende festhielt – und in mir waren laute, tiefe Töne, die rausmußten, um den Schmerz zu begleiten.

Auf einmal hatte ich das Gefühl, tonnenschwer nach unten gezogen zu werden – mitdrücken zu wollen.

Unsicher fragte ich Frauke, ob ich das denn schon tun dürfte und mit ihrem beruhigenden „Ja" tauchte ich in die nächste Wehe ein. Es war gigantisch, ich hatte das Gefühl aufzubrechen – für einen Moment große Angst zu zerreißen, und Frauke sagte ganz ruhig: „Es ist in Ordnung, mach dich ganz weit."

Ich spürte den unendlichen Druck des Kopfes, wie er fast durchtrat, aber in der Wehenpause dann wieder zurückglitt. Mit der nächsten Wehe war es dann soweit.

Ich hatte auf einmal das Gefühl, „ein riesiges Hindernis" überwunden zu ha-

Hausgeburt

ben, anders weiß ich es nicht zu beschreiben, besonders da es mir gar nicht bewußt war, daß ich bereits Lisas Kopf geboren hatte. Der Rest des kleinen Körpers flutschte wie von selbst aus mir heraus und vor lauter Überraschung, daß alles schon vorbei war, sagte ich immer wieder: „Mein Baby ist schon da! Mein Baby ist schon da!"

Schon im Geburtsvorbereitungskurs hatte Frauke uns viele Erfahrungen mit alternativen Geburtspositionen machen lassen; trotzdem wäre es mir nicht im Traum eingefallen, daß gerade ich mein Baby im Stehen bekommen würde.

In meiner Vorstellung fehlte mir einfach inmitten dieser furchtbaren Schmerzen die Kraft auch noch zu stehen – es durchzustehen im wahrsten Sinn des Wortes.

Mit Lisas Geburt habe ich die Erfahrung gemacht, daß diese Schmerzen zwar sehr stark, aber nicht furchtbar sind, denn ich habe einen Begleiter in mir, der mir hilft stehen zu bleiben, es durchzustehen und nicht zu kapitulieren – meinen Atem!

Ohne Fraukes Hilfe hätte ich es vielleicht nicht entdeckt...

Sonja Jaburg
(34 J., stud.psych., Ergotherapuetin)

Überwachung der kindlichen Herztöne

In den letzten Jahren ist die Geburtsüberwachung mittels CTG vermehrt kontrovers diskutiert worden.

Bei risikoarmen Geburten zeigte sich, daß eine Intervall-Überwachung, ja sogar das Auszählen der Herztöne keine schlechteren Ergebnisse hinsichtlich des Gesundheitszustandes der Kinder brachte. Hingegen führte eine Dauerüberwachung durch das CTG zu vermehrten, unnötigen Kaiserschnittentbindungen und vaginal-operativen Entbindungen.[1,2]

---

[1] Prentice und Lind, zitiert nach Roberts, Neue Forschungsergebnisse zur CTG-Kontrolle, DHZ , 8/90, S, 304
[2] Hillan, zitiert nach Stahl, CTG – mehr Probleme als Nutzen, DHZ, 7/92, S. 270ff

Hausgeburt

Darüber hinaus wird kritisiert, daß die CTG-Überwachung den Kontakt der Hebamme zur Gebärenden reduziere.

Für die Überwachung bei Hausgeburten stellt sich die Frage nach dem CTG anders.

1. Mindestens eine CTG-Aufzeichnung vor der Geburt gibt z.B. Aufschluß über individuelle Eigenheiten des Kindes, z.B. eine etwas erniedrigte Baseline.

Entdeckt die Hebamme dies erst unter der Geburt, kann es zu unnötiger Verunsicherung führen.

2. Ein unauffälliges Anfangs-CTG zu Beginn der Geburt über 20, 30 Minuten gibt die Gewißheit eines optimalen Starts. Nun kann – während eines Spaziergangs oder Bades – länger auf die Herztonkontrolle verzichtet werden. Bei Überwachung nur mit Sonicaid soll in der Eröffnungsphase konsequent alle 15 Minuten ausgezählt werden.[3]

3. Ein Hauptkritikpunkt am Umgang mit dem CTG sind unnötige operative Eingriffe. Diese Frage stellt sich zu Hause nicht. Herztonveränderungen, die in der Klinik zur Sectio führen, haben für die Hausgeburtshilfe allemal eine Verlegung in die Klinik zur Folge. Der weitere Umgang mit diesen Herztönen entzieht sich der Verantwortung der HausgeburtenbetreuerInnen.

4. Diskrete, mögliche Alarmzeichen zeigen sich im CTG früher als sie mit Sonicaid oder gar Hörrohr erfaßbar sind. Ich zumindest kann mit Sonicaid keine sicheren Aussagen zur Oszillation machen. Auch zur Erfassung von Dips I muß ohne CTG sehr konsequent und manchmal mit Störungen für die Frau gearbeitet werden.

Die Überwachung mit Intervall-CTGs gibt frühzeitig Hinweise, so daß in Ruhe eine eventuelle Verlegung angekündigt, durchgesprochen und ggfs. durchgeführt werden kann.

5. Echte Notsituationen sind mit Sonicaid oder Hörrohr erfaßbar, aber meist später als mit dem CTG, so daß zum einen nicht klar ist, wielange die Veränderungen schon bestehen und zum anderen eine Verlegung in eine weiter entfernte Wunschklinik nicht mehr möglich ist.

6. In der Austreibungsphase gibt ein CTG, wenn es die Frau nicht behindert, der Hebamme Hände und Aufmerksamkeit frei zur Unterstützung der Frau.

Ohne CTG muß jetzt nach jeder Wehe abgehört werden.

7. Dem Arzt gibt eine CTG-Aufzeichnung kurz vor seinem Eintreffen – bei allem Vertrauen in die Hebamme – die nötige Ruhe. Wir Hebammen sollten nicht vergessen, daß jetzt der Arzt die Hauptverantwortung trägt.

---

[3] Prentice und Lind, a. a. O.

8. Das CTG dokumentiert Herztöne im Zusammenspiel mit den Kontraktionen. So banal das klingt: bei der ständigen Kritik an Hausgeburten kann dies sehr hilfreich bei der Übergabe einer abgebrochenen Hausgeburt in der Klinik oder auch im Falle einer juristischen Auseinandersetzung sein.

Medikamente

Die meisten Frauen, die eine Hausgeburt anstreben, wünschen sich eine Geburt ohne Medikamente. Die meisten Hausgeburten-Hebammen ebenso. Wenn überhaupt Medikamente eingesetzt werden, sollen sie eher naturheilkundlich bzw. homöopathisch sein oder der Vermeidung von Notfallsituationen dienen wie z.B. Tokolytika bei schlechten Herztönen oder Kontraktionsmittel in der Nachgeburtsphase.

So muß die Hebamme gut ausgerüstet sein, um dann die Medikamente möglichst nicht einzusetzen. Konsequenz: zweimal im Jahr alle Medikamente auf Verfallsdatum kontrollieren, in der Apotheke abgeben und Bestände erneuern.

Zur Beschaffung der Medikamente empfiehlt sich die Zusammenarbeit mit einer aufgeschlossenen Apotheke, die dann die benötigten Arzneimittel vorrätig hält, sie eventuell anliefert oder auch Sonderkonditionen einräumt. Dies ist besonders günstig, wenn über Materialpauschalen mit den Kassen abgerechnet wird. Seit dem 1.1.1991 erhalten Hebammen Kontraktionsmittel für die Nachgeburtsphase rezeptfrei.[1]

Wie wenig unsere Gesellschaft auf Hausgeburten eingestellt ist, erfährt frau, wenn sie Partusisten Intrapartal® oder Dextro Neonat® über eine Apotheke beziehen will: diese Präparate werden in aller Regel nur an Kliniken ausgeliefert. Zu ihrer Beschaffung bedarf es eines besonders engagierten Apothekers bzw. eines guten Klinikkontaktes.

Analgetika/Spasmolytika

Besonders in der Hausgeburtshilfe ist der nicht-medikamentösen Schmerzlinderung der Vorzug zu geben.

Sehr starke Medikamente wie Pethidin®, Fortral®, Dipidolor® etc. haben meines Erachtens nichts in der Hausgeburtshilfe zu suchen.

Wir brauchen aktive, kooperationsfähige Frauen und Babies, die nicht durch Medikamente deprimiert sind.

Auf der anderen Seite sollte frau zu Hause nicht dogmatisch lange die Unter-

---

[1] s. Horschitz, in: DHZ, 11/90, S. 442f.

stützung durch leichte Medikamente hinauszögern, da eine überlange Geburt mit einer erschöpften Frau auch dem Kind nicht guttut.

Im Laufe der Jahre kamen verschiedene Mittel zur Anwendung, je nach dem Stand der Empfehlungen in der Geburtshilfe.

Bei 149 vollendeten Hausgeburten sah der Schmerzmittelbedarf so aus:

Von den 38 Erstgebärenden nahmen 27 Frauen keine Medikamente;

6 Frauen bekamen	Spasmo Cibalgin® Supp. bzw. Spasmo Cibalgin® Comp.
2 Frauen bekamen	Spasmex® Supp.
2 Frauen bekamen	Tramal® (Supp. bzw. i.m.)
2 Frauen bekamen	Spascupreel® Supp.
1 Frau bekam	Belladonna Supp.
1 Frau bekam	Chamomillae glob.

(Mehrfachnennungen)

Bei den recht vielen Erstgebärenden, die noch in die Klinik verlegt wurden, war der „Medikamentenkonsum" während des vorausgegangenen Geburtsabschnittes zu Hause höher.

Von den 112 Mehrgebärenden nahmen 100 Frauen keine Medikamente;

4 Frauen bekamen	Spasmo Cibalgin® Supp. bzw. Spasmo Cibalgin® Comp.
2 Frauen bekamen	Spasmex® Supp.
1 Frau bekam	Tramal® Supp.
1 Frau bekam	Spascupreel® Supp.
1 Frau bekam	Belladonna Supp.
2 Frauen bekamen	Bryophyllum-Quaddeln
1 Frau bekam	Gelsemium-Quaddeln

Neuralreflextherapie (Quaddeln) mit physiologischer Kochsalzlösung findet sich in dieser Aufstellung nicht, da sie nicht pharmakologisch wirkt, sondern mehr auf der Ebene „warme Badewanne, Massage etc." anzusiedeln ist.

Kontraktionsmittel

Die Gabe von Kontraktionsmitteln ist der Hebamme nur in Notsituationen während der Nachgeburtsphase gestattet. Das Verabreichen wehenfördernder Medikamente nach vorzeitigem Blasensprung oder zur Wehenverstärkung in der Eröffnungs- oder Austreibungsphase ist ÄrztInnen vorbehalten. Dies gilt selbstverständlich auch für buccale Applikationsformen.

Hausgeburt

Kontraktionsmittelgaben in der Eröffnungsphase ohne CTG-Kontrollen halte ich für sehr problematisch.

Unter der Geburt:

generell sind wir mit Kontraktionsmitteln unter der Geburt sehr zurückhaltend, da ihr Einsatz eine erhebliche Manipulation darstellt.

Sollten Wehenmittel unter Hausgeburtsbedingungen wirklich notwendig sein, kann dies ein Zeichen für nicht ausreichende Entspannung oder ein schwieriges Größenverhältnis zwischen kindlichem Kopf und mütterlichem Becken sein.

Diese Geburten verlege ich lieber in Ruhe in die Klinik.

Bei 150 vollendeten Hausgeburten haben wir einmal in der Eröffnungsphase Wehenmittel gegeben: der Arzt spritzte einer Erstgebärenden 1 IE Oxytocin i.m. (ich hatte um 1/2 Einheit gebeten) bei 6 cm Muttermundsweite, zögerlicher Eröffnung und eingeschränkter Oszillation. Ein Geburtsfortschritt wurde erst durch Eröffnen der Fruchtblase 80 Minuten später erreicht; die Geburt des fiten Kindes erfolgte weitere 40 Minuten später.

In der Austreibungsphase gab es viermal Oxytocin. Einmal bekam eine Zweitgebärende eine Infusion. Das Kind wurde spontan aus dorsoposteriorer Vorderhauptslage geboren.

Ein anderes Mal gab es zweimal 1 IE Oxytocin i.m. während der Austreibungsphase einer siebzehnstündigen Erstgeburt mit 3 1/2 Stunden Muttermund vollständig bei guten Herztönen; das Kind wurde fit mit völlig unflektiertem Kopf geboren. (Dies war meine erste Geburt in abgestützter Hocke, das war einfach der einzige Weg zu einer Spontangeburt.)

Die anderen Male sehe ich aus heutiger Sicht als eher überflüssig an. Ich mußte erst lernen, daß es bei einer Geburt in Geborgenheit und großer Entspannung sehr wohl regelrecht ist, wenn noch ganz am Ende der Geburt Wehenpausen von fünf Minuten auftreten. Es braucht Geduld und Gelassenheit, nichts zu tun, „wenn der Kopf schon halb geboren ist" und auf die nächste Wehe zu warten.

Nach der Geburt:

Auch nach der Geburt gibt es nicht routinemäßig Kontraktionsmittel, aber großzügig, sobald die Blutung etwas stärker wird oder der Uterus sich nicht gut kontrahiert.

Bei 150 vollendeten Hausgeburten sah das dann so aus:

22 Frauen bekamen 3 IE Syntocinon i.m. oder i.v., 3 Frauen bekamen 1 ml Methergin i.m.

Es gab bei allen Geburten keine starken, geschweige denn bedrohlichen Blutungen. Als Gründe sehe ich an, daß wir zu Hause keine überlangen Geburten betreuen, keine Gemini oder Frauen mit Hydramnion, daß es keine pushenden

Hausgeburt

Wehentröpfe oder operativen Entbindungen gibt, wenig Rückenlage, aber frühes Anlegen.

Und natürlich die Überwachung nach der Geburt: ich kann mich ganz auf diese Frau und ihr Kind konzentrieren und muß sie nicht vernachlässigen, weil im Nachbarkreißsaal das nächste Kind kommt.

Yanniks Geburt am 14. Februar 1987

Yanniks ausgerechneter Termin war der 7. Februar. Schon lange hatte ich das Gefühl, daß es jeden Moment losgehen kann. Der Kopf saß schon drei Wochen vor dem Termin weit unten und der Muttermund war weich und etwas auf. So war ich doch schon etwas ungeduldig, als der 7. verstrich und noch immer keine Veränderung deutlich wurde. Die verschiedensten Gefühle purzelten in den letzten Wochen durcheinander wie: alles noch einmal erledigen, weil es mit dem Baby schwieriger wird; keine Lust mehr, schwanger zu sein; immer wieder Gründe, die eine derzeitige Entbindung unmöglich zu machen schienen; Angst, daß die Hausgeburt nicht klappt.

Als ich dann am 8.2. um ca. 13.00 Uhr blutigen Schleim bemerkte, regte es mich doch sehr auf und ich lief wie Falschgeld umher. Einerseits war es für mich ein Zeichen, daß das Baby bald kommt, anderseits konnte ich es noch nicht so recht glauben. Bei meinem Sohn Gunnar (5 Jahre) dachte ich auch, bis der Muttermund fast vollständig war, an Vorwehen, deshalb begann der 2. Teil der Geburt viel zu hektisch. Diesmal beschloß Jürgen gegen 18.00 Uhr, daß es Zeit wurde, Frauke zu holen (ich war mir noch unsicher). Die Wehen kamen unregelmäßig, teilweise oft (alle 3 Min.) und waren sehr kurz (15 sec.).

Frauke stellte dann einen 5-6 cm weit geöffneten Muttermund und einen zu hohen Blutdruck fest. Deshalb war mir das warme Bad am Nachmittag wohl auch nicht so gut bekommen (Gefühl der aufsteigenden Hitze). Nun machten sich kalte Füße und Beine bemerkbar und ab Körpermitte Hitze. Ich reagierte darauf mit Schüttelfrost in den Beinen. Bachblüten normalisierten den Blutdruck glücklicherweise, so konnte es zu Hause weitergehen.

Inzwischen war auch meine Freundin Antje gekommen und Jürgen wieder da (er hatte Gunnar weggebracht). Ich bekam jetzt zunehmend Unwohlsein, weil die Austreibungsphase bevorstand und ich geringen Druck spürte, der mir schon jetzt sehr unangenehm war. Bei Gunnar habe ich ca. drei Stunden Austreibungsphase mit zwei Stunden aktivem Pressen als schlimm in Erinnerung. Wir probierten viele Stellungen aus. Ich mochte am liebsten auf dem Sessel sitzen und mich bei den Kontraktionen in die Arme von Jürgen und Antje fallen lassen. Die Nähe zu allen Anwesenden half mir sehr. Selbst die Ärztin Dr. Boschin paßte in die Situation. Es war schön, daß keine weiteren Menschen anwesend waren.

Bei einer Kontraktion um ca. 20.00 Uhr platzte die Fruchtblase. Ich saß wieder auf dem Sessel in meiner bevorzugten Position. So konnte allerdings das Kind nicht herauskommen. Die Preßwehen taten mir sehr weh und ich rutschte mit dem Po weg, was auch meiner Psyche entsprach (ich wollte weg). Nach einer Weile meinte Frauke, daß es so nicht gehe. Ich müßte mich hinstellen. Ich war damit nicht so glücklich, machte es aber. Ich glaube, in dieser Situation hätte Frauke auch sagen können, ich soll mich auf den Kopf stellen, ich hätte es versucht. Vertrauen zu ihr einerseits und ein Gefühl von Hilflosigkeit, Schwäche und Verletzlichkeit anderseits begleiteten die Situation. Stehend stützten mich Antje und Jürgen je an einer Seite. Ich jammerte, daß das Kind nicht durchpaßt, daß es drückt, daß schon wieder eine Wehe kommt und stellte mir vor, wie schön es wäre, wenn ich mich hinlegen und ausruhen dürfte. Dann stellte ich mir wieder vor, nur noch ein bißchen Zeit, dann liegt das Kind vor mir (die letzte Vorstellung gab mir Kraft). Richtig mitpressen mochte ich nicht, weil es so weh tat. Ich merkte wie der Kopf auf meine Beckenknochen drückte, aber nicht hindurchkam. Um 20.45 Uhr meinte Frauke dann, daß ich jetzt aktiv mitpressen müsse. Sie vermutete einen großen Kopf und war sich nicht sicher, ob er durchpaßt. Wenn er jetzt nicht durchgerutscht wäre, hätten wir ins Krankenhaus wechseln müssen. Ich war sehr unglücklich und jammerte gleichzeitig, was ich jetzt machen solle. Trotzdem wußte ich, wenn ich jetzt richtig presse, kommt er durch. So überwand ich meine Angst und preßte. Drei Preßwehen und die enge Stelle meiner Beckenknochen war überwunden.

Die Schmerzen in der Scheide bewirkten, daß ich mich nicht richtig freuen konnte, als Frauke mir mit der Hand zeigte, daß das Köpfchen schon zu fühlen sei. Dann dirigierte Frauke; pressen, nicht pressen, pressen. Es war sehr überraschend für mich, daß ich das konnte. Um 21.00 Uhr war Yannik geboren. Ich sah das Kind und das Geschlecht. Das schlechte Gefühl während der Austreibung setzte sich einen Moment in Enttäuschung über das Geschlecht fort (ich hatte mir ein Mädchen gewünscht). Dann kamen gute Gefühle. Diese guten Gefühle steigerten sich und ich bin verliebt in dieses zufriedene Baby. Er hat zwar das falsche Geschlecht, ist aber das richtige Baby.

Die Gefühle zu Jürgen sind durch die Geburt intensiver geworden. Es hat mir sehr geholfen, das Baby in seinen Armen zu bekommen.

Anschließend habe ich ca. drei Tage schlimme Nachwehen gehabt. Worauf ich mich gefühlsmäßig überhaupt nicht eingestellt hatte (gehört hatte ich natürlich davon). Die Nachwehen waren teilweise schlimmer als die Wehen der Eröffnungsphase.

Ansonsten ging alles besser als beim ersten Kind. Z.B. war das Stillen problemlos und der Milcheinschuß war nur an einem Tag schmerzhaft. Die Naht (ich bin etwas gerissen) machte kaum Probleme. Stuhlgang pendelte sich schon am zweiten Tag wieder ein. Und der Blutdruck zeigte wieder normale Werte.

Es war eine schöne Hausgeburt, die mich bereichert hat.

Uta Bartel

P.S.: Das ersehnte Mädchen brachte Uta 1989 zuhause zur Welt.

Hausgeburt

Episiotomie

Zum Selbstverständnis der Hausgeburtshilfe gehört es, keine routinemäßigen Dammschnitte durchzuführen.

Andererseits gilt mir das gesunde, sofort nach der Geburt fitte Kind mehr als alles andere. Und: Hausgeburtenbabies sind größer.

Bei 150 vollendeten Hausgeburten sehen die nüchternen Zahlen wie folgt aus:

46 Geburten mit Damm intakt,

48 Episiotomien, einige mit weitergehenden DRs,

56 Geburten mit Verletzungen, dabei

> 30 DR I
>
> 15 DR II
>
> 11 Labien- oder Scheidenrisse.

Das entspricht einer Epi-Frequenz von 32% insgesamt; bei den 39 Erstgeburten gab es 22 Dammschnitte, das sind ca. 56%.

Interessanter als das Gesamtergebnis erscheint mir die Entwicklung über zwölf Jahre, weil sich am Thema Dammschnitt besonders deutlich zeigen läßt, daß in der Geburtshilfe zu arbeiten nichts Statisches ist, sondern Veränderungen, Einflüssen, Lernprozessen unterliegt.

Während meiner Ausbildungszeit bekam ich das Gefühl vermittelt: „Wenn du schon keine Epi schneidest, dann muß der Damm aber völlig heil bleiben."

Ein DR II war ein kleines Drama, ein DR III eine Katastrophe.

Eine mediane Epi zu schneiden, war uns Schülerinnen verboten, dies lernten und übten wir nur während unseres kurzen Einsatzes in einer anderen Frauenklinik.

Auf dieser Grundlage sah es dann in den anderthalb Jahren, in denen ich ambulante Geburten in der Paracelsus-Klinik betreute, so aus:

Bei 67 vaginalen Geburten gab es 31 medio-laterale und 8 mediane Episiotomien, 5x keine Verletzungen, 4x einen DR I, 13 x einen DR II, 6x kleine Scheiden- oder Labienrisse.

Mit der Erfahrung, daß Frauen mit medianen Episiotomien weniger Beschwerden haben und medio-laterale Episiotomien im Falle des Falles gern „ums Eck" weiterreißen und damit schlechter zu versorgen sind als ein glatter DR III, begann ich, zunehmend eher median zu schneiden.

Bei 67 Hausgeburten im Zeitraum 1985 bis Mitte 1987 sah das dann so aus:

5 medio-laterale und 21 mediane Schnitte, 14x keine Verletzungen, 8x einen DR I, 12x einen DR II, 6x kleine Scheiden- oder Labienrisse.

Hausgeburt

Mit leichter Ungläubigkeit und der Vermutung, daß sie den Kindern wohl wesentlich mehr zumuten als ich, nahm ich zur Kenntnis, daß einige Hausgeburtenkolleginnen nach ihren eigenen Angaben wesentlich weniger Dammschnitte vornahmen als ich. Nach dem Lesen der Studie von Gisele Steffen[1] beschloß ich, noch weniger Epis zu schneiden, ohne dem Kind zu Hause eine lange Schlußphase der Geburt zuzumuten.

Bei diesem Vorsatz haben mir der ruhige Arzt im Rücken und der Einsatz des Gebärhockers geholfen.

Für die 48 Geburten „seit dem Hocker" sehen die Ergebnisse so aus:

2 medio-laterale und 5 mediane Episiotomien, 19x keine Verletzungen, 14x einen DR I, 4x einen DR II, 6x kleine Scheiden- und/oder Labienrisse.

Dies bestätigt mir, daß eine Frau ohne Epi die Chance hat, gar nicht zu reißen bzw. einen Riß zu haben, der kleiner als eine Epi ist. DR III habe ich übrigens nie ohne Epi, sondern immer nur nach einem Dammschnitt „produziert".

Sens et al.[2] geben für Klinikgeburten eine Episiotomierate von 69,5% an, für die 492 von einer niedersächsischen Hebammengruppe betreuten Hausgeburten 4,5% und für 153 in Baden-Württemberg untersuchte Hausgeburten 22,2% Dammschnitte. Auch in diesen beiden Hausgeburten-Kollektiven führt die niedrige Epi-Frequenz nicht zu gehäuften schweren Verletzungen.

Naht

Zur Versorgung einer kleineren Verletzung bekommt die Frau das Steißkissen unter den Po und der Arzt kniet sich ins Bett oder setzt sich auf die Bettkante.

Für die Naht einer Epi rutscht die Frau bis ans Bettende und stellt die Füße auf die Bettkante oder zwei Stühle, bekommt das Steißkissen unter den Po und viele Kissen unter den Oberkörper.

Vielen Frauen ist es angenehm, auch für die Nahtversorgung nicht flach zu liegen. Dann kann der Mann sich hinter sie setzen oder, wenn das für ihn bequemer ist, sich Rücken an Rücken mit ihr setzen. Für den Arzt ist ein niedriger Hocker, eine Getränkekiste oder das Rutscheauto des größeren Kindes günstig.

Sind nur wenige Stiche nötig, leuchte ich mit einer Taschenlampe. Sonst wird eine Klemmleuchte an einem Stuhl befestigt oder eine Stehlampe, die verstellbar ist, benötigt.

---

[1] Giselle Steffen, Ist die prophylaktische, routinemäßige Episiotomie gerechtfertigt? in: DHZ 4/1991, S. 148f.
[2] Sens et al. a.a.O. S. 25

Hausgeburt

Besondere Situationen

Hintere Hinterhauptslage

Neles Geburt

23. Januar 1985. Es war 2 Uhr nachts, als es begann. Wir hatten gerade erst knapp drei Stunden geschlafen, als ich mit einem Gefühl leichter Übelkeit plötzlich aufwachte. Ich stieß Kai an und erzählte ihm, daß mir ganz komisch sei. Er sagte – plötzlich hellwach – : „Na, dann geht's jetzt wohl los". Ein „Fehlalarm" zwei Nächte vorher ließ mich noch zweifeln.

Ich kann es noch nicht glauben, daß es nun soweit sein soll, daß die Geburt beginnt. Ganz regelmäßig und exakt alle fünf Minuten Wehen. Wir sind in einer freudigen und ruhig-erregten Erwartung wie vor der Bescherung zu Weihnachten oder bevor man am Geburtstag in das Zimmer mit den brennenden Kerzen und den Geschenken durfte. Alle Ängste sind verflogen. Es kann beginnen.

Während Kai um das Bett herum und auch sonst aufräumt, denke ich daran, daß wir und unsere Freunde und Verwandten – die ürigens unserem Entschluß zur Hausgeburt überwiegend skeptisch bis ablehnend gegenüberstehen – immer geglaubt haben, es müsse ganz schrecklich sauber und steril sein für eine Geburt. Bei einem Blick auf das Sammelsurium in meinen offenen Regalen bin ich froh, daß alles ganz normal bleiben kann.

Ich gehe – weil's plötzlich in meinem Darm rumort – aufs Klo. Da ich zum Ende der Schwangerschaft immer mehr Probleme mit Verstopfung hatte, wollte ich zur Geburt gern einen Einlauf haben, aber wie Frauke schon im Kurs vorausgesagt hatte, regelt der Körper das anscheinend ganz von selbst! Jetzt hat sich auch der Schleimpfropf gelöst.

Ich wähle Fraukes Nummer. Es meldet sich keiner. Also wählen wir die Eurosignalnummer, legen auf und warten auf ihren Anruf. Als auch da nichts passiert, überlegen wir, ob sie vielleicht gerade voll beschäftigt ist bei einer anderen Geburt!? Obwohl mir der Gedanke nicht gefällt, regt er mich andererseits auch nicht auf. Ich fühle mich erstaunlich ruhig und sicher. Nach einigen weiteren Telefonversuchen mit bis zu 30x-Klingeln-lassen! – meldet Frauke sich ganz verschlafen. Sie war erst vor zwei Stunden ins Bett gekommen, hatte ihren 30sten Geburtstag gefeiert. Nach kurzer Schilderung meines Zustandes fragt sie mich, ob sie kommen soll. Sie soll.

Ich lege mich wieder ins Bett. Nach einer knappen Stunde – so gegen 4.30 Uhr morgens – trifft Frauke mit dem Taxi ein.

Nach einer kurzen Begrüßung baut Frauke das CTG neben dem Bett auf: der Hebammenkoffer wird auf meinem Schreibtisch aufgeklappt. Waschschüssel, Handtücher und Eimer stehen schon bereit. Die Matratze wird mit einer Plastikfolie abgedeckt.

Hausgeburt

Um 5.10 Uhr macht Frauke eine vaginale Untersuchung und stellt fest, daß der Muttermund schon 3-4 cm geöffnet ist; das CTG bescheinigt uns, daß die Wehen regelmäßig alle fünf Minuten kommen und die Herztöne vom Kind in Ordnung sind; mein Blutdruck und Puls sind auch okay. Ich freue mich.

Die Wehen sind nicht schlimm. Alle liegen oder sitzen, müde vor sich hindösend, im Zimmer. Es ist so friedlich, ich fühle mich sicher und geborgen.

Ab und zu steht einer auf und wechselt den Platz. Ich gehe ebenfalls ein wenig umher. Auf Fraukes Rat hin esse ich noch eine Dickmilch. Wenn eine Wehe kommt, halte ich inne, stütze mich an einer Stuhllehne oder dem Tisch ab. Ich fange an, alles was wir im Kurs zur Entspannung gelernt haben, mal auszuprobieren. Am besten gefällt es mir, zwischen meinen angewinkelten Beinen auf dem Boden zu sitzen. Ich wiege meinen Körper, atme tief zum Kind runter. Ab und zu kommt etwas Blut aus der Scheide. Frauke hört zwischendurch immer wieder die Herztöne des Kindes ab.

Die Sonne geht rot-gelb hinter den Bäumen auf, der Himmel ist blau. Ich glaube, es wird ein ganz schöner Tag!

Kai ruft bei meinem Frauenarzt Dr. Seebach an, da der Muttermund jetzt um 8.00 Uhr bereits 6-7 cm geöffnet ist. Der Arzt scheint nicht sehr begeistert zu sein, daß wir ihn von seiner vollen Praxis abrufen; aber er verspricht, bald zu kommen. Als er um 9.30 Uhr eintrifft, sind die Wehen schon stärker und schmerzhafter, ich beginne zu stöhnen. Während einer Wehe massiere ich mir selbst den Rücken; in den Pausen streichelt und massiert Kai mich. Ich spüre die Wehen jetzt immer mehr im Rücken. Auf Fraukes Ermunterung hin stöhne ich jetzt in den Wehen so laut ich kann. Um 10.00 Uhr ist der Muttermund 8 cm geöffnet, nur ein Saum ist noch da. Damit auch der noch verschwindet, soll ich mich im Vierfüßlerstand auf's Bett hocken. Es tut jetzt sehr weh im Rücken; ich fange an zu schreien. Als die Wehe herankommt, stärker wird, schreie ich: „Nein, nein, nein, aua!" Bei der nächsten Wehe schalte ich plötzlich – ganz unbewußt – von „nein" auf „ja" um; schreie genauso laut, aber „ja, ja, ja", das ist viel angenehmer. Ich werde gelobt und ermuntert, so weiterzumachen. Das tut mir gut.

Da der Saum immer noch da ist, soll ich wieder aufstehen, die Position wechseln. Das gefällt mir ganz und gar nicht; ich möchte mich am liebsten nicht rühren und die Wehenpausen nur voll zum Entspannen ausnutzen. Ich sehe Frauke an; sie erklärt mir sehr bestimmt, daß es nötig ist. Also klettere ich vom Bett herunter; ich würde ihr jetzt alles glauben. Um die Schmerzen im Rücken zu lindern, setzt sie mir ein paar Quaddeln. Leider bringt's nichts.

Ich hänge mich dann mit den Armen bei Kai und Dr. Seebach ein, lasse mich ganz fallen. Frauke schiebt den Saum mit der Hand weg; die Fruchtblase platzt, das Fruchtwasser läuft mir warm am Bein runter. Jetzt geht's also in die Endphase über. Es wird härter, verdammt anstrengend. Ich sehne mich jedesmal wieder nach den Wehenpausen. Es ist einfach irre, dieser Unterschied zwi-

Hausgeburt

schen Wehe und Pause. Während eine Wehe heranrollt, denke ich: „Eine weitere Wehe halte ich nicht aus, ich zerbreche!", und in der Pause kann ich dann ganz normal reden, kriege alles genau mit, kann sogar lachen! Ich kann mir nicht vorstellen, derart kurze Zeiträume jemals so genossen zu haben.

„Nun kannst Du mithelfen zu pressen", sagt Frauke so gegen 12.30 Uhr zu mir. Die ersten Preßwehen habe ich Schwierigkeiten, komme mit Atmen, Luftanhalten und Pressen schlecht zurecht; weiß eigentlich gar nicht, wie ich pressen soll. „Tu einfach so, als wenn Du scheißen willst!". Mit dieser simplen Anregung klappt es plötzlich. Ich denke bei jeder Wehe erneut: „So, jetzt muß es aufhören, ich kann nicht mehr." Frauke sagt: „Der Kopf ist wieder etwas zurückgerutscht; noch fünf, sechs Wehen, dann ist es da." Ich bin völlig frustriert; es scheint mir geradezu absurd zu sein, daß ich das noch so eine Ewigkeit aushalten soll. Es ist, als hätte sie gesagt: Du mußt jetzt drei Jahre Wehen haben.

Wir bauen dann die Geburtsstellung. Kai sitzt auf einem kleinen Hocker. Ich setzte mich auf seine gespreizten Knie. Da ich mich während der Wehe nach hinten drücke, stellt Dr. Seebach sich hinter Kai und stützt ihm den Rücken. Ich lege ein Bein auf Kathrins Schulter, das andere auf Fraukes.

„So, jetzt preßt Du solange Du kannst und dann ist es geschafft." Ich sehe Frauke an und denke „das wird sowieso nichts mehr, das Kind paßt da niemals durch; aber bitte, wenn sie es will, presse ich eben ihr zuliebe bis in alle Ewigkeit weiter."

Ich presse und schreie, habe das Gefühl, den Willen, nie mehr aufzuhören, sehe wie Frauke eine Schere nimmt, schließe die Augen, höre ein Geräusch wie beim Zerschneiden von dickem Stoff... und dann fühle ich plötzlich etwas Warmes, Weiches zwischen meinen Beinen durchflutschen. Ich kann's nicht glauben, es geht alles so schnell, die Gefühle überstürzen sich.

Das Baby schreit! Es ist 13.27 Uhr. Ich sehe einen grauen, nassen Kopf. Mein Kind, es ist tatsächlich da rausgekommen. Frauke legt es mir auf den Bauch und deckt ein Tuch drüber.

Ich weine, halte die Hände vor den Mund, bin völlig fassungslos, kann es noch nicht glauben, sage immer wieder: „Oh Gott, oh mein Gott". Ich streiche vorsichtig mit den Fingerspitzen über den kleinen Rücken, die Hände. Es ist unfaßbar.

Kai guckt nach, was es ist: ein Mädchen – unsere kleine Nele. Sie guckt uns aus verquollenen Augen an.

Ich muß nochmal pressen, um die Plazenta rauszudrücken; es ist unangenehm! Ich will keine Schmerzen mehr haben! Alle tragen mich dann gemeinsam aufs Bett zum Nähen. Ich bekomme mehrere Spritzen in die gerissenen und geschnittenen Hautteile. Es ist unangenehm. Nele liegt auf meinem Bauch. Während Dr. Seebach mich näht, sitzt Frauke neben mir und hilft mir dabei, Nele an

Hausgeburt

die Brust zu kriegen; ein schönes Gefühl ist das. Ich merke jetzt, daß ich vom vielen Schreien ganz heiser bin.

Anschließend liegen und sitzen wir alle erschöpft auf Stühlen und Bett und essen Brötchen. Ich habe großen Hunger und esse viel. Dr. Seebach geht.

Frauke kümmert sich jetzt um Nele. Sie wird gemessen und gewogen (3600 g), sie ist gesund und sehr vital. Frauke und Kai bringen mich dann stützend zum Klo; ich kann nicht pinkeln. Mir wird plötzlich ganz komisch. Sie bringen mich zurück zum Bett; mir sausen die Ohren. Nach Beinehochhalten geht's besser. Nach einem weiteren vergeblichen Klogang Stunden später holt Frauke den Urin mit einem Katheter heraus. Ich blute stark: Wochenfluß. Die Naht tut doll weh. Gegen 18.30 Uhr fährt Frauke nach Hause.

Nele liegt neben mir im Bett; es ist irre. Sie ist so klein und süß. Ich schlafe diese Nacht kaum, streichele Nele viel.

Es war eine ganz tolle Geburt. Wir sind überzeugt davon, daß es nirgendwo sonst als bei uns zu Hause so schön und harmonisch werden konnte. Ich habe mich die ganze Zeit sicher und geborgen gefühlt, umgeben von Menschen die ich kenne und mag, in meinem eigenen Zimmer.

Ich habe diesen Bericht aus meiner Sicht geschrieben, was ich gesehen und gefühlt habe. Vieles, was sicher auch noch interessant und wichtig war, bleibt unerwähnt, weil ich es entweder nicht bewußt mitbekommen habe, wie z.B. die Abnabelung, oder einfach so selbstverständlich und natürlich in den Geburtsverlauf integriert war wie z.B. die Gespräche und Zärtlichkeiten zwischen Kai und mir.

Maren Dohse-Zeitnitz
(29 J., Landschaftsplanerin)

Anna-Lottas Geburt, 25. Juli l984

Christine Jahn war zum Zeitpunkt von Anna Lottas Geburt 35 Jahre alt, Sozialpädagogin und hatte in ihrer Ausbildung mit Spina Bifida-Kindern gearbeitet.

Frauke: Christine, was waren Deine Motive für eine Hausgeburt?

Christine: Ich vertraute der Schulmedizin nicht mehr so besonders. Alles was ich so von Freundinnen gehört hatte war so: erst hatten sie Wehen und wenn sie in die Klinik kamen, waren die Wehen weg. Ich war in meinem Leben nur einmal mit sieben Jahren im Krankenhaus; es war für mich immer eine schreckliche Vorstellung so mit dem Gefühl, wenn ich in die Klinik gehe, dann geht bei mir alles zu und nicht auf, da kommt nix raus. Ich hab mir vorgestellt, daß ich mich zu Hause sicherer und wohler fühlen würde. Und auch meinem Kind woll-

114

te ich das nicht zumuten, in eine unangenehme Situation hineingeboren zu werden, wo ich irgendwie gedrängelt oder gezwungen werde zu irgendwelchen Sachen, die ich nicht mag.

Frauke: Wenn ich mich erinnere an unser allererstes Vorgespräch, dann war das auch so, daß das für Dich von Anfang an klar war.

Christine: Ja, schon den ersten Arzt, zu dem ich gegangen bin, als ich wußte, daß ich schwanger bin, habe ich gefragt, ob er Hausgeburten betreut.

Frauke: Dann hast Du Dich ja schon vor der Schwangerschaft mit diesem Thema auseinandergesetzt?

Christine: Ja, meine Freundin hat ein halbes Jahr vorher ihr erstes Kind als ambulante Klinikgeburt bekommen; da wurde mir schon deutlich, daß das für sie so in Ordnung war, aber daß es für mich anders ist.

Frauke: Was ich noch erinnere ist, daß wir bei meinem Hausbesuch drei Wochen vor dem errechneten Termin nochmal ausführlich über Behinderungen gesprochen haben. Der Aufhänger war, daß Du zwar eine Ultraschalluntersuchung, aber keine Fruchtwasserpunktion hattest machen lassen. Du sagtest, einen Abbruch hast Du bereits hinter Dir, einen weiteren würdest Du nicht machen.

Christine: Das ist richtig. Für mich stand sofort, als ich wußte, ich bin schwanger, fest, dieses Kind will ich, ohne wenn und aber. Ich hatte eine Diskussion mit einem befreundeten Medizinstudenten über die Amnionzentese und ich sagte: „Ich will keine Fruchtwasseruntersuchung machen lassen, denn wenn ich ein behindertes Kind kriege, dann krieg ich eins." Ich hatte eher Angst vor den möglichen Gefahren der Untersuchung.

Frauke: Mir ist aufgefallen, daß Du Dich sehr bewußt mit dieser Thematik auseinandergesetzt hattest. Ich erinnere z.B., daß Du bei diesem Gespräch gesagt hast, Du hast einen finanziellen Hintergrund, Du müßtest nicht gleich arbeiten nach der Geburt.

Zur Geburt: Was sind so die wichtigsten Bilder in Deiner Erinnerung?

Christine: Ja, am Morgen bin ich aufgestanden und habe alle meine Mitbewohner in Aufruhr versetzt mit der Mitteilung: So, heute kommt das Kind, es will raus. Dann habe ich Brötchen geholt, wir haben gefrühstückt. Dann habe ich mit Dir telefoniert und Du hast gesagt, die Geburt habe angefangen, Du bist dann vorbeigekommen und hast mich untersucht und gesagt, es werde noch dauern, ich solle ruhig auf den Markt gehen, in Bewegung bleiben. Dann haben wir noch einen Film aus der Videothek geholt, es war ja so, daß ich mir gewünscht hatte, mit sehr vielen Leuten das Kind zu kriegen, das war sicher auch für Dich eine sehr ungewohnte Situation. Hast Du das später nochmal erlebt?

Frauke: Nicht in der Menge! Mit hüpfenden Kindern auf dem Bett während ich Herztöne hören will; daran mußte ich mich auch erstmal gewöhnen.

Hausgeburt

Christine: Es war eine unheimlich angenehme Atmosphäre. Ich hatte mir die Situation geschaffen, in der ich mich wohlfühle, auch die Mischung der Leute, die da waren.

Frauke: Du wußtest, von wem Du was bekommen konntest, es hing nicht alles an einer Person?

Christine: Ja, Ute konnte mir beim Hecheln helfen, das wußte ich schon vorher; oder, wenn ich über den Flur gegangen bin und mein Bruder und Utes Mann mich gestützt haben, das war toll.

Frauke: Ich hab das auch als sehr harmonisch empfunden. Nicht als zu voll oder im Weg.

Christine: Ute hatte von ihrer Geburt erzählt, daß ihr Mann bei der Geburt nachher fast umgekippt ist, weil er einfach nichts zu essen gekriegt hat und stand und stand und sie unterstützte und ihr half und dann hatten sie Walter angerufen und der kam dann und war dann auch dabei, und sowohl Ute als auch Gerrit erzählten hinterher, daß sie das als sehr entlastend empfunden haben, daß da noch einer war. Es waren ja auch nicht immer alle im Zimmer. Wobei, bei der Geburt nachher waren dann alle da, oder?

Frauke: Ja, das hast Du dann aber gar nicht mehr so wahrgenommen, nicht?

Christine: Das stimmt.

Ich war total gerührt bei der Geburt. Anna-Lotta fragt mich manchmal, ob ich bei der Geburt geweint habe. Ich weiß sehr wohl, daß ich unterwegs gesagt habe, es reicht jetzt, ich hab keinen Bock mehr, nochmal muß ich das nicht haben. Ich fand es schon recht heftig. Aber hinterher: Ich war glücklich, diese kleinen hilflosen Bündel rühren mein Herz an.

Und dann hast Du ja zu dem Arzt gesagt: „Ist das ein offener Rücken?", und da hab ich ja gehört...

Frauke: Hast Du das schon gehört?

Christine: Ich hab das gehört und damit war für mich alles klar, ich wußte, sie hat 'ne Spina bifida. Sie ist also behindert – und das hat mich überhaupt nicht geschockt.

Frauke: Ich weiß das noch ganz genau, ich hab mich – unsicher, wie ich war – dem Arzt zugewandt und gefragt: „Ist das 'n offener Rücken?", er saß ganz ruhig da und nickte und dann bat ich Ute um ein steriles Tuch aus meinem Koffer und hab dann zu Dir gesagt: „Stine, Deine Anna-Lotta ist da; aber sie ist nicht ganz gesund, da ist was am Rücken." Und da hast Du gesagt: „Spina Bifida." Diese Selbstverständlichkeit, mit der Du das gesagt hast. Und dann hast Du sie auf Deinen Bauch genommen.

Christine: Bevor Du mir das gesagt hast, hast Du ja Gerda, die mit Birte auf

Hausgeburt

dem Schoß da saß, rausgeschickt; Birte war ganz entsetzt, weil sie nicht verstanden hat, warum sie raus mußte. Und naja, wir haben dann auch gesagt, es wußte ja keiner, wie ich reagiere letztendlich.

Frauke: Darum ging es. Das sehe ich heute auch anders. So ist es für Birte doofer gewesen als wenn sie Dich schreiend, weinend oder sonstwie in Gefühlsausbrüchen erlebt hätte.

Wie hast Du die Zeit nach der Geburt empfunden, während wir auf den Neugeborenennotdienst gewartet haben?

Christine: Ich war sehr froh, daß ich sie so bei mir hatte. Ich hatte kein Zeitgefühl, ich habe nicht gedacht, es ist Druck, es ist Panik, ich war einfach froh, sie da zu haben. Die Trauer kam erst hinterher, als sie weg war, in einen Inkubator mußte; nun hab ich sie nicht in der Klinik gekriegt, damit sie die Medizintechnik nicht abkriegt und nun hat sie das volle Programm.

Aber auch für mich war ich froh, nicht in der Klinik zu sein. Meine Güte, wenn ich mir vorstelle, da irgendwo in dieser Nacht alleine in einem dunklen Zimmer zu liegen ... So hatte ich nach wie vor meine Lieben um mich, in der Nacht, am nächsten Tag, es waren immer Leute da, ansprechbar.

Frauke: Du hast am nächsten Tag mit meiner Schwester telefoniert..

Christine: Die hat gesagt: „Ich gratulier´ Dir trotzdem."

Frauke: Ne, das war Deine Schwester. Meiner Schwester hast Du von der Geburt erzählt und dabei sowas gesagt wie: „Da habe ich mich stundenlang gequält und dann nehmen die mir das Kind weg." Da sind mir die Tränen gekommen, bei der Geburt mußte ich ja funktionieren, da konnte ich nicht weinen.

Christine: Darunter hab ich gelitten, den nächsten Tag. Das war schlimm.

Frauke: Ich fand es sehr schön, daß am nächsten Tag, als ich wieder kam, sehr viele Leute noch da waren, die die Geburt miterlebt hatten, wir das gemeinsam nachklingen lassen konnten.

Hast Du das Gefühl, daß Du hinterher in den langen Monaten in der Kinderklinik anders behandelt worden bist als Hausgeburtenmutter?

Christine: Nö, eigentlich nicht. Ich hab zu den ganzen Ärzten und Schwestern ein sehr gutes Verhältnis gehabt. Ich bin total ernst genommen worden. Bei Operationen, die anstanden, haben Ärzte gemeinsam vor mir ihre unterschiedlichen Positionen diskutiert und mich an ihrer Entscheidung teilhaben lassen.

Frauke: Wie geht's Anna-Lotta heute?

Christine: Es geht ihr gut. In den ersten Monaten stand es ja öfters auf Messers Schneide, zwischen Leben und Tod. Da hatte sie eine Ventilkomplikation nach der anderen. Atempausen. Da hab ich um ihr Leben gekämpft, ganz intensive Erfahrungen gemacht, wo ich nicht wußte, ob sie einfach nicht mehr will, die

Entscheidung, sie immer wieder anzuschubsen, daß sie atmet. Diese harte Zeit hat uns weiter verbunden.

Seitdem sie dann kurz vor Weihnachten entlassen wurde, geht's uns gut. Anna-Lotta geht heute in eine Integrationsklasse. Sie hatte einige Operationen an den Füßen, jetzt hat sie ganz schöne Füße, auf die sie stolz ist. Sie läuft mit Schienen und Stützen. Für längere Strecken hat sie einen Rollstuhl und auch ein Rad mit Stützrädern.

Mit Blase und Darm geht's mal so, mal so. Sie trägt Windeln, manchmal kann sie den Darm kontrollieren, darum bemüht sie sich auch. Sie ist eine sehr ausgeglichene, sehr ausgleichende Persönlichkeit. Sehr aufgeschlossen. Sie hat eine ganz bestimmte, sehr direkte Art, den Menschen ins Herz zu schauen.

Hannahs Geburt am 28.10.91
– eine (unv)erhoffte Hausgeburt –

Freitagabend. „Was Ihr wollt". Theaterpause. Hanski und ich promenieren durch die Gänge. Stolz trage ich meinen Bauch mit Muckelchen. Mir fällt eine junge Programmverkäuferin mit einer dicken Schicht Make up im Gesicht auf. Unsere Blicke treffen sich, wir lächeln uns an und sie sagt einfach nur „Viel Glück" zu mir. „Danke". Noch heute bin ich tief berührt, wenn ich an diese Begegnung denke.

Ja, viel Glück hatten wir mit der Geburt unseres kleinen Muckelchens. Wir mußten uns auf eine ambulante Geburt im Krankenhaus einstimmen, weil wir kurzfristig keine Ärztin, keinen Arzt für eine Hausgeburt gefunden hatten. Der Strohhalm, an dem ich mich festhielt, war die Vorstellung, von Frauke, unserer Hebamme, zu Hause bis zu einer Muttermundsöffnung von 7 cm betreut zu werden. An der Hoffnung, ein stand by-, ein Last minute Hausgeburtenticket zu ergattern, durfte ich mich nicht festhalten. Öffne Dich für die Klinik! Nimm die Situation an. Warum auch immer, es soll keine Hausgeburt sein...

Samstagnacht tapere ich – zum wievielten Mal – im Dunkeln zum Klo. Plötzlich bin ich hellwach. Was ist hier so glitschig? Ich mache Licht, versuche, die Spuren auf dem Klopapier zu identifizieren. Der Schleimpfropf muß sich gelöst haben! Ich freue mich. Ja, jetzt bin ich bereit, ruhe wieder in mir. Diverse Vorbereitungen konnten mir keinen ausreichenden Halt geben. Über's Putzen, Packen, Waschen, Einkaufen, Damm massieren, erschöpft ins Bett fallen, haben wir uns verloren. Wir hatten uns keine Zeit zum Kuscheln, Schmusen, Beieinandersein gegeben. Erst, als ich das kapiert hatte, konnte ich wieder in Kontakt kommen.

Der nächste Klogang zeigt Blutspuren. Ich kann Hanski, der aufgewacht ist, davon überzeugen, daß kein Anlaß zu einer schlaflosen Nacht besteht. Schnarch. Sekundenschnelle Reaktion.

Hausgeburt

Am Sonntagmorgen klingelt ständig das Telefon. Es liegt wohl was in der Luft! Wir verraten nichts, erfreuen uns königlich an unserem kleinen Geheimnis.

Ich habe Hunger; weiß nicht, ob ich etwas anderes als Tee, Traubenzucker, Honig, Joghurt zu mir nehmen darf. Ich denke, die Klinik verlangt einen leeren Magen. In einem Bericht über eine Hausgeburt lese ich, daß die Frau vier Teller Gemüsesuppe aß, nachdem der Schleimpfropf abgegangen war! Ich bin beeindruckt. Neid. Wir haben nur noch einen Rest Tomatensuppe. Immerhin.

Am Sonntagabend ruft Hanski Frauke an. Die Frage nach dem Essen interessiert mich im Moment mehr, als alles andere. Frauke ist nicht da. Nun gut, lekker, lecker Traubenzucker...

Nachts um 1.00 Uhr zieht's im Bauch. Alle zehn Minuten Wehen. Ich mag nicht liegen, probiere aus, in welchen Stellungen ich am besten mitatmen kann. Hanski wecke ich nicht, will mich selbst in die Situation einfinden, nur auf mich konzentriert, ohne Ablenkung. Allein mit Muckelchen.

Nach zwei Stunden wacht Hanski von meinen vom Schüttelfrost aufeinanderschlagenden Zähnen auf, wärmt mich liebevoll. Ich fühle mich geborgen bei ihm, bin selbst das kleine Muckelchen....

Hanski frühstückt nachts um 4.00 Uhr. Ich sitze auf dem Pezziball mit Muckelchen und den Wehen, lande schließlich mit Gebärmuttertee, Joghurt, Traubenzucker und Honig im Schaukelstuhl. Ab und an eine Dröhnung Caulophyllum oder zwei Notfalltropfen pur. Über Hauffs Märchen nicke ich immer wieder ein, dem Tag entgegen.

Um 8.00 Uhr rufe ich Frauke an, um abzuklären, wie wir mich in ihren Tagesablauf integrieren können. Und dann ist da ja auch noch die Sache mit dem Essen... Wie unangenehm. Ich reiße Frauke aus dem Schlaf. Der Versuch, sie wenigstens zum Weiterschlafen zu überreden, mißlingt. Wir verabreden uns für eine Stunde später zur normalen „Geschäftszeit". Ich bin geknickt, fühle mich unsensibel. Die Wehen bleiben weg. Gleichzeitig bin ich froh, Frauke überhaupt erreicht zu haben. Ohne sie würden wir bestimmt aus Unsicherheit viel zu früh ins Krankenhaus fahren.

Zweiter Versuch um 9.15 Uhr. Ich erzähle Frauke, daß die Geburt wohl begonnen habe. Sie kommt sofort zu uns rüber. Ich bin baff erstaunt, daß der Muttermund schon 4 cm geöffnet ist. Bisher ist alles locker und ohne viel Anstrengung gelaufen. Dann die sehr interessante Frage:

Hast Du schon gefrühstückt?

Was darf ich denn essen?

Alles, was Du willst. Wieso?

Ich dachte, der Magen müßte leer sein.

Das ist bei Hausgeburten anders.

119

Hausgeburt

Hä?

Was war das? Wir haben doch eine Klinikgeburt. Wir fahren so spät wie mög-lich los. Aber daran will ich jetzt nicht denken.[*]

Frühstücken, ja. Aber wieso diese Eile? Wir haben doch so viel Zeit... Oder doch nicht? Frauke ist in Action, holt ihren Hebammenkoffer und das CTG, sagt einen Termin ab und versucht Katja, die ab heute bei ihr hospitiert, zu errei-chen.

Ob die beiden die ganze Zeit über hierbleiben wollen? Kaum noch Wehen. So, wie ich mich auf Hanski einstellen wollte, geht es mir mit Frauke und Katja auch. Ich brauche Zeit dazu.

Muckels Herz arbeitet streßfrei. Der Kopf ist nicht verformt. Wir arbeiten gut zusammen, haben uns aufeinander eingespielt in den letzten 39 Wochen. Mein Kreislauf ist okay, der Muttermund butterweich und entspannt.

Die Aussicht auf einen Spaziergang bringt meine Wehen wieder in Wallung. Wir sollen uns nicht so weit von der Wohnung entfernen, nur kleine Runden drehen. Ich möchte unbedingt Blumen besorgen. Zwischen all den geschäftigen Leu-ten auf dem Winterhuder Marktplatz atme ich mit den Wehen, singe Ah's unter den Kragen meiner Jacke, Arm in Arm mit Hanski. Komm, jetzt gehen wir noch in den Stadtpark, auf den Waldspielplatz, Kinder gucken! Es ist ein wunder-schöner Herbsttag. Die Sonne scheint, es riecht nach feuchter, satter Erde. Ich verstecke meine Ah's nicht länger unter dem Kragen. Auf dem Spielplatz ist kein Kind zusehen. Es ist halt Mittagessenszeit. Auch wir drei gehen nach Hau-se.

Frauke untersucht mich gleich wieder. Der Muttermund ist jetzt 5 cm geöffnet. Hanski und ich können den Kopf des Kindes mit der Fruchtblase davor erta-sten. Frauke meint, wir sollten uns auf den Weg in die Paracelsusklinik machen. Ich wehre ab.

Wieso jetzt schon? So früh!

Entweder ihr fahrt jetzt los oder ihr bleibt hier.

Hä?

Du willst nicht weg?

Natürlich nicht. Das weißt Du doch! Aber ich habe ja keine Alternative!

Warte, mal sehen...

Frauke telefoniert. Kann das wahr sein? Frauke will einen Arzt zu einer Hausge-burt mit uns bewegen. Wir warten auf den Rückruf. Nichts tut sich. Frauke kriecht fast ins Telefon. Ich nehme wieder meine Runden durch die Wohnung auf. Nichts

---

* Im späteren Gespräch darüber stellte sich heraus, daß Frauke nur gesagt hatte, solange Du zu Hause bist, kannst Du essen, was Du willst.

Hausgeburt

tut sich. Die Zeit vergeht, die Spannung wächst. Das Telefon spinnt manchmal. Vielleicht hat er schon versucht, zurückzurufen. Nein, in der Praxis ist so viel zu tun. Ja, er ruft bestimmt gleich zurück... Nichts tut sich. Hanski macht den Vorschlag, Spiegeleier zu braten. Ein gefundenes Fressen für Frauke. Sie macht sich mit einem verächtlichen „Bäh" ein wenig Luft.

Ich wandle durch die Zimmer, genieße die Wärme, die Elke mir schickt und bin froh, zu Hause zu sein.

Nach zwei Stunden werden die Wehen plötzlich stärker; für mich ein Anzeichen dafür, daß wir hierbleiben können. Und tatsächlich, wenig später die ersehnte Zusage – ab 19.00 Uhr. Darauf können wir uns gut einlassen, selbst mit der Aussicht, bei Komplikationen mit der Feuerwehr ins Barmbeker Krankenhaus zu sausen oder das Kind ohne die Anwesenheit des Arztes zu bekommen. Juchu! Frauke, Katja und Hanski wirbeln durch die Wohnung, beziehen Kissen, türmen Handtücher, bauen ein Steißkissen und bereiten den Gebärhocker vor. Ich versuche, mich rauszuhalten und Muckelchen schläft erstmal 'ne Runde. Die Geburt bringt mir richtig Spaß. Kündigt sich eine Wehe an, rufe ich nach Hanski, um mich in seine Arme zu hängen.

Aber langsam! Komm nicht auf mich zugestürmt, sonst zieht sich die Wehe zurück.

Es ist schon witzig. Hanski muß einen halben Meter vor mir zum Stehen kommen, so daß ich auf ihn zugehen und mich aktiv in seine Arme sinken lassen kann.

Irgendwann schlägt Frauke vor, die Fruchtblase zu öffnen, sie behindere den Fortgang der Geburt. Nun denn, wenn's sein muß. Das hilft. Die Wehen ziehen in den Boden. Ich hinterher; will sie einholen. Sie tun mir gut, sie erden mich. Ein befriedigendes Gefühl. Frauke meint, ich könne probieren, die Wehen im Liegen in linker und rechter Seitenlage zu verarbeiten, damit sich der Kopf noch weiter senken kann. Liegen?! Na gut, ich lasse mich drauf ein. Hanski und Katja unterstützen mich, halten meinen Rücken und meine Füße. Frauke ruft in der Praxis an. Ich friere, will eine Decke, die Heizung soll höher gedreht werden.

Ihr sollt mich nicht reiben! Bewegungen von außen lenken mich ab. Aber wegen Langsamkeit muß ich doch nicht ins Krankenhaus?! Ich weiß selbst, daß es Quatsch ist, ich arbeite genau richtig, aber ich will von Frauke die Versicherung, daß ich nicht so langsam bin, um die Geburt in der Klinik fortsetzen zu müssen. Plötzlich eine Wärmflasche im Kreuz. Wie angenehm! Die Wehen kommen gut. Ich schwinge mit. Ja... Jaa. Mein Muckelchen... Afrika. Die Wehen ziehen mich nach Afrika! Wieso Afrika? Ich kenne es nicht, war noch nicht dort. Ja! Ich komme mit euch. Muckels Kopf drängt nach unten. Ich will noch nicht drücken und widerstehe dem Bedürfnis danach, atme in die Brust. Es ist noch zu früh. Einmal hecheln. Zieht mich aus! Ich befürchte, das Kind fällt mir in die Hose.

Hausgeburt

Aber die Socken brauche ich. Zieht sie mir wieder an! Sie müssen glatt sitzen, ohne Falten, sonst fühl' ich mich abgelenkt.

Die anderen kommentieren meine Wünsche, amüsieren sich und streifen mir die sechs Socken wie gewünscht über.

Dann wechsle ich über auf den Gebärhocker. Hanski sitzt hinter mir auf einem kleinen Holzvorsprung, der schon beim Probesitzen leicht einkrachte, und hält mich. Ich möchte das Kind mit herausheben! Die erste Wehe fällt mir in den Rücken. Eindeutig die falsche Richtung. Ich spüre mein Hohlkreuz, rutsche auf dem Stuhl hin und her, um eine günstige Position zu finden, meckere über die Härte des Stuhls, will mich nicht mit Fraukes Trost, der nächste Hocker werde besser, abspeisen lassen. Sie gibt mir den Tip, keine Töne mehr herauszulassen, stattdessen mit angehaltener Luft zu pressen. Endlich bekomme ich das Gefühl für die Richtung, da klingelt es! Nein, jetzt will ich nicht gestört werden! Der Arzt ist gekommen. Was will der denn noch hier? Sei ruhig, sag' das bloß nicht, wenn er hier im Zimmer ist. Hat er doch extra noch seine Verabredung verschoben! Wir begrüßen ihn kurz, er hockt sich auf den Fußboden mit Blickkontakt zu Frauke und wartet still. Das gefällt mir.

Muckels Kopf rutscht nicht mehr zurück. Ich ertaste ihn mit der Hand. Es geht weiter! Ich fühle nur den Beginn einer Wehe und presse los, bis mir die Luft ausgeht. Der starke Druck des Kopfes hilft mir. Jetzt bin ich mir sicher, wohin ich pressen muß. Ich mach' mich weit. Weit... weit... Muckelchen komm raus! Ja, weit... Frauke schützt meinen Damm und dirigiert mich im Tempo. Der Kopf ist geboren! Frauke zieht die Schultern heraus. So, jetzt hol' Dir Dein Kind! Ich bin überrascht, weil alles so schnell ging, greife nach dem kleinen Bündel zwischen meinen Beinen, ziehe es aus mir heraus und lege mir den kleinen Menschen auf den Bauch! Die anderen legen warme Tücher über ihn. Muckelchen guckt, ruht sich wohl einen Moment lang aus und fängt dann an zu weinen. Ich wiege es langsam und vorsichtig in meinen Armen. Es ist alles gut, Du bist jetzt hier bei uns... Muckelchen... Du... Hallo Muckelchen....

Hanski und ich fühlen die pulsierende Nabelschnur. Frauke drückt mir eine Schere in die Hand. Ich möchte, daß Hanski und ich die Nabelschnur gemeinsam durchschneiden, erzähle Muckel etwas von unserer ersten Trennung.

Nach einem kurzen Pressen löst sich die Plazenta.

Jetzt tritt der Arzt merkbar in Aktion. Er möchte mich nähen. Es stellt sich jedoch zum Glück heraus, daß es gar nicht nötig ist, weil ich lediglich drei kleine Schürfwunden habe. Er hört die Lunge des Kindes ab.

Das Geschlecht kann ich Euch jetzt gar nicht sagen. Macht nichts, Euch kenne ich ja auch nicht. Dann werd' ich jetzt mal gehen...

Was für ein Power-Baby. Sowie der Kopf geboren war, hat es geatmet und Töne von sich gegeben. Kaum war der Po draußen, schoß die erste Ladung Mekoni-

Hausgeburt

um hinterher und jetzt möchte es sofort an meiner Brust saugen! Frauke hilft mir, Muckelchen anzulegen. Es hält meinen Finger fest und nuckelt. Ich kann es kaum glauben. Von eben auf jetzt ist alles anders. Das Kind ist nicht mehr in meinem Bauch, auf einmal liegt es oben drauf. Jemand lüftet die Tücher und somit das Geheimnis: Muckelchen ist ein Mädchen. Hanski und ich freuen uns sehr darüber. Ich frage es, ob es Hannah heißen möchte – es quiekt! Wie ich finde, sehr wohlwollend! Hallo Hannah...

Und dann die Datenpflege. Hannah wird gemessen, Stück für Stück, in einem Tuch gewogen, es ist alles an ihr dran.

Ich möchte die Plazenta sehen. Seit Wochen rede ich davon, daß sie auf keinen Fall weggeworfen oder zu Kosmetik verarbeitet werden soll. Welch ein saftiges Rot! Frauke erklärt mir, wie sie gelegen hat. Ich möchte einen schönen Platz für sie finden.

So langsam lassen wir den Abend ausklingen. Wir klönen noch ein wenig, machen noch ein paar Photos, Frauke begleitet mich zum Klo und versucht, mir die Notwendigkeit der Bettruhe einzuschärfen. Dann packt sie ihre sieben Sachen zusammen.

Frauke, komm doch noch mal her, ich möchte Dich so gern in' Arm nehmen. Danke, ich bin so froh, daß wir zu Hause bleiben konnten!...

Frauke fragt, ob es in Ordnung sei, wenn sie noch unten bei Linde reinschauen und ihr alles brühwarm erzählen würde? Klar!

Hoffentlich kannst Du dann so richtig abschlaffen.... Es ist ganz schön spät geworden. Hannah liegt auf Hanskis Bauch und schläft. Sie hat die Hände eng an die Ohren gedrückt; vielleicht kann sie es auch noch gar nicht so richtig fassen, daß sie nicht mehr in meinem Bauch ist – genau wie wir. Ich rufe kurz bei Elke an. Sie erzählt, sie habe Hannah und mich den ganzen Tag in Harmonie miteinander erlebt und dachte, wir würden uns so langsam auf die Geburt vorbereiten. Und dabei ist Muckel schon da! Ich erzähle ihr und Selma auch alles brühwarm, die beiden sind ganz gerührt. Wie sagte Elke vor einigen Wochen: Wenn es für Dich stimmt, wird sich eine Hausgeburt ergeben...

Ich stehe kurz allein auf, das klappt schon gut. Mit einer Naht würde ich mich sicherlich nicht so fit fühlen. In meinem Zimmer liegt eine wundersame, friedliche Stimmung. Ich fühle mich ganz dankbar. Hanski ist auch eingeschlafen. Ich habe mich eingekuschelt und kann mich kaum an meinen beiden Liebsten sattsehen. Irgendwann fallen mir auch die Augen zu...

Heidi Hermann
(36 J., Buchhändlerin)

123

Hausgeburt

Schlechte Herztöne in der Austreibungsphase

Lenes Geburt, 18.8.86

Liebe Lene, eine Woche bist Du nun alt – und ich kann mir kaum noch vorstellen, wie unser Leben vorher war. Dabei hatte ich in den ersten Monaten unserer Schwangerschaft nicht das Gefühl, daß ich noch ein Kind so lieben kann wie Hannes. Ich glaube, mein Herz ist ein Stück größer geworden.

Du hast auch allerhand dazu beigetragen – ich habe schon sehr lange das Gefühl, daß Du genau weißt, was Du willst. Das erste, was ich von Dir gespürt habe, war, daß Du Dich gestreckt hast, in Abwehr gegen das laute Geräusch, als ich eines Morgens im Februar den Wasserhahn aufdrehte. Dann am Ende meiner mündlichen Prüfung: Trommeln im Bauch – aufhören! Schluß jetzt mit Prüfung!

Irgendwie bist Du doch schon lange bei uns. Und ich hatte auch so stark das Gefühl, daß Du ein Mädchen bist, daß ich schon ein etwas schlechtes Gewissen hatte. Vielleicht haben wir uns so doll eins gewünscht?

Jedenfalls wußte ich, daß Du bei uns leben würdest. Deshalb haben mich deine schlechten Herztöne auch überhaupt nicht beunruhigt. Ich hatte von Dir einen starken, kräftigen Eindruck. Nun aber zu Deiner Geburt:

Nachdem ich schon vor Wochen öfter mal ein paar Wehen hatte, dachte ich am Sonntag abend um 20.40 Uhr, als ich ein leises Ziehen bemerkte: nur nicht nervös werden, Linde. Ich wünschte mir sehr, daß die Warterei ein Ende haben würde – ich konnte mich auf nichts anderes als auf Dich und die bevorstehende Geburt konzentrieren; hatte auch seit Freitag keine Rücksicht mehr auf meinen schwangeren Zustand genommen. Als Krönung hatte ich am Sonntag die Maisstrohmatten aus der Küche rausgeschmissen und dann voller Wut den fettigen Dreck der letzten anderthalb Jahre vom Küchenfußboden, Waschmaschine usw. geschrubbt. So fürchtete ich nun bei der ersten tatsächlichen Geburtswehe, daß sie nur meinem Wunsch nach Geburt entsprang. Als ich dann bei den nächsten Wehen, die alle zehn Minuten kamen, merkte, daß Du Dich nun tatsächlich auf den Weg machen würdest, überkam mich eine freudige Erregung. Um 21.30 Uhr mußte ich mich zum ersten Mal hinhocken und atmen, um die Wehe gut meistern zu können. Ich sagte Thomas, daß es diesmal wohl Ernst werden könnte. Ab 21.55 Uhr kamen die Wehen alle fünf Minuten. Wir waren ganz ruhig und räumten noch ein bißchen in der Wohnung rum und legten die „Geburtsutensilien" zurecht. Um 22.30 Uhr rief ich Frauke an. Die Wehen waren zwar überhaupt nicht unangenehm und ich dachte, daß es noch lange nicht Zeit wäre für sie zu kommen, aber ich wollte sie schon mal vorwarnen, bevor sie ins Bett ging (Später stellte sich heraus, daß sie – genau wie wir – schon im Bett gelegen und „Tatort" gesehen hatte). Sie sagte, sie wolle lieber schon mal gucken und dann einen Tee trinken.

Hausgeburt

Um 22.45 Uhr kam Frauke mit ihren großen Koffern und machte sich im Geburtszimmer „breit". Sie untersuchte mich – Muttermund 5 cm! und machte ein CTG. Dann ging ich etwas in der Wohnung herum, ich hatte so einen Bewegungsdrang. Ich fühlte mich ziemlich stark und hatte keine Angst mehr, daß ich das alles nicht schaffen könnte (dies Gefühl war bei Hannes' Geburt so schlimm gewesen und davor hatte ich große Angst gehabt.) Ich hatte auch nicht das Bedürfnis, mich bei Thomas anzulehnen oder festzuhalten während der Wehen. Als Sabine kam, bin ich mit ihr in den Garten gegangen. Ich dachte, daß ich ihr am ehesten erklären könnte, wie ich mich gerade fühle und was ich denke, wie es für uns vier weitergehen würde (mit zwei Kindern zurechtkommen, wie findet Hannes das Baby). Außerdem bekam ich mit den Wehen langsam ein Gefühl des Ausgeliefertseins. Ich dachte: jetzt läuft die Geburt, die Wehen werden nun immer stärker werden, du kannst nichts mehr tun, du sitzt wie in einer Lawine, die unweigerlich zu Tal stürzt und mußt alles aushalten, was kommt. Ich glaube, auch dies konnte nur Sabine nachfühlen, weil sie es selbst erlebt hat. Jedenfalls war die Zeit im Garten ruhig und sehr entspannt.

Die Wehen ließen sich im Hocken, Rücken an Rücken gelehnt, mit ganz langsamem Ausatmen noch gut aushalten, auch wenn sie am Schluß schon von einem anderen Schlag waren als am Anfang der Geburt.

Ich hatte dann große Lust, zu baden, dachte, das warme Wasser hilft mir, mich zu entspannen. Thomas hatte den Boiler auch schon auf heiß gestellt und ließ nun Badewasser ein. Die Wehen kamen nun recht schnell aufeinander, und ich mußte auch noch meine Füße waschen, so daß es einige Zeit dauerte, bis ich überhaupt in der Wanne saß. Kurze Zeit später hörte ich ein lautes „Plopp" und dachte, aha, die Fruchtblase ist geplatzt. Komischerweise hatten die anderen nichts gehört. (Wahrscheinlich war es gar nicht so laut, und ich habe es mehr gefühlt als gehört.) Dann lief das klare Fruchtwasser unsichtbar ins Badewasser. Frauke zog den Stöpsel und sagte, dann steigst Du jetzt auch aus. Ich hatte nun bei den Wehen das Bedürfnis, mich nach vorn zu beugen und aufzustützen. Abtrocknen, aussteigen, zum Bett gehen – ich hatte nun keine Lust mehr, es war ca. 0.10 Uhr, ich war müde und fand, daß eigentlich Schlafenszeit ist. Ich hoffte, daß nun bald alles geschafft wäre und bat Frauke, mal zu gukken. 7-8 cm – ach erst, dann kommt das Schlimmste ja noch – ich hatte überhaupt keine Lust mehr auf Anstrengung und Schmerzen, außerdem ist mir kotzübel – kann es nicht etwas schneller gehen? Die anderen bauen in der Ecke vom Bett aus allen vorhandenen Kissen einen Berg, auf den ich mich im Vierfüßlerstand aufstützen kann. Und dann kommt der Orkan. Ich denke, jetzt muß ich kotzen, aber es ist egal, es drückt total, ich presse in den Kopf, bevor mir klar wird, daß Du nach unten drückst! Ich gehe mit dem Po ganz nach vorn und denke dabei, das ist verkehrt, aber es ist mir egal, es tut wahnsinnig weh. Mir ist plötzlich klar, daß es ja gar nicht klappen kann, der dicke Kopf von so einem Baby paßt doch niemals durch meine Scheide!

Hausgeburt

Da sagt Frauke: „Fühl mal!", und tatsächlich! Ich kann mit dem Finger schon Deine Haare fühlen! Ich begreif' es kaum, könnte jetzt schon heulen vor Rührung. Irgendwie muß ich in dieser Stellung noch ein paar Wehen gehabt haben, aber daran erinnere ich mich nicht mehr.

Frauke sagt, dreh' Dich mal um und setz' Dich bei Thomas auf die Beine. Ich merke, wie die nächste Wehe kommt, sage „schnell, schnell", Thomas beeilt sich auch. Dann höre ich ein viel zu langsames Bummern von Deinem Herzen. Ich denke, armes Baby, solche Anstrengung, und weiß, nun wird Frauke mich zum Pressen antreiben, d.h. Pressen nach Ansage, sie wird sicher einen Dammschnitt machen, denn das Kind muß schnell raus. Und ich wußte, daß ich Dich wohl nicht direkt auf den Bauch bekommen würde. Das war mir trotz des Nebels, in dem ich mich befand, irgendwie klar, und das war völlig in Ordnung. Ich hatte auch keine Angst. Ich wußte, gleich bist Du da und dann ist alles wieder gut. Ich kann mich nicht daran erinnern, daß ich Deinen Kopf gesehen und irgendetwas gesagt habe. Deswegen war es auch sicher richtig von Frauke, Dich gleich ganz rausdrücken zu lassen und anzugucken. – Du lagst erstmal kurz auf dem Laken, mit knallrotem Kopf und Frauke hat Dich mit Sauerstoff angepüstert. Das fandest Du wohl doof, jedenfalls hast Du ganz schön kräftig geschrien und bist dann auch gleich auf meinen Bauch gekommen. Du hast große, wenn auch verquollene, Augen gemacht und meinen knallroten Pullover bestaunt. Du suchst etwas halbherzig nach der Brust und wir beide probieren ein bißchen herum, bevor Du zum ersten Mal nuckelst. Tolles Gefühl!

Linde Kohl-Jürgens
(30 J., Juristin)

Dieselbe Geburt aus der Sicht der Hebamme

Liebe Lene!

Gerade habe ich den Wochenbettbesuch an Deinem vierten Lebenstag gemacht: Dein Nabelschnurrest ist schon abgefallen; die Muttermilch kommt wieder unten rausgeknattert; die Gelbsucht beschränkt sich auf Deine Nase.

Du tust so, als ob das der Alltag wäre, schon lange so und ganz selbstverständlich. Dabei war doch gerade erst vor einer Woche der „errechnete Termin". Und Du hast Dir ja noch etwas Zeit gelassen: ich saß hier an meinem Schreibtisch, als mich Linde Sonntagabend um halb elf anrief und fragte, ob ich für die Nacht schon etwas vorhabe...

Sie war sich noch etwas unschlüssig, ob ich schon kommen solle. Da ich aber „meine" Frauen beim zweiten Kind kenne, wollte ich gern gleich gucken kommen, damit wir in Ruhe alles vorbereiten können.

126

Hausgeburt

Kurz vor elf bin ich da; Linde geht's gut, wir freuen uns alle auf Dich. Deine Herztöne sind prima, Dein Kopf schon fest im Becken, der Muttermund bereits 5 cm auf! Deine Mutter macht das toll.

Wir bereiten flugs das Bett und alles drumherum vor, das bringt etwas Unruhe, aber wer weiß, wie eilig Du es hast?!

Als Sabine kommt, haben wir alles vorbereitet, Ruhe kehrt ein. Linde und Sabine spazieren durch den Garten, ich freue mich, daß ich gelassen im Schaukelstuhl sitzen kann – nur ab und zu die Herztöne abhören. Alles okay. Es ist Eure Geburt, ich bin nur für Notfälle da.

Linde kommt wieder rein und setzt sich etwas müde aufs Bett, sie ist mit sich unzufrieden! Sie vergleicht mit Hannes' Geburt und kapiert dabei nicht, daß hier alles noch entspannter, harmonischer – also auch schneller läuft. Dieses Leistungsdenken!

Und ich bin ganz ruhig und zufrieden, stolz, daß ich das miterleben darf. Linde möchte in die Badewanne, Thomas läßt Wasser ein. Ich denke: „Gut, wir haben schon öfter den Hahn wieder abgedreht und stattdessen das Kind bekommen."

In der Wärme des Wassers werden die Wehen schnell stärker, Linde atmet ganz ruhig und langsam, Deine Herztöne sind prima. Plötzlich, in einer Wehe, guckt Linde ganz erstaunt zwischen ihre Beine, die Fruchtblase ist geplatzt. Linde braucht drei, vier Wehen, um aus der Wanne zu kommen, sich abzutrocknen, langsam ins warme Schlafzimmer zu gehen. Sie legt sich aufs Bett, die Wehen sind stark. Es ist viertel nach Zwölf, Linde möchte wissen, wie weit es ist: 7-8 cm, ein breiter Saum vorn. Linde weiß sich nicht recht zu halten, ich schlage ihr den Vierfüßler vor, so geht der Saum gut weg. Deine Herztöne sind gut, Du drängst jetzt mit Macht nach unten. Ich denke: „Wenn die Ärztin rechtzeitig kommen soll, müßte ich sie jetzt rufen." Aber wir haben gemeinsam beschlossen, sie spät zu rufen, damit die Atmosphäre nicht leidet. Und Sabine (auch Hebamme) wird mir gut helfen, wenn es nötig ist. Ich erwarte eine ganz ruhige Geburt, daß Du ganz langsam und ohne Dammschnitt geboren wirst, Linde macht es so gut...

Im Moment drücken Dich die Wehen so kräftig nach unten, daß Linde sich im Vierfüßler kaum noch halten kann. Ich frage sie, ob sie sich lieber in Thomas' Schoß setzen will; sie will – oder waren die Herztöne schon schlechter? Ich weiß es nicht mehr genau... Einen Moment vorher habe ich Susanne gesagt, daß sie die Ärztin rufen solle.

Linde sitzt in Thomas' Schoß, die Fahrt abwärts durchs Becken und die Scheide ist Dir wohl zu schnell gegangen, Dein Herz schlägt ca. 70 x in der Minute und erholt sich auch in der Wehenpause nicht. Sabine will vor Schreck Deine Herztöne gar nicht mehr abhören, ich muß aber wissen, wie schlecht sie sind, um die richtigen Entscheidungen zu treffen.

127

Hausgeburt

Ganz viele Gedanken flitzen durch meinen Kopf: „Wenn das Kind schnell raus-kommt, ist es gut; was ist, wenn es nicht schnell geht; wenn die Herztöne noch schlechter werden, wenn Dein Herz aufhört, wenn Du stirbst..." Ich habe Angst um Dich – um mich. Nun müssen wir also Tempo machen, richtig drücken, Dammschnitt. Und ich wollte mit einem guten Dammschutz glänzen, ganz ru-hig Dich kommen lassen – plötzlich wird nochmal deutlich, was wirklich wichtig ist: daß Du gesund in dieses Leben trittst, keine Eitelkeiten.

Du bewegst Dich zwischen zwei Welten.

Es tut mir leid, daß ich Deine Mutter, die so mit den Gewalten kämpft, nun auch noch fordern muß; verlangen, genau das zu tun, von dem ich glaube, daß es Dich schneller rausbringt, nicht das, was sie spontan tut.

Sie macht es ganz, ganz toll. 2, 3 Wehen, Pressen, zwischendurch banges Warten, zum Glück kommt die nächste Wehe schon, Schnitt, Dein Kopf kommt, Deine Eltern rufen gleichzeitig, ich empfinde das als sehr harmonisch, verbun-den – kann aber nicht darauf eingehen, sondern hole Dich schnell ganz raus und lege Dich erst mal aufs Laken.

Dein Kopf ist recht dunkel, das Blut ist bei dieser Blitzgeburt in Deinen schönen runden Kopf geschossen. Du bist ganz ruhig, weißt noch nicht, ob Du gelandet bist. Ich sauge Dir ein bißchen Schleim aus Mund und Nase, da öffnest Du die Augen und den Mund zu einem stummen Schrei. Ich gebe Dir 4, 5 Stöße Sau-erstoff als Starthilfe, Du schreist, ich fühle mit den Fingern Dein Herz, es schlägt schnell, Du darfst zu Linde auf den Bauch. Ja Kind, wenn Du sagen könntest, wie Du diese ca. 20 Sekunden empfunden hast; habe ich Dir geholfen, habe ich Dich gequält?

Deine Eltern haben geduldig diesen langen Augenblick gewartet; manchmal frage ich mich, womit ich dieses Vertrauen verdient habe, ob ich ihm auch gerecht werde.

Du erholst Dich gut – warum wollen wir es immer wieder nicht glauben, wie stark ihr seid, wie sehr ihr leben wollt?

Asphyktisches Kind

Es war der 8. Januar '93, als mich Frauke abends um ca. viertel vor zehn anrief, daß Heike Wehen hätte und ich zur Geburt kommen sollte. Seit vier Monaten arbeiteten wir zusammen und dies sollte nun die 2. Hausgeburt werden, bei der ich hospitiere.

Ich lebte schon seit Tagen in einer leichten Anspannung, wartete gewisserma-ßen auf diesen Anruf, denn Heike war sechs Tage über ET und auch Sabine erwartete in den nächsten Tagen ihr Kind. Ich hatte Heike, Ecki und ihre drei Kinder bei einem Vorgespräch mit Frauke in der Schwangerschaft kurz ken-

Hausgeburt

nengelernt und den Eindruck einer großen, lustigen und sicher auch anstrengenden Familie gewonnen. Heike arbeitet als selbständige Therapeutin und hatte zusammen mit Ecki ein Haus mit großem Garten und drei Kinder zu versorgen. Frauke hatte sie schon im Verlauf der Schwangerschaft auf die Notwendigkeit von Ruhe und Schonung hingewiesen, da ihr Blutdruck erhöht war.

Als ich um halb elf bei ihnen ankam, schrieb Frauke gerade ein CTG. Heike hatte sich eine Matratze in ihr Arbeitszimmer im Keller gelegt und wollte diesen Raum als Rückzugsmöglichkeit für sich nutzen. Das Baby sollte im sehr kleinen Schlafzimmer im Erdgeschoß geboren werden. Ich sagte kurz Hallo, wurde mit Tee versorgt und setzte mich in den Nebenraum. Nach einer Weile kam Frauke zu mir: das CTG war in Ordnung; Heikes MM war 5 cm geöffnet, aber ihre Wehen sehr unregelmäßig und wieder schwächer geworden. Frauke hatte oben alles für die Geburt vorbereitet und dort wollte Heike mit Ecki allein sein. Nach etwa 20 Minuten kam Ecki und sagte, daß die Wehen jetzt wieder stärker seien und Heike wolle, daß Frauke kommt. Wir gingen nach oben, Frauke zu Heike und ich in die Küche, um in Reichweite zu sein. Eine Viertelstunde später kam Frauke wieder, telefonierte, um Conny, den betreuenden Arzt zur Geburt zu rufen und sagte zu mir, ich könne ruhig mit ins Schlafzimmer kommen. Heikes MM war jetzt 6-7 cm geöffnet, die Wehen immer noch unregelmäßig, aber stärker. Ihr Blutdruck war 140/95.

Ich setzte mich in eine Ecke aufs Bett. Heike stand, den Oberkörper nach vorne gebeugt vor einer Wickelkommode. Frauke saß neben ihr und hörte nach jeder zweiten Wehe die Herztöne mit ihrem Sonicaid ab.

Nach etwa 20 Minuten, so gegen Mitternacht kam Conny, wusch sich nach kurzer Begrüßung die Hände und setzte sich ruhig an die Tür. Frauke hörte nach der nächsten Wehe wieder nach den HT und plötzlich waren sie nicht mehr wie bisher in einer Schnelligkeit von etwa 120-130 bpm zu hören, sondern als langsames Pock—Pock, was bei etwa 70-80 bpm liegen mochte.

Frauke schaute zu Conny und sagte, daß bisher alles o.k. gewesen sei. Er fragte nach dem CTG und ich lief los, es aus dem Kellerraum zu holen. Als ich wieder oben war lag Heike in Seitenlage auf ihrem Bett, die Herztöne des Kindes waren immer noch bei ca. 70-80 bpm. Frauke hatte Heike inzwischen noch einmal untersucht, festgestellt, daß sich seit der letzten VU nichts verändert hatte und mit Conny entschieden, Heike in die Klinik zu verlegen. Ich setzte mich zu Heike und Ecki und versuchte sie mit meinen Worten „tief in den Bauch atmen" zu erreichen. Bei Heike kam plötzlich eine Wehe nach der anderen. Frauke telefonierte die Feuerwehr herbei und Conny zog Partusisten auf, als ich sah, wie der Kopf während einer Wehe, bei der Heike lauthals schrie, sichtbar wurde.

Ich rief „Frauke, das Kind kommt", und schon waren Frauke und Conny wieder im Raum. Sie setzten Heike auf den Hocker und mit der nächsten Wehe drück-

Hausgeburt

te sie ihr Baby aus sich heraus. Es war halb eins. Nanna war weiß, schlapp und fing nicht von allein an, zu atmen. Frauke und Conny rieben sie trocken, wickelten sie in ein warmes Handtuch, gaben ihr erst nur zusätzlich O_2, fingen aber bald an, sie zu bebeuteln und kontrollierten immer wieder ihre Herztöne.

Nach vielleicht drei Minuten wollte Conny, daß sie abgenabelt wird und legte sie unter den Wärmestrahler auf den Wickelplatz. Frauke gab Notfalltropfen (Rescue Remedies von den Bachblüten) und wir holten Heike und Ecki zu Nanna. Heike fragte, ob sie etwas tun könne und Frauke sagte ihr, sie solle Nanna die Füße massieren und mit ihr reden. Mein Eindruck war, daß Nanna ab dem Moment besser wurde und zu uns kam, als Heike sie berührte und mit ihr sprach. Sie wurde langsam rosig, atmete selbst, fing an, Geräusche von sich zu geben und sich zu bewegen. (Apgar 2/8/10)

Ich ging nach draußen, um die Feuerwehr abzufangen, die immer noch nicht da war. Mir schossen tausend Gedanken kreuz und quer durch den Kopf. Etwas so Intensives wie in den letzten 20 Minuten hatte ich noch nie erlebt. Zwischen dem ersten Hören der Bradycardie und der Geburt von Nanna waren 15 Minuten vergangen und dann nochmal fünf bis sie richtig da war. Vor der Geburt war mein einziger Gedanke, daß das Kind geboren werden muß oder es stirbt. Während dieser Zeit hatte ich Angst. Angst bei der Vorstellung, daß das Kind in Heikes Bauch stirbt und wir stehen daneben, können nichts tun und die Feuerwehr taucht nicht auf. Als klar war, daß sie bald geboren werden würde und auch, als sie so schlapp und weiß dalag, wußte ich, daß alles gut gehen würde. Wir konnten jetzt was tun und Conny und Frauke taten alles mit größter Ruhe und Konzentration, was gewiß zu meinem sicheren Gefühl beitrug. Wir alle waren mit unserer ganzen Aufmerksamkeit und Konzentration bei Nanna. Entweder durch medizinisches Handeln oder durch den Versuch, Kontakt mir ihr aufzunehmen. Ich hatte das Gefühl, der kleine Raum würde vor Anspannung und Energie beben.

Die Feuerwehr kam nicht, Conny bestellte sie telefonisch ab. Dafür kam Jenny, die älteste Tochter und wollte noch ziemlich verschlafen ihre kleine Schwester begrüßen. Unsere Anspannung löste sich allmählich auf. Die Plazenta kam problemlos und vollständig.

Conny untersuchte Nanna nochmal ganz genau und Frauke wollte am gleichen Tag mit einer befreundeten Kinderärztin vorbeikommen. Heike ging duschen.

Als wir am Zusammenpacken waren, Nanna war jetzt zwei Stunden alt, fing Fraukes Cityruf an zu piepen. Sabine hatte einen Blasensprung. Das hieß also, die Sachen ins Auto laden und zur nächsten Geburt fahren. Im Auto fragte Frauke mich, ob diese Geburt nun für meine Gedanken an eine Zukunft als Hausgeburtenhebamme eher abschreckend gewesen sei. Sie war es überhaupt nicht. Ich denke, daß Nanna in der Klinik nicht schneller geboren wäre

Hausgeburt

und diese ganz ruhige Behandlung von Nanna und der direkte Kontakt zu ihren Eltern wäre in den allermeisten Krankenhäusern nicht so gewesen.

Heike hat ihre erste Tochter Jenny ambulant geboren. Ebenso die Zwillinge Felix und Philip. Felix' nicht heilbarer Herzfehler wurde an seinem dritten Lebenstag diagnostiziert – er starb drei Tage später zu Hause. Ihr nächstes Kind Guido ist wie Nanna zu Hause geboren.

Außer dem grenzwertig erhöhten Blutdruck war die Schwangerschaft unauffällig. Erwähnenswert nur noch, daß Heike an diesem Tag ihre Vorsorgeuntersuchung ausfallen ließ.

Nanna ist ein gesundes Kind; bei Heike wurde später eine Hyperthyreose festgestellt. Sie und Ecki sind froh darüber, daß Nanna zu Hause geboren ist.

Annette Franz, Hebamme

Verlegung in die Klinik

Verlegungssituationen

Aus dem Vorgespräch, dem Geburtsvorbereitungskurs und dem Gespräch anläßlich des Hausbesuches zu Beginn der Rufbereitschaft wissen die Paare, daß mir die Gesundheit des Kindes und der Frau wichtiger sind als die „erfolgreiche" Hausgeburt, daß ich großzügig verlege und diese Geburten dann meist als ambulante Entbindungen ihren Abschluß finden.

Ich hebe die gute Zusammenarbeit mit den Kolleginnen in den beiden Kliniken, die für abgebrochene Hausgeburten in Frage kommen, hervor.

Wenn es dann zur Verlegung kommt, gibt es verschiedene Situationen:

1. Die Geburt ist gar nicht richtig in die Gänge gekommen, dann fährt das Paar allein im eigenen Wagen oder mit dem Taxi.

2. Die Geburt ist noch nicht besonders weit fortgeschritten, aber die Frau hat kräftige Wehen. Dann begleite ich das Paar in ihrem Auto oder im Krankenwagen in die Klinik, übergebe sie dort der Kollegin, warte bis z.B. die PDA sitzt und verabschiede mich dann.

3. Die Geburt ist weit fortgeschritten oder auffällige Herztöne erfordern den schnellstmöglichen Transport; dann begleite ich das Paar mit der Feuerwehr (hat in Hamburg das Rettungswesen unter sich) in die Klinik. Weil ich mitfahre, fährt die Feuerwehr dann auch in unsere Wunschklinik. Ich habe bisher nur zweimal darauf verzichtet, die Wunschklinik anzufahren, sondern die nächstliegende gewählt.
   Wenn die Geburt des Kindes dann absehbar ist, bleibe ich dabei, um nach all der Vorarbeit diesen Moment miterleben zu können und mich mit den Eltern und der Kollegin über den guten Abschluß zu freuen.
   Meine Funktion ist dann die einer Vermittlerin zwischen dem Paar und der Hebamme. Dies erleichtert oft die Akzeptanz der Vorschläge der Kollegin. Manchmal vertrete ich allerdings auch die Interessen der Frau gegenüber der Kollegin, wenn diese z.B. den Wunsch der Frau, auf dem Hocker zu gebären, still sabotiert. Solche Situationen empfinde ich als sehr unangenehm, zum Glück sind sie selten.
   Manchmal darf ich die Frau in der Klinik selbst entbinden. Das ist für mich, die ich ja alles ringsrum mache und nicht soviele Geburten, ein schönes „Geschenk"!

In jedem Fall kündige ich das Kommen der Frau telefonisch an, informiere die Kollegin über die Situation und bespreche eventuell mit ihr das weitere Vorgehen. So kann ich die Frau schon zu Hause auf unpopuläre Maßnahmen wie z.B. einen Wehentropf vorbereiten. Die Klinikkollegin hat damit nicht den „schwarzen Peter".

Partogramm und CTG-Streifen gebe ich mit der Bitte um Rückgabe mit.

Verlegung in die Klinik

Wann verlegen?

Die Risikoliste kann nur eine grobe Orientierung sein. Für die Entscheidung, ob eine Geburt verlegt werden sollte oder noch zugewartet werden kann, sind etliche Faktoren zu berücksichtigen:

- Wie erfahren ist die Hebamme?
- Wie weit ist die nächste Klinik entfernt? Wie sind die Straßenverhältnisse im Winter, Stauzeit?
- Wie schnell und professionell sind die Rettungsfahrzeuge?
- Ist eine ÄrztIn, eine zweite Hebamme vor Ort?
- Wie weit ist die Geburt vorangeschritten?
- Hat die Hebamme ihre Möglichkeiten zu Hause bereits ausgeschöpft? Wie schätzt sie den weiteren Verlauf ein?
- Wie schätzt die Frau/das Paar den weiteren Verlauf ein? Wie zuversichtlich oder erschöpft sind sie?
- Treffen mehrere ungünstige Umstände zusammen?
- Welche Möglichkeiten hätte die Klinik jetzt? Reduziert längeres Zuwarten die Chancen, in der Klinik eine befriedigende Geburt mit möglichst wenig Komplikationen zu haben?

Bei „schlechten Herztönen" oder PDA-Wunsch der Frau in der frühen Eröffnungsphase fällt die Entscheidung zur Verlegung nicht schwer; aber wie ist es mit einer sehr zögerlichen Eröffnung bzw. Geburtsstillstand? Wo sind die Grenzen, die zu Hause akzeptabel sind?

Bei guten Wehen und guten Herztönen sollte nach zwei Stunden Geburtsstillstand überlegt werden, welche Maßnahmen angezeigt sein können, z.B. Gespräche, Badewanne, Quaddeln, Akupunktur etc. Nach vier Stunden Geburtsstillstand mit guten Wehen muß der Verlauf als nicht mehr geeignet für eine Hausgeburt angesehen und verlegt werden.

Bei nur mäßigen Wehen muß entschieden werden, ob dies als Latenzphase anzusehen ist, die Frau z.B. noch dösen oder sich ablenken kann und die Hebamme nach Kontrollen nochmal geht oder ob es besser ist, Maßnahmen zur Verstärkung der Wehen wie warmes Bad, aufsteigendes Fußbad, Einlauf, Homöopatica zu ergreifen. Auf der einen Seite bietet die Hausgeburt der Frau die Möglichkeit, in dem ihr eigenen Tempo zu gebären, auf der anderen Seite soll der Verlauf nicht protrahiert sein, um nicht am Ende eine erschöpfte Frau, einen erschöpften Uterus, ein gestreßtes Kind und eine übermüdete Hebamme zu haben.

Habe ich den Eindruck, einen Grund für den Geburtsstillstand zu kennen – z.B. muß zwischen den Partnern noch etwas geklärt werden oder die Frau muß sich darauf einstellen, daß jetzt schon das Kind kommt – warte ich gern noch zu.

Verlegung in die Klinik

Sieht es mir eher nach einem Davonlaufen vor kräftigen Wehen, der Geburt, dem Kind aus, dann konfrontiere ich die Frau damit, zeige ihr Hilfsmöglichkeiten auf, setze ihr ein Zeitlimit und verlange letztendlich von ihr, Verantwortung zu übernehmen und sich zu entscheiden.

Mir ist es sehr wichtig, bei einem langen Verlauf zu verlegen, bevor die Frau völlig erschöpft und nicht mehr zur Kooperation in der Klinik fähig ist. Auch die Klinikhebamme soll noch gute Voraussetzungen haben, die Geburt zu einem guten Ende zu führen und nicht durch Fieber oder dramatische Herztöne in ihren Möglichkeiten reduziert sein.

Ich muß damit leben, daß diese Haltung nicht immer Anerkennung findet; manchmal höre ich dann: „Aber bei meiner Schwester hat die Geburt von Freitag bis Sonntag gedauert und das war auch eine Hausgeburt. Die Hebamme wollte zwar auch in die Klinik, aber sie haben sie dann rumgekriegt." Da kann ich einfach nur sagen: „Mit mir nicht!"

Ähnliches passiert manchmal, wenn nach meiner Verlegung die Geburt in der Klinik ohne große Interventionen zu Ende geht. Dann kann ich einfach nur sagen, daß ich nicht erst dann recht habe, wenn im Krankenhaus die Messer gewetzt werden und das Baby neonatologische Betreuung braucht. Aber anmachen tun mich entsprechende Bemerkungen schon, da eine abgebrochene Hausgeburt ja auch für mich eher frustrierend ist.

Immer wieder beschäftigt mich der Umstand, daß ich so viele Erstgebärende verlege. Nach langer Rufbereitschaft und manchmal aufwendiger, anstrengender Betreuung geht es doch in die Klinik. Sollte frau Erstgebärenden vielleicht raten, erst beim zweiten Kind an eine Hausgeburt zu denken? Stehen die Frauen in unserer Gesellschaft, die Hausgeburten pauschal ablehnt, zu sehr unter Druck, haben sie das Gefühl, etwas „Verbotenes" zu tun? Sind wir den natürlichen Körperfunktionen so entfremdet? Sinkt mit den Möglichkeiten und der Propagierung medikamentöser Schmerzlinderung bis -ausschaltung die Bereitschaft, sich diesen Naturgewalten auszusetzen? Fehlen entsprechende Vorbilder?

Marianne Krüll schreibt über die Folgen der Technisierung des Geburtsvorgangs: „Die Geburt wird in der Vorstellung der Frau zu einer gefährlichen Krankheit, die sie durchmachen muß und die ihr große Schmerzen bereiten wird. Da diese Vorstellung allgemein verbreitet ist und ihre Bestätigung immer wieder darin findet, daß Frauen einander ihre schrecklichen Erlebnisse berichten und auch die Ärzte und Hebammen direkt oder indirekt einer Schwangeren vermitteln, ihr stünde eine bedrohliche Situation bevor, entwickelt die Frau Ängste, die in der Geburtssituation dann die Verkrampftheit hervorrufen, als deren Folge schließlich in der Tat Schmerzen auftreten. Der Ruf nach der Spritze ist also – so betrachtet – nicht Ursache, sondern Endprodukt einer Verhaltenskette, die notwendigerweise entsteht, wenn Angst vorhanden ist."[1]

---

[1] Marianne Krüll. Die Geburt ist nicht der Anfang. Stuttgart, 1990, S. 135.

Verlegung in die Klinik

Nicht nur bei Frauen, auch bei Hebammen wird Angst erzeugt, die bei mir unter den gegebenen Verhältnissen sicherlich zu einem früheren Verlegen führt als in einem System, von dem ich mich getragen fühlen würde.

Risikoliste Geburtsverlauf – Kriterien zur Verlegung

- Blasensprung ohne Geburtswehen mehr als 12 Stunden
- protrahierter Verlauf nach Blasensprung mit Wehen
- Geburtsstillstand: mehr als 2-4 Stunden kein Geburtsfortschritt bei guten Wehen
- grünes Fruchtwasser ohne absehbares Ende der Geburt
- Fieber der Frau
- starker Blutdruckanstieg oder -abfall
- präpathologische Herztöne bei zögerlicher Eröffnung, bei Erstgebärenden
- pathologische Herztöne in der Eröffnung, bei Mehrgebärenden
- Gesichtslagen
- ungünstige Einstellungen und Haltungen, je nach Verlauf und Herztönen
- auffällige Blutungen
- krankes Kind
- Kind mit Anpassungsstörung
- Plazentaretention
- unvollständige Plazenta
- atonische Blutungen
- Geburtsverletzungen, die zu Hause nicht gut versorgt werden können

Zu einzelnen Kriterien

- Vorzeitiger Blasensprung ohne Geburtswehen innerhalb von 12 Stunden:

Dies ist sowohl bei Erst- als auch bei Mehrgebärenden der häufigste Grund, die Geburt in die Klinik zu verlegen.

Verlegung in die Klinik

Der Befund bei der Erstuntersuchung ist nach Blasensprung deutlich ungünstiger; oft sind es 1-2 cm, während Erstgebärende, die wegen Wehen anrufen, durchschnittlich schon auf gut 4 cm eröffnet haben. Bei einigen Frauen entpuppt sich der Blasensprung als ein frühzeitiger: sie hatten bereits leichte Wehen, weisen einen guten Befund auf und sprechen gut auf sanfte Wehenstimulation mittels aufsteigenden Fußbädern, Einlauf etc. an.

Ist die Frau 12 Stunden nach dem Blasensprung nicht deutlich unter der Geburt, so nimmt die Geburt häufig einen Verlauf, der in der Klinik besser betreut werden kann: die Geburt verläuft protrahiert, es werden Wehenmittel notwendig oder eine PDA. Das Kind wird aus Deflexionslage geboren oder hat einen großen Kopfumfang.

Manchmal liegen die Blockaden eher im psychischen Bereich: die häusliche Situation ist nicht entspannt, die Frau fühlt sich überfordert, die Angst aus der letzten Geburtserfahrung hemmt. Es ist selten möglich, hier im Schnellverfahren den Knoten zu lösen.

Die Hebamme ist dann „die Böse", die den Zeitdruck verkörpert. Ein Beispiel: eine Zweitgebärende meldet sich zur Hausgeburt an; über die Geburt ihres ersten Kindes zuhause berichtet sie mit gemischten Gefühlen. Die Hebamme kam spät; die Frau hatte sich selbst unter den Druck gesetzt, auf keinen Fall lindernde Medikamente zu nehmen.

Sie besucht keinen Kurs bei mir. Die Geburt beginnt mit einem Blasensprung. Wir verbringen die Nacht mit Ruhe- und Aktivitätsphasen, einem Wechsel zwischen Mondspaziergang, Homöopathie und Einlauf. Als ich am frühen Morgen die weitere Perspektive – Klinik, wenn nicht innerhalb der nächsten Stunden.... – anspreche, gibt's Widerstand.

In der Klinik dann langsame Eröffnung, hohes Fieber, PDA, Forceps, Fieber beim Kind. Gegen ärztlichen und meinen Rat verläßt die Frau am Tag nach der Geburt die Klinik. Mit einem Gefühl, mißbraucht zu werden, beginne ich Karfreitag die Wochenbettbetreuung. Es wird kein Arzt zur Unterstützung erreichbar sein. Als ich bei der Familie eintreffe, telefoniert der besorgte Vater mit der Kinderklinik, um weitere CRP-Kontrollen zu vereinbaren. Ich untersuche das Kind und stelle eine Bradykardie fest. Wieder bin ich die Spielverderberin, die sofort mit dem Vater und dem Kind in die Kinderklinik fährt. Dort ist das Kind nicht mehr auffällig, die Bradykardie wird als grenzwertig akzeptabel bezeichnet und der Arzt (es ist der gleiche, der in der Frauenklinik schon die Mutter erlebt hatte) entläßt das Kind nach Hause, ohne mich zu befragen, ob ich mich der Verantwortung gewachsen fühle. „Sehen Sie das Kind nochmal in den nächsten Tagen?"! Die Frau ist so unter Druck und enttäuscht, daß auch die Rückbildung Schwierigkeiten macht. Ein Gespräch ohne Vorwürfe oder Schuldzuweisungen ist uns beiden nicht möglich.

Ihr nächstes Kind bekommt die Frau mit einer Kollegin zu Hause, immer noch ist sie voller Vorwürfe gegen mich.

Verlegung in die Klinik

In meinen ersten Hausgeburtsjahren habe ich 20-24 Stunden mit den Frauen auf Geburtswehen gewartet; wegen der notwendigen Herzton- und Temperaturkontrollen habe ich die Frauen in aller Regel nicht verlassen. Ein erheblicher Aufwand, der meistens nicht zum „Erfolg" führte; ja, der von manchen Frauen als Belastung empfunden wurde.

Bei der Auswertung der Geburtsverläufe stellte ich fest, daß Erstgebärende mit vollendeten Hausgeburten nach vorzeitigem Blasensprung innerhalb von 3, 4 Stunden Wehen bekamen und 5 bis 9 Stunden nach Blasensprung gebaren. Bei diesen günstigen Verläufen handelt es auch eher um einen sehr frühzeitigen Blasensprung bei leichten Wehen, die dann zügig stärker werden. Die Frauen, mit denen ich 12, 16, 22 Stunden vergeblich auf den Wehenbeginn wartete, hatten gehäuft einen schwierigen Verlauf in der Klinik: wir hätten also allemal auch nach Wehenbeginn die Hausgeburt noch verlegt.

So warte ich heute mit gutem Gewissen nur noch 12 Stunden zuhause ab – und schone meine Kräfte.

– Geburtsstillstand/protrahierter Verlauf

Ein Geburtsstillstand läßt sich unterschiedlich definieren:

1. Kein Fortschritt in der Eröffnung des Muttermundes bei guten Wehen über 4 Stunden.

2. Keine Zunahme der Wehentätigkeit bei mäßigen Wehen – mit oder ohne Blasensprung – über ca. 8 Stunden, wenn die Frau die Wehen bereits als anstrengend empfindet.

3. Kein Tiefertreten des Köpfchens 60 Minuten, nachdem der Muttermund vollständig ist.

Weniger deutlich ist manchmal der Übergang von einem langsamen, aber regelrechten Verlauf einer Erstgeburt zu einem protrahierten Verlauf mit seinen Gefahren.

Hilfreich kann hier die grafische Darstellung des Geburtsfortschrittes mit Hilfe eines Partogrammes sein.

Ausgehend vom ersten Untersuchungsbefund wird derart eine Linie über die Zeitachse gezogen, daß sie den Punkt berührt, der eine 1 cm weitere Eröffnung eine Stunde später anzeigen würde – und wieder eine Stunde später wiederum 1 cm mehr ...

Dann werden parallel dazu zwei weitere Linien gezogen, die jeweils einen Muttermunds-cm tiefer liegen.

Verlegung in die Klinik

Bleiben die Untersuchungsbefunde im Bereich der ersten Linie, so zeigt dies einen regelrechten Verlauf an: bei jeder vaginalen Untersuchung in zweistündigen Abständen ist die Eröffnung um 2 cm fortgeschritten.

Kreuzt der Befund die zweite Linie (Achtung-Linie), so hat sich in den letzten zwei Stunden nur wenig getan. Es ist zu überlegen, ob die Frau wirklich richtig unter der Geburt ist; ob etwas zur Verstärkung der Wehen unternommen werden sollte; ob eine schmerzlindernde Maßnahme angezeigt ist.

Kreuzt der Befund die dritte Linie (Aktions-Linie) bei guten Wehen, sollte etwas unternommen werden. Es muß erforscht werden, warum die Geburt nicht vorangeht. Was hemmt die Frau? Welche Hilfen braucht sie? Findet in diesem protrahierten Verlauf ein Mißverhältnis seinen Ausdruck?

Jetzt muß die Hebamme in der einen oder anderen Form aktiv werden, Maßnahmen vorschlagen und einleiten, den weiteren Verlauf und die eventuelle Verlegung in die Klinik besprechen.

Wie lange dann noch zuhause gewartet wird, hängt in erster Linie von den Herztönen des Kindes, den Kräften der Frau, aber auch von der Prognose der Hebamme und dem Wunsch der Eltern ab.

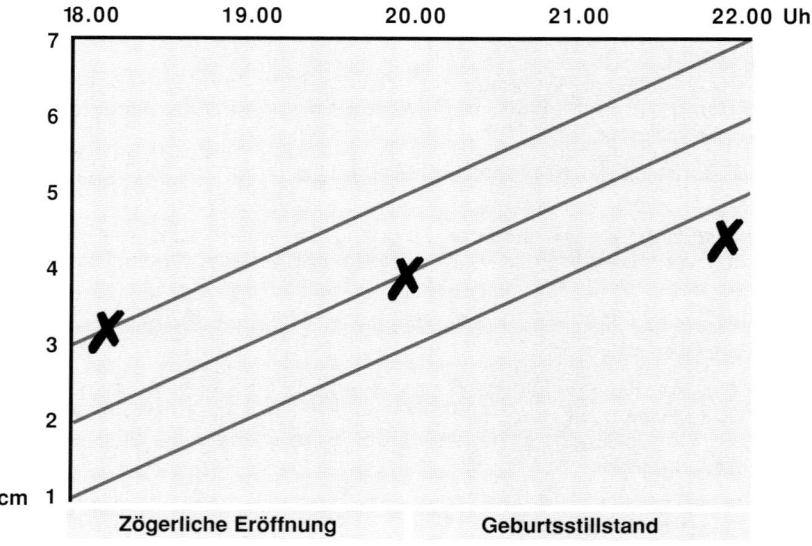

Verlegung in die Klinik

– Herztonveränderungen

Dies ist sicher das wichtigste Kriterium zur Verlegung der Hausgeburt. Schwer, genau zu beschreiben, wann verlegt werden sollte. Hier muß jede Hebamme auf ihre Klinikerfahrungen zurückgreifen. Dabei ist zu beachten:

– In einer guten Klinik kann bei präpathologischen oder leicht pathologischen Herztönen unter guter Überwachung und Unterstützung angesichts der schnellen Eingreifmöglichkeiten zugewartet werden, zu Hause nicht.

– Wann verändern sich die Herztöne? In der frühen Eröffnungsphase? Bei einer Erstgebärenden? Bei einem großen Kind? Schon reichlich über den Termin?

– Ist ein Arzt bereits da? Wie weit ist der Weg in die nächste Klinik?

– Ist sonst etwas auch nicht mehr ganz optimal? Der Blutdruck? Die mütterliche Temperatur? Wie lange ist der Blasensprung her?

– Geht grünes Fruchtwasser ab? Ist der Geburtsfortschritt eher zögerlich?

Aus Untersuchungen geht hervor, daß Kinder eher durch langdauernde, leise Unterversorgung in der Eröffnungsphase geschädigt werden als durch eine Kurzzeitasphyxie in der Austreibungsphase (30 Minuten).

Lieber hundertmal „umsonst" verlegen als einmal zu spät!

Vorteil einer frühen Verlegung ist auch, daß die Klinik nicht zu hektischen Rettungsaktionen gezwungen wird. Keines der Kinder mußte allein aus Herztongründen operativ geholt werden.

Beispiele:

* 28jährige Erstgebärende, Geburtsbeginn drei Tage nach ET mit frühzeitigem Blasensprung. Bei der ersten Untersuchung MM 3 cm, FW klar, im CTG eingeschränkte Oszillation. Engmaschige Herztonkontrollen mit CTG und Sonicaid. Die Frau kommt sehr gut mit den Wehen klar. Zwei Stunden nach meinem Eintreffen beginnende Dips mit jeder Wehe. Untersuchung: MM 7-8 cm. Telefonat mit dem Arzt: es fällt uns sehr schwer, weil die Frau so gut klarkommt und die Geburt so flott verläuft; aber: die anstrengende Austreibungsphase für ein erstes Kind steht noch an und wir müssen damit rechnen, daß die Herztöne sich weiter verschlechtern.
Ich verlege die Frau mit der Feuerwehr; wir haben Zeit, in ihre Wunschklinik zu fahren (Berotec®). Dort nehmen die Dips zu. Eine knappe Stunde nach Klinikaufnahme Spontangeburt eines fiten Mädchens (9/10/10, pH 7,33). Die Nabelschnur ist so kurz, daß das Baby gar nicht richtig auf den Bauch gelegt werden kann. Ambulante Entbindung.

* 24jährige Zweitgebärende (erstes Kind. 17 Monate, gemeinsam als Hausgeburt), Geburtsbeginn 17 Tage vor ET; MM 3 cm bei der ersten Untersuchung, beginnende Dips II, sofort Verlegung in die Klinik; glatte ambulante Geburt ohne medizinische Interventionen, Geburtsdauer insgesamt gut zwei Stunden.

Verlegung in die Klinik

Alexanders Geburt am 23.12.84

Lange bevor Alexander geplant war, hatte ich mich schon über die verschiedenen Möglichkeiten einer Entbindung informiert. Und so war für mich und Axel eigentlich ziemlich bald klar, als ich endlich schwanger war, daß es eine Hausgeburt werden sollte, sofern medizinisch nichts dagegen sprach. Wir wollten unser Kind in einer ruhigen und vertrauten Atmosphäre bekommen, ohne technischen Aufwand und ohne Medikamente.

So verlief die gesamte Schwangerschaft ohne Komplikationen sehr harmonisch, und ich habe sie als sehr schön in Erinnerung behalten. Es sprach also auch nichts gegen die geplante Hausgeburt.

Zwei Tage vor dem errechneten Geburtstermin ging es dann im Laufe des Vormittages mit leichten, vereinzelten Wehen los, die zum Abend hin stärker und regelmäßiger (ca. alle 20 Minuten) wurden.

Auf Fraukes Rat hin, die wir mittags verständigt hatten, fuhren wir abends noch zu meiner Schwiegermutter zum Essen, da Frauke meinte, es dauert noch und Ablenkung täte gut.

Wieder zu Hause, beschlossen wir, noch ein paar Stunden zu schlafen. Gegen 24.00 Uhr kamen die Wehen erst alle acht Minuten, dann alle vier Minuten, so daß an Schlafen nicht mehr zu denken war und wir Frauke anriefen, die dann um 1.00 Uhr bei uns eintraf.

Nachdem sie mich untersucht und festgestellt hatte, daß der MM schon 3 cm auf war, freuten wir uns und hofften, daß es nun zügig weiterginge, denn ich wollte unser Kind ja noch rechtzeitig vor Weihnachten haben.

Gegen 3.00 Uhr trafen dann ein befreundeter Kinderarzt und eine Freundin bei uns ein, die bei der Geburt dabei sein sollten.

Nach einiger Zeit untersuchte Frauke mich noch einmal. Der MM war jetzt 4 cm geöffnet. Frauke waren die Wehen aber immer nooh nicht stark genug, und so schickte sie mich in die Badewanne und später auf Wanderschaft.

Bis 8.00 Uhr morgens tat sich jedoch am MM nichts mehr und Frauke teilte uns mit, wenn er sich bis 10.00 Uhr nicht spürbar weiter öffne, müßten wir in die Klinik fahren, damit dort die Fruchtblase gesprengt würde und die Geburt weiterginge.

So war es dann leider auch. Axel und ich fuhren in die Paracelsus-Klinik, wo wir um 12.15 Uhr eintrafen und die Fruchtblase nach einer ersten Untersuchung geöffnet wurde. Jetzt wurden die Wehen deutlich stärker.

Um 18.00 Uhr stellte sich heraus, daß der MM immer noch nicht mehr als 4 cm geöffnet war. Die Wehen waren jetzt jedoch so stark, daß ich Schwierigkeiten

Verlegung in die Klinik

bekam, mit ihnen umzugehen, ganz besonders auch deshalb, weil ich ans CTG angeschlossen war und mich nicht frei bewegen konnte.

Daraufhin beschlossen Ärzte und Hebamme, mich an den Wehentropf anzuschließen, um die Geburt voranzutreiben. Das war für mich der Anlaß, mir eine Periduralanästhesie geben zu lassen, da ich mit künstlich verstärkten Wehen nicht mehr umgehen konnte.

Um 20.00 Uhr war der MM dann 8 cm offen. Mittlerweile hatte sich jedoch herausgestellt, daß Alexander mit seinem Kopf quer im Becken feststeckte, was sich bis 22.00 Uhr nicht änderte, so daß die leitende Hebamme sich für einen Kaiserschnitt aussprach. Das wollte ich nun überhaupt nicht, zumal ich immer das Gefühl hatte, daß auch Alexander eine Geburt auf normalem Wege wollte, und ich auch zu diesem Zeitpunkt noch immer fest davon überzeugt war, wir müßten es gemeinsam schaffen. So waren dann auch die Wehen, während wir mit dem Oberarzt darüber sprachen, was zu tun sei, so gut wie weg. Ich wollte eben notfalls alles, nur keinen Kaiserschnitt.

Der Oberarzt gab mir dann nach einigem Hin und Her die Chance, es noch einmal so zu versuchen. Frauke sollte mir alle Einzelheiten erklären.

Ich muß an dieser Stelle anmerken, daß Frauke gegen Abend in die Klinik nachgekommen war und in den entscheidenden Phasen der Geburt bei mir war.

Es ging also weiter. Mit häufigem Drehen von einer Seite auf die andere hofften wir zu erreichen, daß Alexanders Kopf sich doch noch in die richtige Lage drehte.

Gegen 2.00 Uhr war der MM endlich bis auf einen kleinen Saum offen, den der Arzt während der folgenden Wehen wegdrücken wollte, was dann auch glückte. Alexander wurde dann, zwar mit Hilfe der Saugglocke, ich durfte jetzt aber mitpressen, um 3.10 Uhr geboren, verkehrt herum mit dem Gesicht nach vorn und die Nase gleich vorwitzig nach oben gestreckt, was im Nachhinein die Schwierigkeiten seiner Geburt erklärte.

Trotz all der Schwierigkeiten bei Alexanders Geburt, denn ich wollte nie solch einen medizinisch-technischen Einsatz für die Geburt unseres Kindes, habe ich Alexanders Geburt als ein sehr positives Erlebnis in Erinnerung, das es nur durch den sehr menschlichen und verständnisvollen Einsatz der Ärzte und Hebammen werden konnte, die mir eine echte Chance gaben, und die nicht über meine Wünsche, Bedürfnisse und Gefühle hinwegfegten.

Und nicht vergessen möchte ich, noch einmal zu erwähnen, wie wichtig und hilfreich es für mich war, daß Frauke in den entscheidenden Phasen wirklich ständig da war, als vertraute Person, was letztlich sehr mit dazu beigetragen hat, daß Alexanders Geburt bleibend für mich ein schönes Erlebnis war.

Barbara Gundlach-Bock
(28 J., Studentin)

141

Verlegung in die Klinik

Auch das zweite Kind von Barbara und Axel war eine „abgebrochene Hausgeburt"; der Muttermund blieb bei mäßigen Wehen einige Stunden bei 5 cm, das Kind tobte und war tachykard. Wir vermuteten, daß auch dieses Baby Probleme hat, seinen Weg durchs Becken zu finden und beschlossen, abzubrechen.

In der Klinik wurde Judith dann schnell und komplikationslos geboren – mit einem echten Nabelschnurknoten.

Rikos Geburt im Februar 1984

Unser erstes Kind Nick war Ende 1982 mit Fraukes Hilfe in der Paracelsus-Klinik zur Welt gekommen. Wir hatten großes Vertrauen zu Frauke und wollten sie auch bei der Geburt unseres zweiten Kindes dabeihaben. Für eine Hausgeburt entschieden wir uns vor allem deshalb, weil mir die Krankenhausatmosphäre sehr verhaßt ist, mir eher Angst macht als Sicherheit gibt. Außerdem war zu dem Zeitpunkt eine Krankenhausgeburt mit eigener Wunschhebamme nicht mehr möglich. Nicks Geburt war – wenn auch mit langer Preßphase – eine normale Geburt gewesen, so daß jetzt nach guter zweiter Schwangerschaft und auch aufgrund des kurzen Abstands (14 Monate) keine besonderen Komplikationen zu erwarten waren.

Schon in der 39. Woche war der Muttermund 3-4 cm geöffnet, und auf 6 cm dehnbar. Eine schnelle Geburt wurde vorausgesagt. So war's dann auch. Ich wachte gegen 1 Uhr nachts am 6. Februar (errechneter Termin) mit einem Ziehen im Bauch auf, das ich sofort als Wehe erkannte. Zunächst alle vier Minuten, eine Viertelstunde später alle zwei Minuten. Sofort versuchten wir Frauke zu erreichen, leider erfolglos. Auch auf den Europiep keine Reaktion. Stutzen und Aufregung, aber keine Panik. Dann hat Hans-Peter (der Vater) die Ärztin benachrichtigt. Sie wollte sofort kommen, aber eine Geburt ohne Frauke kam für sie nicht in Frage. Um ca. 1.15 Uhr haben wir Frauke endlich erreicht – Aufatmen! Hans-Peter fuhr los, um sie abzuholen.

Ich war sehr ruhig und ging ganz bewußt an die Wehenbeatmung heran. Ich hatte mir schon vorher einen Platz überlegt: der Wickeltisch hatte die richtige Höhe zum Aufstützen. Zwischen den Wehen hatte ich sogar die Nerven, Tee zu kochen und den Tisch mit Geburtstagskuchen zu decken. Als die Wehen kurz vor halb zwei dann heftiger wurden, kam die Ärztin. Sie machte schnell das Bett zurecht, breitete die vorbereiteten Handtücher, Zeitungen und Plastiktücher aus. Um halb zwei kamen Frauke und Hans-Peter. Das war wohl für Riko und mich das letzte Startzeichen und alles ging jetzt ruckizucki. Bei der nächsten großen Wehe platzte die Fruchtblase – es platschte laut an meinen Beinen herunter und alle lachten. Dann eine schmerzhafte Übergangswehe und plötz-

Verlegung in die Klinik

lich ein enormes Druckgefühl, das mich regelrecht umhaute. Frauke und die Ärztin packten mich schräg aufs Bett und ich krallte mich irgendwie bei der Ärztin im Schoß fest. Die zurechtgelegten weichen, großen Kissen und die geprobte Lage in Hans-Peters Schoß waren leider nicht mehr relevant, dafür hatte die Schultze-Stadler am nächsten Tag dicke, blaue Flecken auf den Armen.

Ich muß tierisch gebrüllt haben, denn die anderen hatten ein Klingeln an der Tür gehört, obwohl wir ein Schild „Wir bitten um Verständnis – Hausgeburt!" angebracht hatten.

Aber das Brüllen war für mich gar nicht schrecklich, sondern gehörte irgendwie dazu und tat sehr gut. Es ging alles wahnsinnig rasant, Frauke hatte wohl kaum ihr Geschirr auspacken können.

Aber für mich war es sehr schön, daß ich nach dieser einen Stunde Geburtsarbeit noch nicht müde und kraftlos war, sondern die Geburt selbst ganz bewußt erleben konnte. Ich konnte zusehen, wie die graue Schädeldecke herausdrückte, dann der ganze Kopf raustrat. Noch ein Flutsch und Riko lag bei mir auf dem Bauch, ich konnte ihn richtig rundherum anfassen. Ich wollte bald wissen, ob's ein Mädchen oder ein Junge ist. Beim Anblick des Pimmels rutschte mir ein Ochh heraus, und Riko fing ganz empört an zu brüllen.

Riko war um 1.58 Uhr geboren. Ich kam mir ganz toll vor bei dieser Blitzgeburt, hatte auch die ganze Zeit keine Angst vor Komplikationen gehabt. Als ich dann beim ersten Nuckeln an die Nachgeburt erinnert wurde, war ich zwar etwas genervt, ging aber davon aus, daß alles so reibungslos weiterverlaufen würde. Leider nicht so. Die Placenta wollte nicht. Auch Zitronengelutsche, kalte Bauchauflagen sowie zwei Spritzen mit wehenfördernden Mitteln halfen nicht. Scheiße! Ich wurde aus meinem Glückstaumel herausgerissen und mußte in die Klinik zur operativen Entfernung der Placenta.

Frauke begleitete mich im Krankenwagen ins Krankenhaus. Noch hatte ich die Illusion, nach drei bis vier Stunden wieder nach Hause zu können. Hans-Peter blieb mit Riko und Nick (der hatte die Geburt über – gegen alle Regel – durchgeschlafen) allein zu Hause und hat wohl die nächsten Stunden ganz stolz genossen. Für mich war es weniger schön. Ich verlor bei der Operation sehr viel Blut und hatte einen extrem niedrigen Blutdruck (niedrigster Wert wurde mit 60/Ø) angegeben. Es ging mir nach dem Aufwachen aus der Narkose so schlecht wie noch nie in meinem Leben. Mein einziger Trost war Frauke, die auch morgens noch an meinem Bett saß. Dafür war ich ihr unheimlich dankbar. Hans-Peter und Riko kamen um 8.00 Uhr. Leider durfte ich nicht nach Hause, weil mein Zustand zu schlecht war. Aber wir durften zu dritt (!!!) zwei Nächte in einem Zimmer im Krankenhaus verbringen und hatten es relativ gut. Trotzdem war ich sehr froh, daß Riko in unserem vertrauten Schlafzimmer zur Welt gekommen ist und nicht in dieser sterilen Umgebung mit aufgesetzter Blümchentapete. Ich habe die zwei Tage Krankenhaus erlebt wie in einem Bahnhof, in

Verlegung in die Klinik

dem alle zehn Minuten jemand anderes aus dem Klinikpersonal kam und an mir rummachte. Ich hatte keine Lust, auf ihre formalen Glückwünsche zu antworten, sondern wollte mit Hans-Peter und Riko meine Ruhe haben. Bei der Entscheidung für den zweiten Tag Aufenthalt habe ich dann auch meine erste schwere Wochenbettdepression bekommen und drei Stunden ununterbrochen geheult. Vielleicht war das ganze auch nur meine persönliche Macke!?!

Heute – nach einem Jahr – hat uns der Kinderstreß ganz schön aufgefressen. Aber wenn ich an die Geburt zurückdenke, denke ich an eine Traumgeburt. Schade, daß der Tee und der Geburtstagskuchen unverzehrt stehen geblieben sind.... Allerdings gelingt es mir immer wieder, dieses unangenehme Ende zu verdrängen.

Den Studenten, der besorgt bei uns geklingelt hatte, grinse ich immer noch gerne auf der Treppe an.

Ilse Bornholdt
(29 J., Studentin)

Wochenbettsverlauf nach Hausgeburt

Wochenbett

Keine Frau mußte während des Wochenbettes in die Klinik eingewiesen werden. Die Wochenbettsverläufe waren medizinisch so unproblematisch, daß ich mich nicht entsinnen kann, daß jemals nach einer Hausgeburt ein Gynäkologe einen Hausbesuch machen mußte. (Ein Frauenarzt besuchte die von ihm mitbetreuten Familien ein-, zweimal „ohne Not" im Wochenbett.)

Zwei Frauen bekamen wegen relativ starker Varizen prophylaktisch Heparinspritzen in den ersten Tagen nach der Geburt. Rückbildungsverzögerungen wurden mit Bauchmassage, Kräutertee und homöopathischen Mitteln behandelt, selten mit Kontraktionsmitteln.

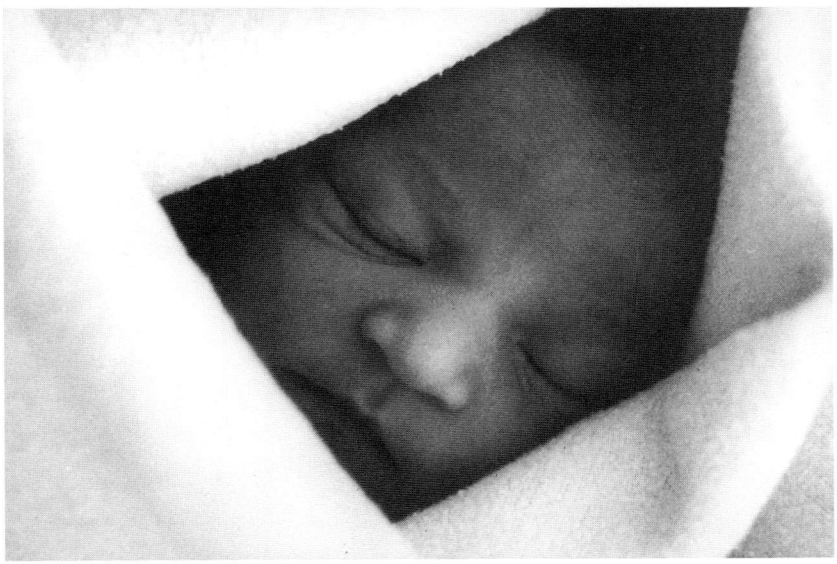

Ungestört ankommen können   **Foto: Lorenz Riesen**

Massive Nahtheilungsstörungen gab es einmal: nach einer Geburt mit Schulterdystokie nähte die anwesende Allgemeinärztin die mediane Epi und den DR III ohne Lokalanästhesie – und offensichtlich schlecht. (Ich hatte die Frau, eine Hebamme, eine Stunde nach der Geburt verlassen müssen, weil ich zur näch-

145

sten Geburt gerufen wurde.) Hier wäre es sicher besser gewesen, die eigenen Grenzen zu erkennen, einen Facharzt hinzuzuziehen oder zur Naht in die Klinik zu verlegen. Die Naht wurde einige Monate später in der Klinik revidiert.

Schwere Infektionen gab es weder bei den Müttern noch bei den Kindern. (Nach ambulanten oder stationären Klinikgeburten habe ich beides einige Male er-

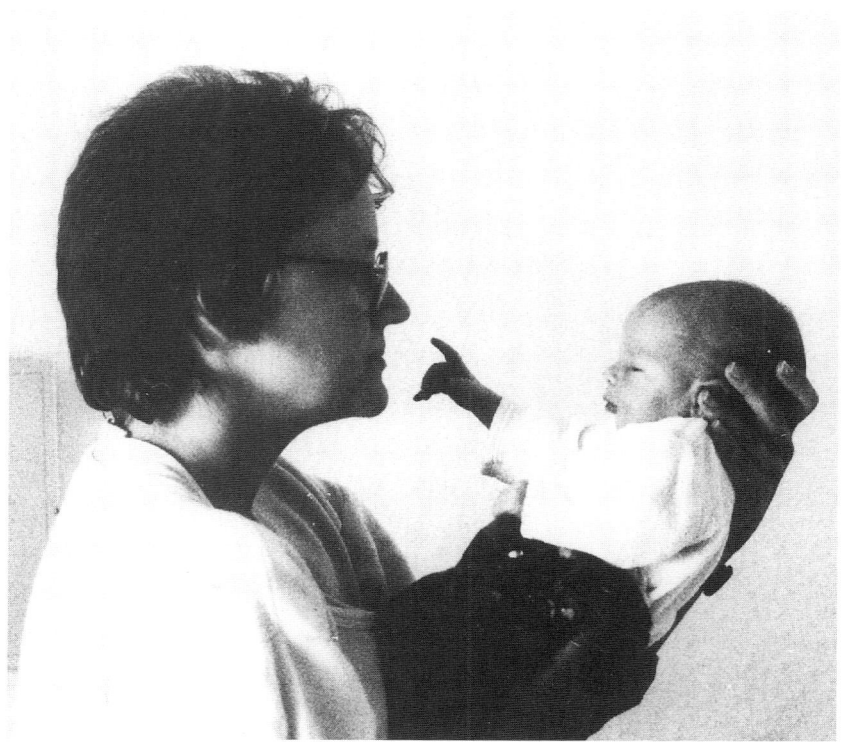

Wochenbettsverlauf nach Hausgeburt

lebt!) Außer den beiden Kindern, die kurz nach der Geburt mit dem Neugeborenennotdienst in die Kinderklinik verlegt wurden (1 x Spina bifida, 1 x Aspiration pp), gab es Klinikaufenthalte nur zwecks Fototherapie.

Ein Kind wies ich schon am Tag nach der Geburt ein: bei einer A-0-Konstellation war es bereits am Tag nach der Geburt deutlich gelb. Die Mutter wurde in der Kinderklinik mitaufgenommen und war zufrieden: sie freute sich, ihr Kind zu Hause geboren zu haben und kam gut mit dem Klinikaufenthalt klar. Einige Kinder wurden in Zusammenarbeit mit der Uni-Klinik zu Hause fototherapiert. Auffällig dabei war, daß wir unter den streßärmeren Bedingungen zu Hause wesentlich kürzere Bestrahlungsdauern brauchten.

Eine Hausgeburtenfrau begann am Ende der Nachsorge, ihr Kind zuzufüttern; alle anderen stillten voll und lange. (Die Frauen mit abgebrochenen Hausgeburten übrigens ebenso.) Für diese hohe Stillfrequenz war in einigen Fällen aufwendiger Einsatz nötig: ich erinnere mich an einen Jungen, der sich zwei Wochen lang nur von mir an die Brust bringen ließ. Also radelte ich jeden Tag zweimal hin, „überzeugte" ihn, an die Brust zu gehen – das war für alle Beteiligten eine schweiß- und tränentreibende Angelegenheit – dann trank er, solang er nur konnte. War ich nicht da, versuchte die Frau es tapfer allein und gab ihm dann etwas abgepumpte Milch. Manchmal „wartete" der Knabe einen halben Tag auf mich, um endlich wieder zu trinken. Aber der Gewichtsverlauf war akzeptabel. Irgendwann hat dann auch Ole eingesehen, daß ich nicht monatelang zweimal täglich vorbeikommen kann und trank.

Die Kinder bekamen Tee nur mit Indikation (Übertragungszeichen, beginnender Ikterus...), Glukose noch seltener. Der Gewichtsverlust blieb deutlich unter 10%, oft waren es 100-150g. Viele Kinder hatten bereits am fünften Tag ihr Geburtsgewicht wieder erreicht und nahmen dann gut zu. Zur U2 am 9., 10. Tag lagen die meisten Kinder 100g über dem Geburtsgewicht, einige schafften es, zum Erstaunen der Kinderärztin, auf + 400g.

Der Nabelschnurrest fiel meist zwischen dem dritten und sechsten Tag ab, da wir die Kinder solange nicht baden, meist Stoffwindeln benutzen und den Nabel nicht mit Desinfektionsmitteln konservieren, sondern höchstens einen sanften Puder benutzen.

Bei einem Kind zeigte sich ein Schälbläschen; nach Rücksprache mit der Kinderärztin betupften wir es mit Betaisodona – es blieb das einzige.

Konjunktivitiden wurden mit Akupressur, NaCl 0,9%, Muttermilch oder Euphrasia D3-Augentropfen behandelt; Panaritien mit Muttermilch, Notfallsalbe (Rescue remedy), Bädern in Kamille oder Betaisodona.

Generell haben wir kleine Störungen nicht als Komplikationen angstvoll angesehen und maximaltherapiert, sondern sorgfältig beobachtet und mit sanften Mitteln die Selbstheilungskräfte der Neugeborenen unterstützt.

Wochenbettsverlauf nach Hausgeburt

Nachsorge

Der häufigste Anlaß für Hausbesuche in den nächsten Monaten waren Milchstaus, drohende oder – selten – tatsächliche Brustentzündungen. Wir konnten sie stets mit Gesprächen über Streß, physikalischen Maßnahmen, Bettruhe, pflanzlichen oder homöopathischen Medikamenten in den Griff bekommen. Antibiotika wurden nie eingesetzt, keine Frau mußte abstillen.

Manchmal ging es um Gewichtskontrollen beim Kind, weil die Mutter anläßlich eines Wachstumsschubes unsicher war, ob die Milch noch ausreiche.

Telefonisch wird nach Ratschlägen zur Beikost-Einführung nachgefragt. Auch Themen wie Impfen, Medikamentengaben durch den Kinderarzt, verstärkter Wochenfluß nach körperlicher Anstrengung sind Anlaß, Kontakt zur Hebamme aufzunehmen.

Manchmal empfinde ich mich als „Barfuß-Ärztin", wenn ich nach Empfehlungen zu allgemeinen medizinischen Themen für die ganze Verwandtschaft befragt werde. Bei ernsthaften Erkrankungen „meiner" Kinder haben einige Eltern das Bedürfnis, auch mich zu informieren. Dieses Vertrauen freut mich und verpflichtet mich dazu, mich umfassend weiterzubilden. Ein rundes Gefühl, ab und zu Familien auf dem Markt zu treffen, das Größerwerden des Kindes mitzukriegen, bis die Anmeldung fürs neue Baby kommt.

Auch Angebote in Rückbildungsgymnastik oder Babymassage haben nebenbei Nachsorge-Funktionen.

Zusammenarbeit

Hausgeburtshilfe: eine Hebamme – zwei Hebammen – eine Hebamme, ein Arzt/Ärztin?

Aus verschiedenen Gründen ist dies eine brisante Frage, die sich jeder Hebamme stellt, die mit der Betreuung von Hausgeburten beginnen möchte bzw. bei gegebenem Anlaß darüber nachdenkt, wie es weitergehen soll.

1. Das Gesetz sieht die Betreuung der gesunden Schwangeren, Gebärenden und Wöchnerin sowie des gesunden Neugeborenen durch die Hebamme vor.

Erst bei auftretenden Komplikationen ist die Hebamme verpflichtet, einen Arzt/eine Ärztin hinzuzuziehen.

Der Arzt/die Ärztin hingegen ist verpflichtet, zu jeder Geburt eine Hebamme hinzuzuziehen.

2. Viele Geburten und insbesondere Hausgeburten verlaufen so, daß kein Arzt benötigt wird.

3. Immer wieder erleben Hebammen, daß das Erscheinen des Arztes, sein Verhalten und seine Aktivitäten zu Störungen des Geburtsverlaufes führen.

4. Die Anschauungen darüber, was ein normaler Geburtsverlauf ist, d.h. wann und wie eingegriffen werden muß, gehen eventuell auseinander. Die unterschiedliche berufliche Sozialisation – hier der Krisenmanager, der Komplikationen für höchst wahrscheinlich hält, dort die Begleiterin eines natürlichen Lebensabschnittes – mündet oft in einem unterschiedlichen Angstniveau.

5. Das historisch angespannte Verhältnis zwischen Ärzten und Hebammen ist auch in der Hausgeburtshilfe spürbar.

Erst in den letzten Jahrhunderten sind Ärzte in Bereiche vorgedrungen, die traditionell Hebammen-, und das heißt auch Frauenland waren.

In einer Zeit, in der Hebammen mehr oder weniger zaghaft versuchen, verlorengegangenes Terrain zurückzugewinnen – z.B. in der Schwangerenvorsorge – wird die Machtfrage akut.

So ist es für viele Ärzte schwer aushaltbar, daß bei Hausgeburten der Frau/dem Paar die Hebamme so offensichtlich wichtiger ist und ihre Rolle eine nichtaktive ist.

6. Aus den vorgenannten und weiteren Aspekten, die mit der Belastung durch Rufbereitschaft, Nachtarbeit, Geburten während der Sprechzeiten und den miserablen Verdienstmöglichkeiten in der Hausgeburtshilfe zu tun haben, stehen nur sehr wenige ÄrztInnen überhaupt für Hausgeburten zur Verfügung.

Für die Hebamme, die in die Hausgeburtshilfe einsteigt, ist es wichtig, für sich zu klären, welche grundsätzliche Auffassung sie hinsichtlich der Zusammenarbeit hat.

Zusammenarbeit

Feststellungen wie: „Hier gibt es aber keinen netten Arzt, der Hausgeburten mitbetreut" oder: „Ich bin doch gerade aus der Klinik raus, weil ich es satt habe, daß mir ewig jemand reinredet" oder: „Glaub doch nicht, daß jeder Frauenarzt ein Kind reanimieren kann", helfen nicht bei der Klärung, was für eine optimale Versorgung günstig ist.

Aus der Aufgabenverteilung heraus beziehen sich die zu klärenden Fragen auf medizinische Sicherheitsaspekte:

– Fühle ich mich in der Lage, in der Endphase der Geburt Frau, Partner und Kind gleichzeitig zu betreuen?

– Habe ich einen aktuellen Wissensstand und Erfahrung in Notsituationen?

Konkret: Bin ich in der Lage, bei einer blutenden, hypotonen Frau eine Braunüle zu schieben?

Bin ich in der Lage, ein asphyktisches Kind zu reanimieren und es bei längeren Wegen des Neugeborenennotdienstes eventuell auch zu intubieren?

Wie kompetent fühle ich mich, wenn ich mir vorstelle, daß die vorgenannten Situationen beide gleichzeitig eintreten?

Hier mag vielleicht der Einwand kommen, daß bei guter Auswahl und Überwachung solche Notsituationen kaum auftreten werden. Stimmt. Kaum. Und wenn doch? Wenn es gerade die eine Geburt ist, bei der eben ich die Hebamme bin?

Dann ist es ziemlich egal, daß die Wahrscheinlichkeit im Promillebereich liegt. Dann sind es für dieses Kind, diese Frau, diesen Mann – und auch für diese Hebamme, für mich, 100%!

Ausdrücklich warnen möchte ich vor dem esoterischen Gegenstück zur Technik- und Weißkittelgläubigkeit, den alternativen Allmachtsphantasien nach dem Motto: „Wenn die Frau nur richtig drauf ist, die Vibrations stimmen, kann uns nichts passieren." Ich kann als Hebamme nicht in die tiefsten Abgründe einer Persönlichkeit, einer Beziehung schauen. Wie oft kriegen wir z.B. erst lange nach einem Milchstau oder einer BEL-Sectio mit, wo der Knoten lag!

Ich halte es für ganz wichtig, als Hausgeburtenhebamme meine Position in diesen Fragen zu klären, um:

– entsprechende Konsequenzen in der Arbeit zu ziehen;

– meine Kundschaft klar und offen aufzuklären: nur so kann sie sich entscheiden und Verantwortung übernehmen;

– die von mir übernommene Verantwortung zu sehen und zu ihr zu stehen.

Bei ehrlicher, selbstkritischer Klärung obiger Fragen werden die meisten Hebammen zu dem Wunsch gelangen, nicht allein zu arbeiten. „Vier Augen sehen mehr als zwei", „vier Hände können mehr als zwei".

Zusammenarbeit

Soll diese zweite Person nun eine Hebamme oder ein Arzt sein? Jede von uns hat Erinnerungen, wie schön Geburten mit zwei Hebammen, ohne Arzt in der Hierarchie der Klinik sein können.

Halt, bei unserer Klärung geht es erstmal um medizinische Sicherheit, noch nicht um die Atmosphäre.

Wenn wir davon ausgehen, daß eine glatte Geburt auch von einer Hebamme allein betreut werden kann, bedeutet dies, daß die zweite Hebamme in Notsituationen wichtig wird. Also: Fragen wie oben!

Zusätzliche Sicherheit bringt die Kollegin also nur begrenzt, z.B. bei einer guten Meldung an die Feuerwehr, während die erste Hebamme sich um das Kind bemüht. Es sei denn, sie ist auch gelernte Kinder-Intensivschwester oder hat in langjähriger Kreißsaaltätigkeit öfters Notsituationen selbständig managen müssen.

Nebenbei: hier mag erneut der Einwand kommen, daß es auch Ärzte gibt, die nicht reanimieren können. Stimmt. Mit denen sollte eine Hausgeburtenhebamme dann auch nicht (mehr) zusammenarbeiten.

Natürlich gelten die oben gestellten Fragen auch als Anforderungen an ÄrztInnen.

Angesichts der realen Ausbildungs- und Arbeitssituation von Hebammen hierzulande läuft es also auf ein Plädoyer für die Zusammenarbeit zwischen Hebammen und ÄrztInnen hinaus – trotz der realen Ausbildungs- und Arbeitssituation von ÄrztInnen. Auch wenn wir eine umfassendere Ausbildung von Hebammen, die Wiedererlangung weitreichenderer Kompetenzen aus standes- und frauenpolitischen Gründen wünschen, müssen wir die Entscheidung, welche Rahmenbedingungen für die Hausgeburten heute angemessen sind, auf der Grundlage der derzeitigen Realitäten treffen.

So, wenn Du mir nun so weit folgen konntest, daß ein Team aus Hebamme und ÄrztIn optimal ist, kommen wir zu den früher genannten Einwänden zurück.

Was tun, wenn weit und breit kein Arzt bereit ist, die Mühen der Hausgeburtshilfe auf sich zu nehmen?

Wie muffig darf ein Arzt sein, daß sein handwerkliches Können immer noch mehr Vorteile hat als eine gelöstere Atmosphäre?

Dann muß jede Hebamme für sich klären, wie weit sie von einem optimalen Setting abweichen will, sich ihrer noch größeren Verantwortung bewußt sein und die werdenden Eltern über diese Situation aufklären. Nur so können diese ihren Teil der Verantwortung übernehmen.

Zusammenarbeit

Zusammenarbeit mit Ärztinnen

Da nur wenige Ärzte bereit sind, Hausgeburten zu betreuen, bedeutet das für etliche Frauen, daß sie für die Vorsorgeuntersuchungen den Arzt wechseln müssen. So kann die Frau/das Paar den Arzt kennenlernen, der auch bei der Geburt zugegen sein wird. Der Arzt kann während der Vorsorge sein Augenmerk darauf richten, ob der Schwangerschaftsverlauf eine Hausgeburt zuläßt.

Einen Arzt bei der Geburt zu haben, der die Frau nicht aus der Schwangerschaft kennt, halte ich für eine Notlösung.

Bisher habe ich mit 27 ÄrztInnen Hausgeburten durchgeführt; dabei konzentriert sich die Zusammenarbeit in erster Linie auf fünf ÄrztInnen, mit denen zusammen ich 75 Hausgeburten betreut habe.

Ein „Mittelfeld" von acht ÄrztInnen unterstützte mich bei je vier bis acht Geburten.

Eine größere Gruppe von Ärzten hat mehr zufällig eine Hausgeburt mitbetreut; sei es als Vertretungsarzt für einen Kollegen, als Freundschaftsdienst für eine befreundete Ärztin oder Hebamme, oder einfach, um eine Patientin nicht zu verlieren.

Einige Ärzte erklären sich zu Beginn ihrer Tätigkeit in freier Praxis bereit, Hausgeburten zu betreuen – bis sie keine Lust mehr haben, nachts aufzustehen oder die volle Praxis es ihnen unmöglich erscheinen läßt, weiter die vergleichsweise zeitintensive, schlecht bezahlte Geburtshilfe zu leisten.

Ärztinnen bekommen Schwierigkeiten mit der Betreuung ihrer Kinder, oder der Partner protestiert gegen die Dauerbereitschaft.

Eine Schwierigkeit für manche Ärzte ist dabei sicher, daß bei der Hausgeburt der Arzt zwar eine wichtige Rolle spielt, diese sich aber mehr im Nichtstun, sich Zurückhalten ausdrückt.

Grundsätzlich hat Geburtshilfe für Ärzte einen anderen Stellenwert als für Hebammen.

Die geringere emotionale Beteiligung des Arztes ist ein Sicherheitsfaktor; er sieht die Geburt mit mehr Distanz, wird ggf. Grenzen setzen.

Ein Teil der Verantwortung – besonders für das Kind – ist mir abgenommen. Meine Ausbildung setzt mir Grenzen, z.B., was Reanimation angeht.

Hier gibt mir die Anwesenheit eines Arztes, von dem ich weiß, daß er kompetent und gut ausgerüstet ist, Ruhe und Sicherheit.

Bei etlichen Geburten mit intaktem Damm hätte ich ohne Arzt eine Sicherheitsepi geschnitten. So braucht es oft nur einen Blickkontakt, um zu wissen, daß wir einer Meinung sind.

Zusammenarbeit

Ein weiterer Grund für mich, nicht allein eine Geburt zu betreuen, ist der, daß es Situationen geben kann, wo es gut ist, vier fachkundige Hände zur Verfügung zu haben.

Zwei-, dreimal habe ich schlechte Erfahrungen mit der Zuverlässigkeit von ÄrztInnen gemacht; sie waren trotz Zusage der Geburtsbetreuung nicht erreichbar.

Einmal habe ich eine Kollegin aus dem Bett geholt, um nicht allein zu sein, ein anderes Mal hat mir mein „Hauptarzt" geholfen. Einmal habe ich die Frau beim allerersten kleinen Dip in die Klinik verlegt.

Wenn sich diese Schwierigkeiten nicht durch Gespräche beheben lassen, sondern sich wiederholen, ziehe ich auch Konsequenzen; d.h. ich informiere die Frau darüber, daß der von ihr gewählte Arzt unzuverlässig ist und ich deshalb nicht mehr mit ihm zusammenarbeiten möchte.

Meist wechseln die Frauen dann zu einem anderen Arzt, weil auch die Paare Wert darauf legen, daß der Arzt erreichbar ist.

In einem Fall hat mir dies Vorgehen eine Anzeige wegen Verleumdung und übler Nachrede durch den betroffenen Arzt eingebracht.

Das war sehr aufregend für mich! Ich hatte keine Illusionen darüber, wie es vor Gericht aussehen würde, wenn die Aussagen eines Arztes und einer Hebamme gegeneinander stünden.

Zum Glück waren einige Frauen und eine Kollegin bereit, ihre Erlebnisse zum Thema Zuverlässigkeit mit diesem Arzt vor der Kripo zu schildern.

Diese Vorfälle wurden dann auch in dem Schreiben der Staatsanwaltschaft, mit dem die Klage zurückgewiesen wurde, aufgelistet.

Obwohl diese Vorgänge äußerst unangenehm und nervenzehrend waren, würde ich mich stets wieder so verhalten, weil ich mich in der Verantwortung für Frau und Kind fühle und den Paaren entsprechende Informationen nicht vorenthalten kann.

Ich mache bei Geburtsbeginn eine Mitteilung und rufe den Arzt dann zur Geburt.

Dieses Timing ist manchmal nicht ganz einfach. Zum einen möchte ich den Arzt gern zur Geburt da haben, zum anderen möchte ich ihn nachts nicht zu früh wecken, bzw. tags nicht unnötig früh aus der vollen Praxis holen. Das führt dann manchmal zu einer vaginalen Untersuchung, die nur dazu dient, abzuschätzen, ob es nun der rechte Zeitpunkt ist.

Bei Mehrgebärenden mit gutem Muttermundsbefund aber mäßigen Wehen kann es schon mal vorkommen, daß ich den Arzt bereits gerufen habe und es dann

Zusammenarbeit

noch länger dauert; besonders, wenn die Frau sich unter den Druck setzt, nun müsse „was passieren".

Eventuell geht der Arzt dann nochmal weg und ich habe das Gefühl, die Situation nicht richtig eingeschätzt zu haben.

Bei auffälligen Herztönen in der Austreibungsphase sehne ich den Arzt manchmal richtig herbei und empfinde diese Situationen als sehr kräftezehrend, weil ich nach außen ja ruhig wirken muß.

Meist wird das Kind dann schnell und glatt geboren und ich fühle mich mit dem Streß, den ich vorher hatte, allein. Schwierig sind auch Situationen, wenn das Kind beim Eintreffen des Arztes „dipt" und dieser, weil er den bisher unauffälligen Verlauf nicht mitbekommen hat, Angst kriegt. Hilfreich ist hier natürlich das CTG; mit einem kurzen Blick kann der Arzt sich einen Überblick über die Herztöne der vergangenen Stunden verschaffen.

Oft gibt es atmosphärische Unterschiede, je nachdem, ob der Arzt ausgeruht ist und Zeit mitbringt oder aus der vollen Praxis angehetzt kommt und möglichst schnell zurück möchte. Dann fällt es manchen Ärzten schwer, den Macher abzustreifen und einfach nur dazusein.

Ich erinnere mich aber auch an einen Arzt, der nachts zur Geburt eines zweiten Kindes kam, nochmal ans Auto ging; als er wieder in die Wohnung kam, war das Baby schon geboren, seine Dienste nicht mehr erforderlich – da griff er die Gitarre von der Wand und brachte dem Kind ein Begrüßungsständchen.

Oder der Arzt, der kurz entschlossen das Paar zwecks Verlegung mit dem eigenen Auto in die Klinik fährt, statt endlich selbst wieder ins Bett zu sinken.

Wenn persönliche Sympathie und fachliche Wertschätzung vorhanden sind, lassen sich aber immer Wege finden, mit unterschiedlichen Schwerpunkten und Einschätzungen umzugehen. Zur Illustration eine schöne Anekdote: Während einer recht anstrengenden Geburtsbetreuung bat ich den Arzt bei 7-8 cm, zu kommen und die Fruchtblase vorzeitig zu öffnen; er untersuchte und murmelte mir zu: „Das sind aber nur 6 cm." Jede Hebamme kennt diese Situation – aber wie geht's dann weiter? Die Frau fragt: „Wie weit ist es denn?" Wir beide antworten gleichzeitig, aber jedeR gibt den Befund des/der anderen zum Besten.

Auch zu Hause müssen manchmal Kompromisse gemacht werden. Bisher habe ich noch keine Frau erlebt, die nicht Verständnis dafür hatte, daß der Arzt nicht zwei Stunden mit dem Nähen wartet, wenn in seiner Praxis Patientinnen und Schwangere warten.

Grundsätzlich gilt für die Betreuung von Hausgeburten: wenn einer „Nein" sagt, akzeptiert dies der andere. D.h. zum einen, wenn ich Gründe sehe, die geplante Hausgeburt gar nicht erst zu beginnen oder sie zu verlegen, erwarte ich, daß

Zusammenarbeit

der Arzt diese Entscheidung gegenüber dem Paar unterstützt. Zum anderen akzeptiere ich die Gründe, die den Arzt/die Ärztin veranlassen, von einer Hausgeburt abzuraten.

Ich habe einfach schon einige Male erlebt, daß einer von uns einen „guten Riecher" hatte. Außerdem macht es wenig Sinn, eine Hausgeburt zu starten, bei der einer der Betreuenden von vornherein Angst hat. Hiermit meine ich natürlich nicht Situationen, in denen Ärzte, die eigentlich keine Hausgeburten betreuen, Frauen entsprechende Zusagen machen (damit sie nicht den Arzt wechseln) und dann kurz vor Beginn der Rufbereitschaft unter fadenscheinigen Gründen absagen.

Nach einigen Erlebnissen dieser Art informiere ich Frauen ggf. so: „Dr. ... ist mir nicht als Hausgeburtenarzt bekannt. Bitte, sprich nochmal mit ihm darüber, daß seine Zusage bedeutet, daß er Tag und Nacht für uns erreichbar sein muß, daß er entsprechend ausgerüstet sein muß und daß ich ihn zur Geburt des Kindes rufen werde."

Oft klärt es sich dann sehr schnell: diese Ärzte sind meist nämlich höchstens bereit, zum Nähen zu kommen; sie möchten keine Verantwortung übernehmen!

Interview mit einem Gynäkologen

Dr. Conrad Felixmüller ist seit 1986 niedergelassener Frauenarzt in Hamburg und Vater dreier Kinder.

Frauke: Was hast Du in Deiner Ausbildung über Hausgeburten gelernt?

Conny: Gelernt habe ich gar nichts über Hausgeburten. Ich habe die Diskussion über Hausgeburten auf Kongressen verfolgt, da wurde im warnenden Sinne Holland angeführt.[1] Sonst haben wir in der Klinik nur mit abgebrochenen Hausgeburten zu tun gehabt, da gab's dann öfter so was wie Häme. Allgemein so

---

[1] Dabei wurden Statistiken vorgestellt, in denen die Hausgeburten schlechter abschnitten als die Klinikgeburten. Dies war auf eine erstaunliche Anzahl von Früh-, Zwillings- und BEL-Geburten zu Hause zurückzuführen. Auch die Begleitung von Hausgeburten durch Allgemeinmediziner ohne Hebammenhilfe spielte eine Rolle. (F.L.)

Zusammenarbeit

Gefühle wie: „Naja, die hätte man gleich in die Klinik kommen sollen, da hätten wir ihr besser helfen können, z.B. mit 'ner PDA." Und die Frau hätte nicht noch den Wechsel gehabt.

Medizinische Probleme in dem Sinne, daß zu Hause etwas Schlimmes passiert ist und wir das wieder geraderücken mußten, habe ich nicht erlebt.

Als Klinikarzt erlebt man ja auch nur die abgebrochenen Hausgeburten, nicht die, die gut zu Hause gelaufen sind.

Frauke: Wie bist Du dann überhaupt dazu gekommen, Hausgeburten zu machen?

Conny: Ich hatte mehrere Gründe. Einmal hat es mich gereizt, auch mal 'ne Hausgeburt zu machen. Ich finde, man soll versuchen, sich auch immer wieder mit neuen Dingen auseinandersetzen. Dann mache ich grundsätzlich gerne Geburten. Und, ich will auch ehrlich sein, es war für mich eine Möglichkeit beim Aufbau der Praxis, Patientinnen an die Praxis zu binden.

Frauke: Du hast ja Erfahrungen mit Geburten in einer sehr großen Klinik, bei Hausgeburten und in einer kleinen Belegklinik. Was sind die Unterschiede bei den Frauen, in der Geburtshilfe und in Deinem Erleben als Arzt?

Conny: Bei den Frauen, die eine Hausgeburt möchten, gibt es verschiedene; es gibt einmal die, die ihr zweites oder drittes Kind kriegen, 'ne gewisse Selbstsicherheit, was die Geburt anbetrifft, gewonnen haben und einfach sagen: „Das ging letztes Mal so gut, warum soll ich eigentlich in 'ne Klinik gehen?". Bei den Erstgebärenden, die zu Hause entbinden möchten, spüre ich immer wieder diese Angst vor dem Klinikapparat, die Angst, unterzugehen als Mensch, als Individuum.

Was ich auch wichtig finde bei der Hausgeburt, ist die Funktion der Hebamme. Nachdem es historisch für Notfallsituationen unter der Geburt vielleicht richtig war, daß Ärzte sich um Geburtshilfe kümmern, gehört das Rad jetzt wieder etwas zurückgedreht. Hebammen sollten aufgewertet werden; bei der Hausgeburt ist das am einfachsten. In der Klinik, ob das nun eine große Klinik oder die Belegklinik ist, sind die Ärzte zu wichtig. Wenn eine Frau bei mir in der Belegklinik entbinden will, dann verknüpft sie das oft mehr mit meiner Person, das versuche ich wieder abzubiegen und ihr klar zu machen, daß ich zwar die Geburt begleite, aber daß die Klinikhebamme wichtiger ist. Ich versuche auch zu vermitteln, daß die Frau den Geburtsvorbereitungskurs bei den Klinikhebammen besucht. Dann hat man das, was auch bei der Hausgeburt gegeben ist, die kontinuierliche Betreuung durch eine Hebamme und einen Arzt. Bei der Großklinik ist es doch so, daß es der Frau passieren kann, es wegen des Schichtdienstes mit drei Hebammen und drei Ärzten zu tun zu haben. Ich fand es als Klinikarzt immer schlimm, nachts um drei geweckt zu werden, zu einer Geburt gerufen zu werden, ins Geburtszimmer zu kommen, die Frau ist am Pressen und ich mag noch nicht mal „Guten Tag" sagen, weil die ja mit sich selbst beschäftigt ist, man kann sich so schnell nicht in die Geburt hineindenken, ich empfand mich damals dann nur als Störenfried.

Zusammenarbeit

Frauen, die in eine große Klinik gehen, legen meist Wert auf den Apparat und sagen z.B.: „Die Atmosphäre ist mir ganz egal; Hauptsache, die Kinderklinik ist dabei."

Frauke: Erlebst Du als Arzt Geburten in der Klinik anders als Hausgeburten?

Conny: Ja, schon. Ich hab das Gefühl, daß eine Frau zu Hause mehr sie selbst ist und auch freier sein kann als in der Klinik. Irgendwie echter, ehrlicher. Das fängt schon damit an, wenn sie diesen gleichmachenden Kittel ankriegt. Sie kann sich zu Hause leichter ausdrücken und das sieht man auch.

Das Wort „Hausgeburt" beschreibt schon zwei grundlegende Situationen. Das Haus steht für alles individuelle, welches eine werdende Mutter oder ein werdendes Elternpaar definiert und ausmacht; die Geburt bedeutet den Beginn eines neuen eigenständigen Lebens, losgelöst von der unbedingten Verbindung mit der Mutter. Jede Geburt ist eine höchst indivuduelle und zutiefst menschliche Leistung einer Frau/eines Paares, welches möglichst nicht von außen gestört werden sollte. Unter dem Ziel einer ganzheitlichen Medizin ist dies eigentlich nur zu Hause zu erreichen. Nicht umsonst wird auch in anderen Bereichen immer häufiger der Hausarzt, der noch wirklich Hausbesuche macht, vermißt.

Frauke: Und Deine Aufgabe; Streß, Angst, die mal dabei sind? Hast Du da Unterschiede erlebt?

Conny: Die Einstellung des Arztes zur Hausgeburt ist zwiespältig. Er weiß, daß die Phase der Geburt im Leben des Kindes eine statistisch höchst gefährliche Angelegenheit sein kann. Die Aufgabe des Arztes bei einer Hausgeburt besteht darin, zusammen mit der Hebamme eine Gefährdung der Gesundheit von Mutter und Kind abzuwenden. Im Idealfall ist seine Rolle lediglich die eines Beobachters. Bei auftretenden Risiken gilt es, gemeinsam mit der Hebamme über einen Abbruch der Hausgeburt zu entscheiden. Auch wenn ein Teil der Risiken vorhersehbar bzw. unter der Geburt erkennbar ist, so verbleibt doch ein minimales Restrisiko, welches von beiden unter möglicherweise schwierigen Bedingungen gemeistert werden muß. Es ist schon so, daß ich ängstlicher bin bei einer Hausgeburt, weil ich bei einer akuten Gefährdung einfach nicht die Möglichkeiten habe, die in der Klinik sind.

Frauke: Ich erinnere mich an eine Geburt, wo Du aus der Praxis angetobt gekommen bist, durch den Berufsverkehr, zack rein, schlechte Herztöne, keine Möglichkeit, in die Geburt hineinzuwachsen und ich hab schon eine viertel Stunde aus dem Fenster geguckt, wann du kommst. Das ist Streß, nich'?

Conny: Ja. Das war stressig. Ich fand keinen Parkplatz. Da fehlt dann das sich in eine Geburt Hineindenken, Hineinfühlen. Mir ist es angenehmer, wenn ich ein bißchen vorher schon da bin, man hat ein anderes Gefühl dafür, es kommen nicht so die Überraschungen.

Frauke: Was braucht ein Arzt an Ausrüstung für Hausgeburten?

Zusammenarbeit

Conny: Für die Versorgung einer Episiotomie Nahtmaterial, Pinzette, Nadelhalter, Tupfer, Desinfektionsmittel, Lokalanästhetikum. Für die eventuelle Notfallversorgung des Kindes Möglichkeiten, das Kind abzusaugen und per Maske Sauerstoff zu geben sowie es zu intubieren. Eventuell Pufferlösung, aber das wird von Kinderärzten sowieso kontrovers diskutiert. Für Gefahrensituationen vor der Geburt Tokolytika; Medikamente, um den Blutdruck zu senken oder zu stabilisieren. Für die Nachgeburtsphase Infusionen und Kontraktionsmittel. Last not least würde ich immer empfehlen, eine Zange dabei zu haben.

Frauke: Welche Wünsche hast Du an eine Hebamme, mit der Du gemeinsam Hausgeburten betreuen möchtest?

Conny: Fachliche Kompetenz. Zur Geburtshilfe gehört für Arzt und Hebamme eine gewisse Routine; man kann nicht mit zehn Hausgeburten im Jahr verantwortlich Geburtshilfe machen. Es gehört einfach auch dazu, immer wieder mit Überraschungen konfrontiert zu werden und praktisch fit zu bleiben.
Ich finde nicht, daß man von einer Hebamme verlangen kann, immer zum richtigen Zeitpunkt zu rufen, aber grundsätzlich lieber übervorsichtig zu früh als überschätzend zu spät.
Ein CTG gehört für mich aus zwei Gründen mit zu meinen Wünschen: es gibt keine bessere Informationsmöglichkeit und es ist eben die einzige Möglichkeit, den Zustand des Kindes zu dokumentieren. Für die Möglichkeit juristischer Auseinandersetzung ist das einfach wichtig.
Was die Betreuung der Schwangeren insgesamt angeht, natürlich der Vorbereitungskurs durch die Hebamme, sodaß sie die Frau kennenlernt. Und dann im Grunde alles, was man sich von einer Hebamme wünscht: Einfühlungsvermögen, Ruhe...

Frauke: Wie geht Dir das mit Deinen Kollegen? Ich hab manchmal das Gefühl, daß Hausgeburten unter Hebammen mehr akzeptiert sind als unter Ärzten.

Conny: Das ganz sicher. Es geht immer um das Konkurrenzverhältnis zwischen Ärzten und Hebammen, das meiner Ansicht nach überhaupt nicht da sein muß, das aber von Seiten der meisten Ärzte besteht. Sie haben das Gefühl, außen vor gelassen zu werden bei Hausgeburten. Ärzte betonen zu einseitig den Sicherheitsaspekt bei Hausgeburten. Bei allem Bedürfnis nach medizinischer Sicherheit ist ja doch eine Geburt viel mehr als eine medizinische Angelegenheit. Es ist ein ganz wesentlicher Moment im Leben einer Frau, im Leben eines Paares, der von dieser Warte aus meiner Meinung nach am idealsten zu Hause ablaufen kann. Ich denke man kann zu Hause einfach am leichtesten man selbst sein.

Frauke: Nochmal zurück zu Deinen Kollegen. Heißt das, daß die so reagieren: „Bei 'ner Hausgeburt hat die Hebamme das Sagen; wieso machst Du da als Arzt mit? oder daß sie sagen: „Zu Hause ist es unsicher, es ist unverantwortlich, daß Du Hausgeburten mitbetreust."?

158

Zusammenarbeit

Conny: Es ist beides. Das eine ist, die meisten Ärzte wissen nicht, wie eine Hausgeburt abläuft. Die niedergelassenen Ärzte sind raus aus der Geburtshilfe, die haben zum Teil vor 20 Jahren die letzte Geburt gemacht. Die Klinikärzte empfinden eine Hausgeburt als Angriff auf ihre Position, ihren Standard, den sie sich selbst setzen. Sie empfinden es als Konkurrenz. Ich denke es ist Unkenntnis und Konkurrenz, weswegen Ärzte gegen Hausgeburten sind.

Frauke: Was hast Du unter den gegebenen Umständen als die größten Hindernisse erlebt? Die auch zu Deiner Entscheidung geführt haben, Dich nach sieben Jahren aus der Hausgeburtshilfe zurückzuziehen?

Conny: Im Gegensatz zu den Niederlanden ist hier nicht erkennbar, daß die Hausgeburtshilfe als förderungswürdig angesehen wird. Hebammen werden schlecht bezahlt, der mit der Hausgeburtshilfe verbundene Bereitschaftsdienst wird nicht honoriert. Auch dem Arzt wird die Hausgeburtshilfe nicht leistungsgerecht honoriert. Ich zahle DM 9000,— im Jahr an Berufshaftpflichtversicherung mit steigender Tendenz und bekomme DM 250,— pro Geburt; falls ich eine Dammnaht machen muß, DM 50,— zusätzlich.
Mal andersrum; ich hab mir überlegt, welcher Arzt könnte denn gut Hausgeburten machen. Ich stell mir so'n Modell vor, wo ein erfahrener Klinikassistent, der eben frei verfügbar ist, von einem Krankenhaus abgestellt ist, mit einer positiven Einstellung Hausgeburten gegenüber, rufbereit wie der Neugeborenennotdienst, das wäre in meinen Augen der ideale Arzt. Als niedergelassener Arzt parallel zur Praxis Geburten zu machen, ist schon sehr belastend.

Frauke: Das ist aber mit Belegbetten ähnlich!

Conny: Genau, den Einwand kann man machen. Da kommen dann aber doch die materiellen Gesichtspunkte zum Tragen. Es ist einfach so, 'ne Hausgeburt bedeutet einen gewissen Aufwand an Zeit, Rufbereitschaft und das Entgelt für eine Hausgeburt bei gesetzlich versicherten Frauen steht in keinem Verhältnis zu dem Aufwand und der Verantwortung. Wenn das anders wäre, würde ich wohl weiterhin Hausgeburten begleiten. Das ist ja ein generelles Problem in unserem Gesundheitswesen: wir können dazu verführt werden, keine Medizin des Herzens, sondern der Gebührenordnung zu machen.
Auch deshalb mein Vorschlag mit dem abgestellten Klinikassistenten, für den es egal ist, ob dieser Einsatz nun eine oder zwei Stunden dauert.

Frauke: Das ist auch, was sich manchmal beißt. Eigentlich ein knappes Timing haben zu wollen, aber zum Einstimmen und Reinkommen ein bißchen mehr Zeit vor Ort zu haben.

Conny: Richtig. Es ist z.B. so, daß ich auch in der Klinik lieber eine halbe Stunde früher da bin, mich dazu setze, in der Nähe bin. Solange 'ne Geburt läuft, bin ich unruhig, fühle mich wohler, wenn ich sozusagen um die Frau rumlaufen kann, als wenn ich weit weg bin in der Praxis, habe die nächste Patientin und denke: „Hoffentlich meldet sich nicht gerade jetzt der Pieper."

159

Zusammenarbeit

Zusammenarbeit mit Kliniken

Die Frauen sind alle in einer von zwei Kiniken angemeldet, die werdende Eltern wirklich als PartnerIn behandeln und weitgehend ohne starren Routineablauf arbeiten. Bei dieser Anmeldung erleben die Paare schon, daß ihr Wunsch nach Hausgeburt von den Ambulanzhebammen akzeptiert wird und die Hausgeburtenärzte und ich dort bekannt sind. Es wird den Frauen gesagt, daß sie keine Angst zu haben brauchen, falls sie doch unter der Geburt in die Klinik kommen müssen.

Sind diese Kliniken relativ weit vom Wohnsitz des Paares entfernt, so ist die Frau zusätzlich für Notfälle in der nächstgelegenen Klinik angemeldet.

Die Frauen wissen, daß wir in die Klinik gehen

– entweder aus Sicherheitsgründen bei Auffälligkeiten, um mit den schnelleren Eingreifmöglichkeiten dort länger auf dem Weg einer natürlichen Geburt weitergehen zu können,

– oder, weil wir mit den häuslichen Mitteln nicht weiterkommen, also etwas geschehen muß, z.B. ein Wehentropf nach vorzeitigem Blasensprung oder Geburtsstillstand angezeigt ist.

Die meisten Eltern haben, sicher auch durch den Vorbereitungskurs, eine positive Einstellung der Klinik und den Hebammen dort gegenüber.

Das schließt nicht aus, daß in der Verlegungssituation Enttäuschung, Traurigkeit und ein Gefühl von Versagen auftritt. Da wir nicht im letzten Augenblick die Klinik erreichen, kann der Frau dort eine Eingewöhnungszeit gewährt werden, in der die veränderte Situation und das weitere Vorgehen miteinander besprochen werden.

Paar und Klinikhebamme können eine Beziehung aufbauen; ich habe den Eindruck gewonnen, daß in den Kliniken, mit denen ich zusammenarbeite, ÄrztInnen und insbesondere die Hebammen sich besonders viel Mühe geben, den Wünschen dieser Frauen entgegenzukommen.

Es wird z.B. versucht, die Zahl der Fachleute, die sich um die Geburt kümmern, niedrig zu halten. Es dürfen außer dem Partner andere FreundInnen dabei sein. Wenn die Frau nicht wenige Stunden nach der Geburt die Klinik verlassen kann/ darf, wird manchmal angeboten, daß der Partner die erste Nacht bei seiner Frau verbringen kann.

Wenn wir in einem fortgeschrittenen Stadium der Geburt umgezogen sind, bleibe ich meist als „Freundin mit weitreichenden Kompetenzen" dabei. Die diensthabende Hebamme bespricht zumeist mit mir, was sie der Frau jetzt vorschlagen wird.

160

Zusammenarbeit

Öfters wird mir auch angeboten, die Frau selbst zu entbinden; wenn es zu einer Spontangeburt kommt, nehme ich dies auch gern an. Versicherungstechnisch bin ich durch meine umfassende Berufshaftpflichtversicherung abgedeckt, wenn ich in der Klinik Geburtshilfe leiste. Bei einer Geburt mit schlechten Herztönen oder einer vaginal-operativen Entbindung überlasse ich dies lieber dem eingespielten Klinikteam. Meine Aufgabe ist dann mehr die Vermittlung und Anleitung der Frau.

Die Eltern erleben, daß die Klinikhebammen und ich ein freundschaftliches Verhältnis haben. Dies stärkt das Vertrauen der Paare in die Klinikhebammen und fördert ihre Bereitschaft, sich auf die anstehenden Maßnahmen einzulassen.

Mein Einsatz in der Klinik wird nicht von der Kasse bezahlt; meist ist es ein Geschenk von mir an das Paar.

Bei den meisten abgebrochenen Hausgeburten bin ich nicht bis zum Ende in der Klinik dabei – auch sie laufen meist gut zuende. Die Frauen sind positiv auf diese Kliniken eingestimmt, nicht in Konfrontationshaltung.

Natürlich gibt es auch Ausnahmen; eine Kollegin sagte einmal drastisch und zutreffend: „Auch du kannst nicht aus Scheiße Sahnetörtchen backen!". Aber wegen der überwiegend guten Zusammenarbeit wird es nicht mir angelastet, wenn ein Paar es überhaupt nicht schafft, sich auf die veränderte Situation einzulassen.

Übrigens tun sich Paare, die nicht im Geburtsvorbereitungskurs waren, oft schwerer mit der Umstellung auf die Klinik.

Diese für manche Hausgeburtenhebammen ungewohnt gute Zusammenarbeit mit Kliniken ergibt sich aus:

* persönlichem Kennen

* Anerkennung der Leistung der Klinikkolleginnen

* sorgfältige Selektion zur Hausgeburt

* positive Einstimmung auch auf die Klinik in der Geburtsvorbereitung

* gute Überwachung und frühzeitiges Verlegen

* persönliche Übergabe im Kreißsaal bzw. telefonische Ankündigung und Mitgabe der Dokumente zum Geburtsverlauf.

Zusammenarbeit

Interview mit einer Klinikhebamme

Hannelore Brocksieper hat als Kinderpflegerin gearbeitet, bevor sie 1964 ihr Hebammenexamen machte. Nach einigen Berufsjahren an einem kleinen Haus mit 800 Geburten machte sie eine dreizehnjährige Familienpause und arbeitet jetzt seit 1982 an einer sehr großen Hamburger Klinik.

Frauke: Hannelore, wie hat sich Deine Einstellung zu Hausgeburten entwickelt?

Hannelore: Als junge Hebamme wäre ich gern in die Hausgeburtshilfe gegangen, aber da traute ich mich noch nicht, weil ich ja noch keine Erfahrung hatte. Durch die Kinder und den Trend, daß die Geburten dann eben in der Klinik stattfanden, habe ich den Plan dann aufgegeben, freiberuflich zu arbeiten.
Dann habe ich jahrelang Geburtsvorbereitung und Schwangerschaftsschwimmen gemacht.
Der Einstieg wieder in die Klinik ist mir sehr schwer gefallen. Alles, was ich selbst gelernt hatte, war jetzt anders. Und dann fing die sogenannte alternative Geburshilfe an. Manches war mir natürlich fremd.
Aber die Einstellung gefiel mir auch, daß man selbst was mitbestimmte und Freiraum ließ und so. Das ist mir nicht schwer gefallen. Vielleicht war es für mich sogar leichter, ich mußte eben alles neu lernen, CTGs, Ultraschall und eben auch den Umgang mit den Paaren.

Frauke: Hat sich dann durch Deine Klinikerfahrungen Deine Einstellung zu den Hausgeburten verändert?

Hannelore: Meine Einstellung hat sich geändert mit dem CTG und den Sicherheitsanforderungen.
Und dann hat unser Chef uns immer Angst vor eventuellen Prozessen gemacht.
Als Du dann so mit den ersten Frauen kamst, da hatte ich richtig Schiß.
Was haben die für eine Erwartung?
Mach ich das auch ordentlich mit Deinen Frauen und so.
Und weil die Frauen ja eine andere Einstellung zur Klinik hatten.
Ich glaube, vielen Hebammen geht das so.
Daß sie denken: Mach Du das man, ich möchte so 'ne abgebrochene Hausgeburt nicht.
Wir kommen dann ja oft mit all den Dingen, die die Frauen eigentlich nicht wollten.
Im Laufe der Jahre habe ich ja dann mit Dir die Erfahrung gemacht, daß Du die Frauen richtig aufklärst.
Ich hatte nie das Gefühl, daß die klammern; es ist klar, wenn es irgendwie kritisch wird, dann geht Ihr in die Klinik. Ich habe bei Deinen Frauen nicht eine größere Anti-Klinik-Haltung festgestellt als bei anderen.
Heute entbinde ich die richtig gern, weil die genau wissen, warum sie in der Klinik sind und daß wir jetzt die sind, die ihnen helfen können.

Zusammenarbeit

Und man kann auch noch so'n bißchen Gefühl investieren, denn die tun mir richtig leid, weil die nun aus ihrer vertrauten Umgebung zu Hause weg sind. Die müssen sich jetzt recht schnell umstellen und wissen, da läuft was nicht so gut an meiner Geburt.

Das ganz Positive ist ja dann schon 'n bißchen abgelegt. Wenn das dann gut ausgeht, dann ist es noch schöner.

Frauke: Machst Du auch die Erfahrung, daß die Paare dann dankbar sind?

Hannelore: Ja, ich höre ganz häufig, daß die sagen: Ne, ich wußte das, ich war darauf vorbereitet. Wenn ich das alles nicht gewollt hätte, hätte ich ja gar nicht zu kommen brauchen.

Das macht die Vorbereitung ganz, ganz wichtig. Bei Deinen Frauen habe ich nie das Gefühl, daß wir das jetzt ausbügeln müssen, die böse Klinik, die bösen Hebammen.

Ich hab auch ein gutes Gefühl zum Verlauf der Geburt; nicht, daß wir jetzt die Karre aus dem Dreck holen müssen.

Frauke: Woran liegt das?

Hannelore: Du hast andere Kriterien; Du hast ganz klare Kriterien, wo Du sagst, die nehm' ich, die nehm' ich nicht und das brech' ich ab.

Es gibt Frauen, die haben schlechte Erfahrungen mit der Klinik gemacht, die Du nie annehmen würdest, Zustand nach Sectio z.B. und die dann in der Praxis bleiben, bis es fast eine Ruptur gibt und wir müssen das dann ausbügeln. Das finde ich ganz schrecklich.

Die Frauen erleben genau das, was sie nicht wollen, sie kommen holterdiepolter in die Klinik mit der Ablehnung der Klinik, und dann überfallen wir sie mit den Dingen, die sie nicht wollten. Ultraschall, Tropf ran, oder gleich Sectio.

Wenn ich sie gleich gehabt hätte; vielleicht wäre es dann anders gelaufen; zumindest wäre die Stimmung anders gewesen.

Hier werden wir unnötig zum Buhmann.

Frauke: Wie ist das mit den Frauen, wo eigentlich alles in Ordnung ist, die sich aber eine PDA wünschen? Läuft das dann auch ganz positiv? Dann seid Ihr ja diejenigen, die den Frauen die Erlösung bieten können?

Hannelore: Ja, das seh ich auch so.

Mir ist es dann wichtig, den Frauen zu erklären, daß sie lieber jetzt eine PDA nehmen sollen, bevor sie in eine Situation kommen, wo sie sich vor lauter Verzweiflung und Erschöpfung völlig abgeben und sagen, macht doch, was Ihr wollt, mir ist alles egal. Das find ich auch für mich viel schlimmer.

Ggf. mache ich ihnen auch klar, daß die PDA die Rettung vorm Kaiserschnitt sein kann.

Ich versuche den Frauen die medizinische Indikation zur PDA zu erklären, damit sie nicht denken, sie seien besonders wehleidig und dann Versagensgefühle haben.

Zusammenarbeit

Frauke: Du hast am Anfang mal gesagt, daß Du Angst vor mir hattest, wenn ich mit in die Klinik kam. Hatte das mit mir als Hausgeburtenhebamme zu tun oder ging es einfach darum, daß eine Hebamme Dich bei Deiner Arbeit beobachtet?

Hannelore: Eine Zeitlang habe ich das als Kontrolle empfunden; das hat aber nichts mit Hausgeburtshebamme zu tun oder Klinikkollegin.
Das kommt dann auch drauf an, was für eine Kollegin das ist. Bei Dir und Viresha habe ich das Gefühl überhaupt nicht.

Frauke: Hat es damit zu tun, daß, wenn da eine gegenseitige Akzeptanz ist, wenn Du weißt, jede Kollegin macht es ein bißchen anders, aber wir mögen uns persönlich und akzeptieren uns, dann ist es in Ordnung?

Hannelore: Ja, das wird es wohl sein.
Ich guck auch gern bei anderen zu, aber dazu haben wir ja selten Gelegenheit. Ich würde gern mal bei einer Hausgeburt zugucken.

Frauke: Wie geht es Dir damit, wenn eine Hebamme eine Frau mit abgebrochener Hausgeburt begleitet und dann die Frau gern in der Klinik entbinden möchte und Du aber eigentlich die Verantwortung hast?

Hannelore: Wenn ich die Hebamme kenne, habe ich überhaupt keine Probleme damit, dann würde ich gern zugucken; aber ich hab da auch das Gefühl, da läuft das auch so, ob ihr daneben sitzt und die Frau einfach begleitet oder ob ihr die Geburt eigentlich macht, das spielt dann nicht mehr die große Rolle, auch für euch nicht.

Frauke: Das seh ich auch so; wobei ich mich natürlich sehr freue, wenn die Kollegin mir den Dammschutz „schenkt". Ich mache ja viel weniger Geburten als Ihr.

Hannelore: Wohingegen ich das wirklich ungern machen würde, wenn ich so das Gefühl habe, das ist total verfahren.
Weil ich da auch innerlich wütend bin, weil ich denke, die Kollegin hätte früher kommen sollen.
Neulich war eine Frau angekündigt mit Muttermund vollständig; daß sie eine Sectio voraushatte, wußte ich auch nicht, nur, daß diese Frau völlig von der Rolle war und überhaupt nicht mehr zu leiten war, weil sie tierische Schmerzen hatte. Der Muttermund war aber gar nicht vollständig, und dann guckte ich mir den Bauch an, sah sehr mysteriös aus; ich habe dann die Oberärztin gerufen, im Ultraschall war nichts zu sehen, aber die Herztöne waren auch nicht mehr gut und dann in den OP und dann war's 'ne Ruptur; und dann ist man innerlich total stinkig, weil ich denke, das hätte nicht sein müssen.
Andererseits habe ich das immer positiv empfunden, wenn ich mit den Frauen was bespreche und dann gucken sie kurz Dich an und Du nickst und dann sagen sie „ja", oder Du sagst: „ich würde das auch so machen wie Hannelore." Das ist dann so'n Geben und Nehmen.

164

Zusammenarbeit

Frauke: Kannst Du nochmal zuammenfassen, was für Dich die Wünsche an Hausgeburtenhebammen sind, für eine gute Zusammenarbeit?

Hannelore: Daß sie ihre Frauen erstmal optimal vorbereiten, immer mit ins Spiel bringen, daß es eventuell zum Abbruch kommen kann; daß die Kriterien eben ganz klare sind, das finde ich wirklich unheimlich wichtig, auch für die Frauen; daß wir eine Akte haben; daß es überhaupt Verbindung zu den freiberuflichen Hebammen gibt, damit man nicht denkt, oh, wer kommt denn nun. Daß man sich kennt und vertraut ist und daß ich mich verlassen kann, daß es nicht erst soweit kommt, daß es eine pathologische Sache wird, wo alle dann im Streß sind und es nur noch negativ empfinden.

Ja, und ich erwarte, daß die Hebammen draußen die Klinik nicht nur schlecht machen; daß sie versuchen, den Frauen auch die Angst vor der Klinik zu nehmen.

Auch daß eine Dokumentation mitgegeben wird oder eben die Hebamme die Frau zwecks Übergabe in die Klinik begleitet.

Wenn es eben möglich ist, daß die Hebamme möglichst dabei bleibt und nicht ihre Frau einfach an der Tür abgibt.

Frauke: Für die Frauen ist es auch eine große Erleichterung, wenn sie sich hier anmelden für den Fall, daß es doch nichts wird mit der Hausgeburt und bei den Hebammen in der Ambulanz merken, daß wir uns kennen und schätzen.

Ihnen wird ja auch gesagt, daß sie keine Angst zu haben brauchen, wenn sie doch kommen müssen, daß es keine Vorwürfe gibt.

Manchmal habe ich das Gefühl, daß viele der Hebammen bei Euch sich extra Mühe geben mit den abgebrochenen Hausgeburten.

Hannelore: Ja, das versuche ich eigentlich auch. Warum soll man nicht den Frauen das so in die Hand geben. Weil wir gut zusammenarbeiten und ich weiß, das ist jetzt nicht gegen die „böse Klinik" gerichtet, daß die zu Dir gehen. Und wenn die dann kommen, hat es ja wirklich einen Grund und ich kann vielleicht auch ein bißchen was auffangen.

Zusammenarbeit mit Kolleginnen

Es hat etliche Jahre gedauert, bis ich bereit war, in der Hausgeburtshilfe mit Kolleginnen zusammenzuarbeiten, mich vertreten zu lassen. Ich mochte es lange der Frau nicht zumuten, sich plötzlich auf eine andere Hebamme einzustellen. Dies wurde auch durch den Umstand genährt, daß ich in den ersten Hausgeburtenjahren viele Zweitgebärende betreute, die ihr erstes Kind mit mir als ambulante Klinikgeburt bekommen hatten und deren Entschluß zur Hausgeburt stark von dem Wunsch bestimmt war, mich wieder als Hebamme dabei zu haben.

Auf der anderen Seite wäre mir dann ja eventuell das Erlebnis einer schönen Hausgeburt entgangen, die ich so lange mit vorbereitet hatte und für die ich ja schon seit Wochen Rufbereitschaft machte, damals noch unbezahlt.

So begannen wir irgendwann zu dritt, uns reihum freie Wochenenden zu verschaffen, aber Rufbereitschaft für meine Hausgeburtenfrauen machte ich weiterhin; und wenn ich grad' am Freitag eine Frau entbunden hatte, schaffte ich es auch nicht, die Nachsorge am Wochenende aus den Händen zu geben.

Ich mußte erst mehrere Male durch Erschöpfungszustände gehen, um zu lernen, abzugeben, mein Privatleben zu pflegen.

Was ich mir lange nicht gönnen konnte, schaffte ich wenigstens für „mein" Wohngemeinschaftskind. Seit wir nicht mehr zusammen wohnten, verbrachten wir einen Nachmittag in der Woche gemeinsam – und der mußte rufbereitschaftsfrei sein. So erfuhren die Paare schon im Vorgespräch von meinem „Freitagnachmittag nie".

Anderthalb Jahre lang vertrat mich eine Kollegin in dieser Zeit und die Frauen stellten sich drauf ein: Hanne betreute in der ganzen Zeit effektiv eine Hausgeburt für mich und überbrückte einmal einige Stunden, bis ich Freitagabend wieder zur Verfügung stand. Diese Zusammenarbeit endete an dem Punkt, wo Hanne feststellen mußte, daß ich nicht bereit war, mich auf intensivere Zusammenarbeit einzulassen. Damals war es mir noch unvorstellbar, z.B. wöchentlich den Pieper und damit die Rufbereitschaft abzugeben. Das würde ja nicht nur bedeuten, „meine" Paare abzugeben, sondern auch für „fremde" Frauen nachts aus dem Bett zu springen. (Übrigens habe ich sehr wenig Hausgeburtenvertretungen für Kolleginnen gemacht; zum einen lag das daran, daß ich auf einem Arzt zur Geburt bestand, zum anderen den Arzt, mit dem eine Kollegin hauptsächlich zusammenarbeitete, aus Sicherheitsgründen ablehne. Konflikte, die in der Vertretung entstehen können, möchte ich an zwei Beispielen verdeutlichen:

1. Ich sage die Vertretung für eine Hausgeburt beim zweiten Kind zu, treffe mich mit dem Paar zum Kennenlernen und stelle dabei fest, daß die Frau vier Abbrüche in der Anamnese hat. Meine Ablehnung der Vertretung führt natürlich zu Aufregung und Verunsicherung des Paares.

2. Ich vertrete eine Kollegin bei der Hausgeburt einer Drittgebärenden; bei fortgeschrittener Eröffnung sinkt der Blutdruck, die Frau – selbst Ärztin – fühlt sich kollaptisch. Ich verlege in die Klinik, als ich merke, daß der Partner Angst bekommt. Dabei beschäftigt mich die Frage, ob die „eigentliche Hebamme" auch verlegt hätte, ob ich zu vorsichtig/ängstlich bin, ob die Frau/die Kollegin enttäuscht sein werden.

Zusammenarbeit

Der nächste Schritt war meine Entscheidung, ein Training in Rückführungen und Gedankenheilung mitzumachen, was bedeuten würde, jeden Monat ein Wochenende nicht in Hamburg zu sein.

Solche Vorhaben hatte ich mir jahrelang „verboten", nun war die Zeit reif dafür, es mir zu gönnen und den Frauen zuzumuten. Die nahmen es meist verständnisvoll auf, zumal ich sie ja schon beim Anmeldungsgespräch über diesen Umstand informierte. Manche Frauen behielten sich vor, im Falle des Falles doch in die Klinik zu gehen, weil für sie die Entscheidung zur Hausgeburt mit der Betreuung durch eine vertraute Hebamme, die auch die Schwangerschaft begleitet hatte, zusammenfiel. Zum Glück traf dies nie ein. Aber ansonsten konnte ich während dieser Ausbildung gut das Loslassen üben: Viresha, Luise und Lena „holten" einige Kinder für mich.

Über den Umstand, daß diese Hebammen ihr Bereitstehen bezahlt bekamen, schaffte ich den Einstieg in die Bezahlung der Rufbereitschaft durch die Paare.

Der Mangel an Hausgeburtenhebammen machte immer wieder Organisationskunststücke notwendig, um alles auf die Reihe zu kriegen. Auch das „Frei" für den Patenkindtag war nicht mehr aufrechtzuerhalten, was ich als sehr belastend empfand, immer mit dem Gedanken: „Wenn's jetzt piept, wie kriegst Du alles auf die Reihe?

Ganz prekär wurde es, als ich im Präsidium des BDH tätig war und Termine wahrnehmen mußte; einige Schwangere waren überfordert, gelassen mit der Situation umzugehen. Druck von allen Seiten.

Die Zukunftsperspektive? Eine Arbeitsweise, die auf Gesundheit und Privatleben der Hebamme Rücksicht nimmt, ohne die Vorteile des engen Kontaktes zur Schwangeren aufzugeben. Das könnte so aussehen, daß eine Hebamme die „Januar-Frauen" annimmt, die andere die „Februar-Frauen" und die Paare erfahren, daß im jeweils anderen Monat die Kollegin Rufbereitschaft macht. Der Hausbesuch zu Beginn der Rufbereitschaft wird dann von beiden Hebammen vorgenommen oder die zweite Hebamme ist z.B. aus einem Vertretungsabend in der Geburtsvorbereitung bekannt.

Zusammenarbeit ist auch für die seltenen Male notwendig, wenn zwei Hausgeburten parallel laufen. Dies habe ich in zehn Jahren zweimal erlebt. Nach dem ersten Schreck angesichts der Aussicht auf eine fremde Hebamme (und in einem Falle auch eine fremde Ärztin) lief die Zusammenarbeit so gut, daß Viresha und ich uns die anschließenden Wochenbettbetreuung teilten, so daß ein Nachklingen möglich war.

In den letzten Monaten haben wir wegen des Ärztemangels einige Mehrgebärende mit zwei Hebammen entbunden. Atmosphärisch ist dies besonders schön, sicherer fühle ich mich allerdings mit Ärzten. Auch entfällt dann die Möglichkeit, abwechselnd in Rufbereitschaft zu stehen.

Zusammenarbeit

Hebammenschülerinnen bei Hausgeburten

Die Nachfrage von Hebammenschülerinnen nach Externatsplätzen bei Hausgeburtenhebammen ist groß, da die Hausgeburtshilfe in den meisten Hebammenschulen immer noch diskriminiert wird und die Schülerinnen sich gern ein eigenes Urteil bilden möchten.

Ich biete den Schülerinnnen an, schon vor ihrem Praktikum in dem Kurs zu hospitieren, der voraussichtlich während der Externatszeit Kinder bekommt.

So sind sie den Paaren bekannt; dies erleichtert es den Frauen, der Anwesenheit der Schülerin bei der Geburt zuzustimmen.

Die meisten Paare haben großes Verständnis für den Wunsch der Schülerinnen, außerhalb der Klinik zu lernen und unterstützen dies in der Hoffnung, daß in Zukunft mehr Frauen/Paare in den Genuß einer ganzheitlichen Betreuung durch eine frei gewählte, vertraute Hebamme kommen.

Während ich im Vorbereitungskurs die Schülerin einfach einführe mit: „Das ist ...; sie möchte gern meine Arbeit beobachten.", frage ich für die Geburten und Hausbesuche die Paare ausdrücklich um ihre Zustimmung.

Ablehnungen sind selten, kommen aber vor.

Ist eine Frau unentschieden, so betone ich, daß es ihre freie Wahl ist, wen sie bei der Hausgeburt dabei hat und daß sie auch unter der Geburt jederzeit ihre Entscheidung ändern kann.

Manchmal bekommen die Schülerinnen bestimmte „Jobs", z.B. Fotos bei der Geburt zu machen. (s. S. 51)

Ich selbst erlebe die Zusammenarbeit mit den Hebammenschülerinnen bei Hausgeburten als sehr angenehm, unterstützend und ergänzend. Z.B., wenn sie mit dem Mann zusammen das Bett geburtsbereit macht, während ich mit der Frau atme oder wenn sie der Frau beim Wechsel des Kindes an die zweite Brust hilft, wenn ich gerade die Papiere schreibe. Auch das Nachgespräch auf dem Heimweg, ein Austausch unter Kolleginnen ist angenehm zum Ausklingenlassen der Anspannung, zum Teilen der Freude, der Befriedigung nach getaner Arbeit. Wir Hausgeburtenhebammen arbeiten ja meist etwas vereinzelt.

Voraussetzung für dieses angenehme Miteinander ist die Zurückhaltung der Hebammenschülerin bei der Familie, das Verschieben längerer Diskussionen auf den Nachhauseweg.

Insbesondere sollte in Geburtsvorbereitungskursen und bei Wochenbettbesuchen nicht Frust über die Ausbildung abgeladen oder über andere Hebammen oder ÄrztInnen hergezogen werden.

168

Zusammenarbeit

Bei der Geburt und im Wochenbett möchte ich nämlich eine Atmosphäre fördern, die sich am ehesten mit Worten wie „verzaubert", „heilig" beschreiben läßt.

Aus dieser engen Zuammenarbeit mit Hebammenschülerinnen hat sich schon manche Freundschaft bzw. spätere Zusammenarbeit entwickelt.

Bei einer eventuellen Verlegung der Geburt in die Klinik kann es vorkommen, daß die Schülerin die Beendigung der Geburt in der Klinik beobachtet, während ich die anstehenden Wochenbettbesuche erledige.

Das Paar freut sich, eine vertraute Bezugsperson zu behalten; die Schülerin bekommt einen Einblick in die Geburtshilfe einer anderen Klinik.

Die erste Hausgeburt oder Geburtsbegleitung statt Geburtsmedizin

(Eine Hebammenschülerin berichtet)

Der Geburtsvorbereitungskurs hat gerade mit einer Entspannungsübung begonnen, da blinkt und piept Fraukes Pieper. Der Telefonanruf bestätigt meine heimliche Hoffnung: bei Dorothee haben die Wehen begonnen.

So wird es wohl nichts werden mit dem gemütlichen Essen als Abschluß des Kurses: nach dem offiziellen Teil wollen wir los. Der Kurs läuft weiter, doch so richtig bin ich nicht mit den Gedanken dabei, auch bei Frauke spüre ich die Spannung.

Als gegen 21.00 Uhr keine Fragen mehr kommen, ruft Frauke wieder an. Die Angaben von André, Dorothees Mann – Wehen alle fünf Minuten – lassen uns zügig die Sachen packen und ins Taxi stürzen.

Die Spannung steigt, Frauke wird schweigsam und ich habe vor Aufregung feuchte Hände.

Bei Dorothee angekommen, sehen wir die beiden gemütlich durchs Zimmer spazieren, so eilig scheint es doch nicht zu sein. Frauke hört erstmal die Herztöne mit dem Sonicaid, sie erscheinen ihr nach einer Wehe etwas niedriger, sodaß sie gleich ein CTG schreiben will. Kurzfristig entsteht Hektik, das Bett im Wohnzimmer ist noch nicht geburtsfähig gemacht, die Sachen müssen noch zusammengetragen werden. Frauke baut in einer Ecke ihren Hebammenkoffer auf und „besetzt" den Schreibtisch. Doch dann läuft das CTG, die Herztöne sind in Ordnung und alle entspannen sich. Auch Dorothee, die Wehen haben sich erstmal verflüchtigt.

Also werden die beiden auf die Piste geschickt, sprich: sich bei einem Spaziergang den klaren Nachthimmel ansehen.

Wir bekommen von Dorothees Mutter etwas zu essen und können in Ruhe die Situation besprechen, der Untersuchungsbefund ist noch nicht so weit für ein drittes Kind, es sieht so aus, als würde es eine lange Nacht werden.

Nach einer knappen Stunde kommen die beiden zurück, die Wehen sind wieder kräftiger und regelmäßig.

Dorothee kniet im Vierfüßlerstand auf dem Sofa und bildet mit André, der sie gelassen beim Atmen unterstützt, eine harmonische „Arbeitseinheit".

Wir kümmern uns abwechselnd darum, ihre Füße zu wärmen und Herztöne zu hören oder ein bißchen im Sessel zu dösen.

Die Atmosphäre ist locker und entspannt. Der Arzt, der zur Geburt kommt, ist informiert; auch er weiß, es kann noch dauern. So gegen 24.00 Uhr untersucht Frauke wieder, der Muttermund ist 4 cm auf, es geht also weiter, wenn auch langsam. 20 Minuten CTG bestätigen, was auch mit dem Sonicaid zu hören ist: dem Kind geht es gut.

Dorothee fängt an, konzentrierter zu atmen, André unterstützt sie.

(Ich muß an die Klinikroutine denken, wo jetzt bei den noch unregelmäßigen Wehen sicher ein Wehentropf und Dauer-CTG der Bewegungsfreiheit und dem natürlichen Geburtsablauf ein Ende bereitet hätte.)

Dorothee sitzt im Schneidersitz oder hängt sich im Vierfüßlerstand über die Sofalehne oder geht zum Klo.

Wir werden etwas müde, Dorothees Mutter kocht für alle Kaffee und Tee.

Um 2.00 Uhr untersucht Frauke wieder; ihre Stimme hört sich froh und erleichtert an, als sie sagt : „Oh, jetzt sind es 6 cm und der Muttermund ist ganz weich."

Wir alle sind wieder wacher und mit neuer Motivation geht es weiter.

Frauke ruft den Arzt an, er wird sich langsam auf den Weg machen.

Dorothee arbeitet heftiger, doch nicht hektisch; Frauke hört jetzt nach jeder zweiten Wehe die Herztöne. Noch mal aufs Klo und eine Weile stehen, die Arme um André geschlungen.

Die Atmosphäre wird dichter, energiereicher; wir unterstützen sachte, wo es für Dorothee stimmig ist.

Gegen halb drei kommt Conny, der Arzt, und fädelt sich unauffällig in alles ein.

170

Zusammenarbeit

Sein Notfallkoffer wird im Nebenzimmer aufgestellt, er sitzt im Schneidersitz am Ofen, trinkt Tee und nimmt einfach Teil.

Bei Frauke spüre ich ihre Aufmerksamkeit und etwas Spannung, sie rückt näher an Dorothee; ab und zu werden Worte gewechselt, sie unterstützt sie liebevoll in Worten und Gesten.

Ab 3.00 Uhr werden die Wehen richtig heftig, es fängt an zu drücken und Dorothee stöhnt jetzt lauter. Doch es hat nichts panisches, sie kommt super klar.

So um 3.30 will Frauke die Fruchtblase öffnen, die bisher allem Druck widerstand und jetzt eher hinderlich ist. Kurze Absprache mit Dorothee und Conny.

Frauke richtet ringsherum alles für die Geburt, ich lege Tücher fürs Kind auf die Heizung.

Dorothee liegt halb auf der Seite, gestützt von Andrés Armen. Der Muttermund ist jetzt 8 cm auf; Frauke öffnet langsam die Blase, das Fruchtwasser ist farblos, alles klar.

Bei der nächsten Wehe drückt der kleine Kopf richtig. Dorothee wird heftig und laut, sie muß sich erst auf den neuen Schmerz einstellen.

In eine andere Position will sie nicht mehr, rückt sich noch ein bißchen in halbsitzender, seitlicher Position zurecht.

Jetzt hört Frauke mit den CTG die Herztöne, alles ist bestens. Dorothee atmet die Wehen gut raus und fängt an, ihr Becken zu öffnen.

Fraukes Hände in Handschuhen bereit, doch nicht im Einsatz.

Das Köpfchen wird sichtbar, Dorothee schiebt es ganz sachte, ohne bewußtes „Pressen" hinaus. Erst als der Kopf fast durchschneidet, sind Fraukes Hände sanft da.

Dann kommt der Kopf, Freude auf den Gesichtern, Staunen.

Nur Frauke ist angespannt, das Köpfchen weiß noch nicht, wie es sich drehen will.

Sie muß ein bißchen kräftiger unterstützen, senken und heben, dann kommt die hintere Schulter zusammen mit einer vorwitzigen Hand, der restliche Körper gleitet hinterher.

Da liegt Laslo auf Dorothees Bauch und fängt an, Töne von sich zu geben. Er hört sich noch etwas feucht an, doch Conny, der Herz und Lunge abhört, sagt: „Alles in Ordnung".

Es ist eine glückliche Atmosphäre, Entspannung und Freudentränen.

Leise Worte, langsame Bewegungen, Blicke und Berührungen, die Freude und Ergriffenheit ist bei allen spürbar.

Zusammenarbeit

Dann kommt die Plazenta, ohne Oxytocin oder Zug an der Nabelschnur; alle sehen interessiert zu, wie Frauke sie inspiziert. Laslo sucht die Brust und fängt gleich an, kräftig zu saugen, die Drei bilden eine ganz innige Einheit.

Frauke, Conny und ich fangen allmählich an, leise und in Ruhe ein bißchen aufzuräumen.

Dorothees Mutter kocht frischen Kräutertee.

Conny hat seinen Koffer gepackt und fährt nach herzlicher Verabschiedung wieder.

Frauke schreibt die Papiere, Laslo wird auf dem Bauch seiner Mutter vermessen und gewogen, niemand hat Interesse an Trennung und Hektik.

So gegen 6.00 Uhr begleiten wir Dorothee zum Wasserlassen aufs Klo, dann kommen Mutter und Kind wieder ins Bett.

Unsere Sachen stehen gepackt an der Tür, ein letzter Blick nach der Blutung, dann fahren wir nach Hause.

Frauke sitzt entspannt und müde neben mir. Wir reden noch kurz über die Geburt und über die Planung dieses Tages.

Ich fühle mich noch immer etwas unwirklich, wie zwischen Traum und Realität, voller Freude und angerührt von dieser wunderbaren Geburt.

Und auch ein bißchen traurig, weil ich noch lange warten muß, bis ich wieder so eine stimmige Geburt erleben kann, für die im Klinikalltag kein Platz ist.

Christine Graf

Die Schattenseiten der Hausgeburtshilfe

Neben den Lichtseiten der Hausgeburtshilfe – selbstbestimmtes, ganzheitliches Arbeiten, intensiver Kontakt zur (meist) dankbaren Kundschaft, gute geburtshilfliche Ergebnisse etc. – gibt es aber auch etliche Schattenbereiche.

1. Die persönliche Belastung

So schön und befriedigend die Arbeit in der Hausgeburtshilfe ist, sie ist auch sehr anstrengend.

Jede Hebamme weiß, wie anstrengend Nachtdienste, kurze Wechsel- oder Doppelschichten sind und daß mit den Jahren die Strapazen immer weniger kompensiert werden können.

Die Hausgeburtenhebamme weiß nie, wann eine „Nacht- oder Doppelschicht" dran ist. Meist ist der Tag schon angefüllt gewesen mit Wochenbettbesuchen, Vorgesprächen und Geburtsvorbereitung.

Und dann, gerade, wenn ich ins Bett fallen will, klingelt das Telefon.

Oder es reißt mich aus dem ersten Tiefschlaf...

Und nie weiß ich, wie lang der Einsatz sein wird.

Wie groß diese körperliche Belastung ist, merke ich immer dann, wenn ich eine Geburt betreue, die mich keine Nacht kostet. Nach einem glatten Verlauf habe ich dann das Gefühl, nicht gearbeitet zu haben!

Dann sinniere ich über die Leute, für die jeder Arbeitstag „so wenig" anstrengend ist...

Inzwischen brauche ich nach jedem Nachteinsatz den ganzen folgenden Tag und die nächste Nacht, um wieder „normal" zu sein.

Und meistens warten nach durchwachter Nacht Wöchnerinnen und Babies auf „ihre" Hebamme.

Nicht zu unterschätzen ist auch der emotionale Streß, der häufig mit Hausgeburten einhergeht.

Bei glattem Geburtsverlauf ist es die Zeit im Taxi zur Geburt, die mich unter Spannung setzt, weil ich nicht weiß, was ich bei meinem Eintreffen vorfinde. Da gibt es manchmal Visionen, daß ein panischer Vater sein ans Freie drängende Kind zurückhält, daß mir ein Steiß oder eine Nabelschnur entgegenguckt.

Also Angst vor Krisensituationen, die ich sofort und allein managen muß.

Und auch manche Austreibungsphase ist aufregend, wenn die Herztöne reagieren und ich weder weiß, wie lange die Geburt noch dauern wird noch wie sich die Herztöne weiterhin verhalten.

Die Schattenseiten der Hausgeburtshilfe

Im Nachhinein ein völlig normaler Verlauf, aber in der Situation einfach kräftezehrend, zumal es ja zu meiner Aufgabe gehört, nach außen ruhig und zuversichtlich zu wirken.

Begleite ich eine Frau in die Klinik, so stressen mich ähnliche Situationen wesentlich weniger.

Die Rufbereitschaft stellt einen weiteren erheblichen Streßfaktor dar, dessen Ausmaß sich wohl nur vorstellen kann, wer schon mal über längere Zeit Rufbereitschaft gemacht hat.

Aus jeder noch so privaten Situation gerissen werden können, von jedem Fest, aus jeder Veranstaltung heraus, aus jeder Stimmung heraus voll dasein für andere...

Auf Wochenendausflüge bei schönstem Wetter verzichten, sich nicht kurzfristig für Fortbildungen anmelden können, sich abends nicht mehr ins Kino trauen, weil eine sehr schnelle Geburt erwartet wird – und dann kommt das „blöde" Kind doch nicht!

Und diesen Streß die Frau nicht merken lassen, damit sie nicht unter Druck gerät.

Dies sind die Streßfaktoren, die wahrscheinlich entscheiden werden, wie lange ich mich noch in der Lage fühle, Hausgeburten zu betreuen.

2. Die miserable Bezahlung

Die Honorierung dieser strapaziösen, verantwortungsvollen Tätigkeit durch die Kassen ist einfach ein Skandal.

DM 245,— für bis zu dreizehn Stunden Tätigkeit sind einfach ein schlechter Witz.

Ich sehe meinen Beruf als ein hochqualifiziertes Handwerk an und möchte entsprechend honoriert werden.

Nicht zu vergessen, daß die Betriebskosten zwischen 30 und 40% liegen.

Wenn ich bedenke, daß ich in meiner Arbeit Teile der Tätigkeiten von Körpertherapeutinnen, Psychologinnen, Ärztinnen, Diätassistentinnen, Krankengymnastinnen, Ehe- und Erziehungsberaterinnen, Haushaltshilfen, Putzfrauen, Sozialarbeiterinnen, Kinder- und Krankenschwestern vereine, empfinde ich die Haltung des Bundesministeriums für Gesundheit zu unserer Bezahlung als ignorant und demütigend.

Die Schattenseiten der Hausgeburtshilfe

Mit dem sozialen Anspruch, den wir Hebammen ja meist haben und wissend, daß unsere Kundschaft Krankenkassenbeiträge zahlt und mit einer Hausgeburt enorme Kosten einspart, war es ein langer Weg, bis ich mir wenigstens die Rufbereitschaft von den Paaren bezahlen ließ.

Ich sehe dies als eine Notlösung; aber es ist der bessere Weg als eines Tages wegen der miserablen Bezahlung mit Hausgeburten aufzuhören. Darüber würden sich sicher einige Leute freuen.

3. Der Hausgeburten-Ärztemangel

Seitdem ich Hausgeburten betreue, bin ich damit konfrontiert, daß nicht genügend ÄrztInnen Hausgeburten mitbetreuen.

Ständige Suche nach neuen Ärzten, die vorhandenen Ärzte „bei Laune" halten, manchmal sich bei Konflikten zurückhalten aus Angst, der Arzt könne sonst das Handtuch schmeißen, kritische Äußerungen von Schwangeren abpuffern...

Typische Frauentätigkeiten.

4. Konflikte mit Paaren

Hausgeburtshilfe geht meist mit einem sehr nahen, intensiven, die Grenzen zwischen Profession und Privatem aufweichenden Kontakt einher.

Das kann dazu führen, daß auch Konflikte besonders heftig, enttäuschend, verletzend verlaufen.

Und wieder wird viel psychische Kraft verbraucht.

Stellt sich schon beim Erstgespräch oder spätestens zu Beginn des Geburtsvorbereitungskurses heraus, daß das Paar und ich nicht zusammenpassen, so ist die Situation relativ einfach zu handhaben.

„Streitpunkte" sind hier meine Kriterien für eine Hausgeburt, die Überwachung auch mit CTG, die Hinzuziehung eines Arztes nicht erst nach eingetroffener Komplikation, meine Aussage, daß es auch eine freundliche Klinikgeburtshilfe gibt u.ä..

In solchen Situationen sucht sich das Paar eine Hebamme, die ihren Vorstellungen näher kommt.

Die Schattenseiten der Hausgeburtshilfe

Schwieriger ist es, wenn ich erst zu Beginn der Rufbereitschaft feststelle, daß das Paar sehr locker mit den Rahmenbedingungen umgeht, die ich für eine Hausgeburt fordere; wenn z.B. die ausreichende Beheizung des Geburtsraumes nicht sichergestellt wird, wenn die Versorgung von Geschwistern nicht organisiert ist. Es ist wirklich kein angenehmes Gefühl, bei Beginn einer Geburt außerhalb Hamburgs festzustellen, daß die Telefonnummer des hier zuständigen Rettungsdienstes nicht wie verabredet erkundet wurde. Oder abgehetzt einzutreffen, wenn ein recht großes Kind bereits sichtbar wird und das Steißkissen nicht vorbereitet ist. Ich befinde mich dann in dem Zwiespalt, meine spontanen Gefühle wie Wut oder Angst zu unterdrücken, zu improvisieren und gleichzeitig zu wissen, daß bei etwaigen Katastrophen mir die Verantwortung zugeschoben werden wird.

Und da – Göttin sei Dank – ja meist alles gut geht, stehe ich hinterher auch noch allein mit dem Streß da.

Unangenehme Diskussionen über den Abbruch einer Hausgeburt oder sogar die Weigerung, in die Klinik zu gehen kenne ich nur aus Erzählungen von Kolleginnen. Ich führe dies auf die gemeinsame Geburtsvorbereitung und klare Richtlinien, die den Paaren bekannt sind, zurück.

Allerdings geschieht es ab und zu, daß ein Paar nach abgebrochener Hausgeburt und dann glatter, ambulanter Geburt mit einem vorwurfsvollen Unterton äußert: „Die haben da gar nichts weiter gemacht. Also hätten wir das Kind auch zu Hause kriegen können!". Das tut weh, wenn ich selbst betrübt darüber bin, nach einer langen Nacht das Paar in die Klinik gebracht zu haben und sozusagen die Ernte nicht selbst einbringen konnte. Dann muß der Kopf dem Bauch immer wieder sagen, daß es richtig so war und daß ich nicht erst recht habe, wenn in der Klinik der volle Medizinapparat aufgefahren wird. Ironie dabei: hätte ich die Frau in eine weniger freundliche Klinik gebracht, wäre die Geburtsleitung invasiver gewesen.

Auch der Rat, nach einer schwierigen Geburt nicht sofort die Klinik zu verlassen, wird manchmal nicht gern gehört. Ich erinnere mich an eine Frau, die ich bei der Geburt ihres ersten Kindes 22 Stunden nach vorzeitigem Blasensprung ohne Wehen (in den ersten Jahren habe ich so lange unter kontinuierlicher Betreuung abgewartet) in die Klinik einwies. Dort kam es weitere 24 Stunden später zur Geburt mittels VE. Mein Erkundigungsanruf in der Klinik um Mitternacht erreichte das Paar im Aufbruch. So mußte ich nach kurzem Glückwunsch deutlich zum Ausdruck bringen, daß ich eine ambulante Geburt nach diesem Verlauf nicht gutheißen könne und die Verantwortung ablehne. Ich empfahl der verständlicherweise erschöpften und aufgelösten Frau dringend, in der Klinik zu bleiben. Am nächsten Morgen rief ich im Haus der jungen Familie an – mir war klar, daß sie gegangen waren. Auf „Befehl" der Frau beschimpfte mich der Mann und teilte mir mit, daß sie keine Wochenbettbetreuung durch mich wünschten. Ich riet ihm dringend, sich um eine andere Hebamme zu bemühen. Außerdem informierte ich die Gynäkologin, die sich aber nicht imstande sah, Hausbesuche durchzuführen. Ich schrieb der Frau einen Brief, in dem ich sie zum einen daran erinnerte, was wir im Kurs über die Voraussetzungen für eine ambulante Geburt besprochen hatten und sie zum anderen dringlich bat, das Baby früh einem Kinderarzt vorzustellen und wegen der Rhesus-Situation besonders auf einen Ikterus zu achten. Die Antwort bestand in dem Vorwurf, die Atmosphäre verdorben zu haben und übervorsichtig zu sein. Jahre später erfuhr ich, welche Kollegin die Nachsorge übernommen hatte; sie berichtete mir, daß das Kind gelb geworden sei und die Frau lange Bilirubin-Kontrollen ablehnte. Als die Kollegin sich endlich durchsetzte, wurde das Kind gleich zum Blutaustausch in die Kinderklinik eingewiesen.

Einige Frauen sind sehr enttäuscht, wenn ich ihnen gegen Ende der Schwangerschaft sagen muß, daß ich doch keine Hausgeburt machen möchte, z.B. weil das Kind mir zu groß erscheint. Gibt es dann keine Schulterdystokie und wird der Klinikaufenthalt als fremdbestimmt erlebt, so mündet das manchmal in Aggressionen gegen mich. Allein gelassen mit dieser Entscheidung fühle ich mich, wenn hinterher der betreuende Arzt zu der Frau sagt: „Na, dann hätten wir das Kind ja doch zuhause kriegen können."

Ein einziges Mal habe ich mir von einem Paar eine Aufklärung unterschreiben lassen; genützt hat es nichts: bei zwei vorausgegangenen Betreuungen waren Absprachen und meine Bitte um Respektierung meines Privatlebens nicht eingehalten worden.

Zu Beginn der dritten Betreuung bestand ich auf ein klärendes Gespräch; es verlief phasenweise hitzig. Die Entscheidung, diese Familie wieder zu betreuen, fiel mir nicht leicht. Da ich aber wußte, daß mein „Nein" heißen würde: „Keine Hausgeburt", rang ich mich zu einem „Ja" durch und entwarf eine schriftliche Vereinbarung, s. S. 45. Trotz Unterschrift informierte mich das Paar nicht darüber, daß der Arzt am ersten Mai-Wochenende nicht zur Verfügung stehen würde. So machte ich bei schönstem Frühsommerwetter brav Rufbereitschaft, schlug alle Einladungen zu Ausflügen aufs Land aus – und das Paar bekam derweil das Kind in der Klinik und unterrichtete mich hinterher davon.

Licht im Schatten

Hilfen, mit den Belastungen der Hausgeburtshilfe umzugehen, können sein:

– Austausch mit anderen HG-Hebammen

– Supervision

Die Schattenseiten der Hausgeburtshilfe

– ausreichend Urlaub; das setzt voraus, daß keine unbezahlten Hebammentätigkeiten mehr verrichtet werden

– Zeiten, in denen keine Rufbereitschaft gemacht wird, sondern „nur" die anderen Hebammentätigkeiten angeboten werden

– Zusammenarbeit mit einer anderen HG-Hebamme, so daß freie Wochenenden möglich sind; oder eine Zusammenarbeit nach dem Motto: „In diesem
Monat machst Du die Rufbereitschaft, im nächsten ich."

Dokumentation

Zum Notieren der Personalien, der anamnestischen Daten und der von mir in der Schwangerschaft erbrachten Leistungen benutze ich die im Staude Verlag erhältlichen Karteikarten.

Diese Karte nehme ich zum Hausbesuch drei Wochen vor dem Termin mit und vervollständige die Angaben. Auch zur Geburt stecke ich diese Karte ein; sie erinnert mich an die Blutgruppe der Frau, die Wünsche der Eltern bezüglich der Prophylaxen. Auf ihr ist die Klinik notiert, in der die Frau angemeldet ist sowie wichtige Telefonnummern und bei komplizierten Verhältnissen eine Wegbeschreibung.

Die Geburt selbst dokumentiere ich auf einem Partogramm.[1]

Es fordert von mir alle wichtigen Angaben über Wehenbeginn, Blasensprung, Dauer der aktiven Austreibungsphase, Wehenstärke, Art der Herztonüberwachung, Herzfrequenz, Medikation und vieles mehr. Wenn ich dieses Partogramm sorgfältig ausfülle, habe ich eine hieb- und stichfeste Dokumentation.

Das Hebammentagebuch erfüllt die Forderungen an eine zeitgemäße Dokumentation keineswegs.

Die Berufsordnung in Hamburg schreibt zur Dokumentation vor: „Hebammen... haben über die in Ausübung des Berufes getroffenen Feststellungen und Maßnahmen bei Schwangeren, Gebärenden, Wöchnerinnen und Neugeborenen und über verabreichte und angewendete Arzneimittel die erforderlichen Aufzeichnungen an Hand des Partogramms zu führen.

Die Aufzeichnungen sind unter Verschluß zehn Jahre aufzubewahren und bei Berufsaufgabe unverzüglich der zuständigen Behörde zu übergeben."[2]

Die gelben Kinder-Untersuchungshefte beziehe ich kostenlos von der AOK.

Auch im Mutterpaß dokumentiere ich die Geburt.

Vornamenszettel und Geburtsbescheinigungen stellen die Standesämter zur Verfügung.

Seit zwei Jahren beteilige ich mich auch an der Perinatal-Erhebung der kassenärztlichen Vereinigung.

Zu Jahresbeginn sendet mir das Gesundheitsamt einen Statistikbogen zu, auf dem ich Rechenschaft über die betreuten Geburten und Fehlgeburten des vergangenen Jahres ablege.

Außerdem führe ich das Hebammentagebuch; dies lege ich auf Anforderung meiner Amtsärztin zur Einsicht am Anfang des Jahres vor.

---

[1] Ein bereits vorhandenes Partogramm wurde von mir auf Hausgeburtenbedürfnisse hin abgeändert. Es ist im Perimed Compliance Verlag erhältlich.
[2] Berufsordnung für die hamburgischen Hebammen und Entbindungspfleger, § 8, DHZ 6/92, S. 247 ff.

Die Schattenseiten der Hausgeburtshilfe

Weitere Formulare, wie z.B. für die Bescheinigung des voraussichtlichen Entbindungstermins, sind über den Staude Verlag erhältlich.

Eine Bescheinigung über die Notwendigkeit einer Haushaltshilfe nach §199 RVO habe ich selbst formuliert und kopiere sie für meinen Gebrauch; der Text lautet:

Bescheinigung

Frau ....

wohnhaft ....

hat am ....

ihre Tochter/ihren Sohn ....

zuhause/ambulant/als Frühentlassung am ....

geboren.

Die Familie bedarf dringend der Unterstützung durch eine Hauhaltshilfe.

Außer der Wöchnerin und dem/der Neugeborenen ist/sind noch

das Kind/die Kinder ....

im Alter von .... Jahren zu versorgen.

Hamburg, den ....   (Unterschrift)

Zusätzlich notiere ich mir in einem immerwährenden Kalender die Geburtstage „meiner" Babies. So kann ich Eltern, denen ich mich besonders verbunden fühle, zum ersten Geburtstag ihres Kindes gratulieren und mich an schöne Geburten oder auch gemeinsam gemeisterte Schwierigkeiten erinnern.

Ergebnisse der Hausgeburten

Anmerkung: die Zahlen harmonieren manchmal nicht genau; ich habe mich zwar um große Genauigkeit bemüht, aber ab und zu fehlt mal ein Fliegenbein. Die Aussage der Ergebnisse wird dadurch aber nicht verfälscht.

Hausgeburten, die von Vertretungshebammen übernommen wurden, sind in dieser Statistik nicht aufgeführt.

245 geplante HG

geplante, begonnene, verlegte Hausgeburten

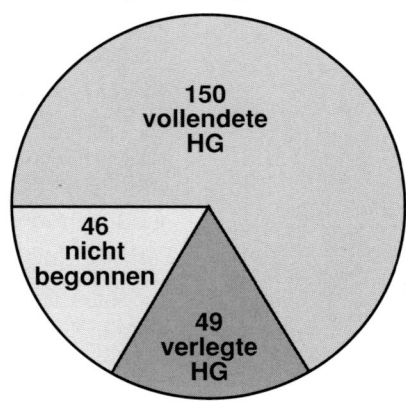

geplante, aber nicht begonnene Hausgeburten

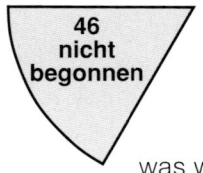

weil:

*Termin: 10 x ET + 10 und mehr

was wurde draus:

2 x Sectio

2 x grünes FW, HT-Abfall in AP

1 x PDA, Forceps, Kd. 5050g, schwere Blutungen in NGP

Meine Ergebnisse

7 x ET - 14/21 und mehr

2 x Frühgeburt nach vorz. BS

5 x 37./38. SSW: 2 x glatte SP.P.

1 x 7/8/9,

1 x 5/10/10

*Befund:

3 x vorzeitige Plazentalösung

2 x Sectio

1 x IUFT

5 x BEL

2 x Sectio

3 x SP.P.

4 x großes Kind

1 x Sectio bei Hypertonus

1 x sehr lange AP, 4400g

1 x vorz. BS, Tropf, PDA, VE, aspiriert, monatelang beatmet, Kind behindert

1 x SP.P., Atonie

2 x kleines Kind

1 x H-Gestose, Einleitung, PDA, 2920g, dystroph

1 x suspektes CTG, path. OBT, Sectio, 2200g

1 x fetale Arrhythmien

2 x suspektes CTG am ET

3 x grünes FW bei Geburtsbeginn

1 x SP.P., KiKli, Kind gesund

2 x SP.P., davon 1 x gr. FW

2 x Sp.P.

1 x sek. Sectio, großes Kind

2 x Gestose

1 x Einleitung, Sp.P.

1 x Sectio

1 x Trisomie 21

1 x Sp.P.

Meine Ergebnisse

1 Hausgeburt wurde nicht begonnen,
weil ich krank war und sich keine
Vertretung fand   ambulante Geburt

3 Hausgeburten wurden nicht
begonnen, weil die Ärzte nicht
zur Verfügung standen   ambulante Geburten

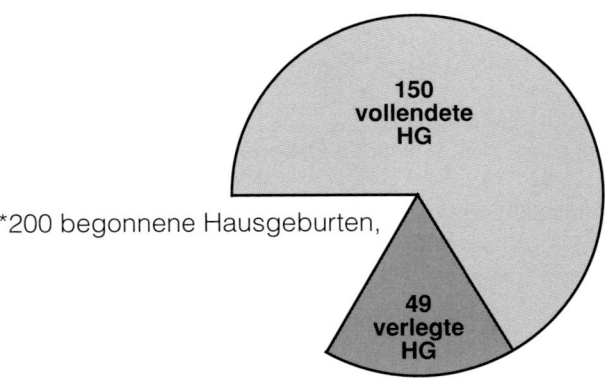

*200 begonnene Hausgeburten,

davon:

38   1. Kinder zuhause geboren

32   1. Kinder in der Klinik geboren

112   2.-4. Kinder zuhause geboren

15   2.+3. Kinder in der Klinik geboren

Den 38 Erstgebärenden mit vollendeter Hausgeburt stehen also 112 Mehrgebärende mit vollendeter Hausgeburt gegenüber (ca. 27%/73%).

Sens et al[1] geben für das Klinikkollektiv ein Verhältnis von 48% zu 52%, für die
Hausgeburtendaten aus Niedersachsen 34% zu 66%, für die aus Baden-Württemberg ebenfalls 27% zu 73% an.

An einer großen Hamburger Klinik betrug das Verhältnis von Erst- zu Mehrgebärenden 1993 56% zu 44%.

---

[1] Sens et al., a.a.O., S. 23

Meine Ergebnisse

Befund bei der ersten Untersuchung

Erst- und Mehrgebärende mit vollendeter Hausgeburt haben gleichermaßen günstige Muttermundsbefunde bei der Anfangsuntersuchung, die sich zumindest bei den Erstgebärenden deutlich von den üblichen Aufnahmebefunden in Kliniken unterscheiden.

Die durchschnittliche Eröffnung des Muttermundes betrug bei den Erstgebärenden mit vollendeter Hausgeburt genau wie bei den Zweitgebärenden mit vollendeter Hausgeburt 4,6 cm. (Für die Ermittlung des Anfangsbefundes lagen mir von 86 zuhause entbundenen Zweitgebärenden 60 Partogramme vor. Gestützt auf mein Gedächtnis vermute ich, daß die Zweitgebärenden durchschnittlich doch größere Muttermundsweiten aufweisen als Erstgebärende. Diese sind allerdings nicht dokumentiert, da ich bei diesen flotten Geburten kein Partogramm mehr anlegte, sondern nur im Hebammentagebuch dokumentierte.)

Erklären läßt sich die fortgeschrittene Eröffnung mit einem niedrigeren Angstniveau, größerer Eigeninitiative, dem fehlenden Entscheidungsdruck „rechtzeitig" loszufahren etc.

Bei den Erstgebärenden mit abgebrochener Hausgeburt waren es 2,6 cm.

Hier wird der Befund in erster Linie von Frauen „gedrückt", die aufgrund eines vorzeitigen Blasensprunges mit einer Eröffnung von 1-2 cm rufen.

	Erstgebärende voll.	Erstgebärende abgebr.	Zweitgebärende voll.
10 cm			XXXXX
9 cm	X		X
8 cm	XX		
7 cm	X		X
6 cm	XX	X	XXXXXX
5 cm	XXXXXXXX	XX	XXXXXXXX
4 cm	XXXXX	XX	XXXXXXXXXXXX
3 cm	XXXXX	XXXXXXX	XXXXXXXXXXXXXXXXX
2 cm		XXXXXX	XXXX
1 cm	X	XXXXX	X
	n=27	n=23	n=60

184

Meine Ergebnisse

begonnene, aber verlegte Hausgeburten

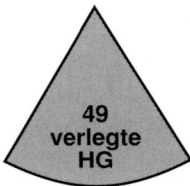

49 verlegte HG

Insgesamt wurden 25% der begonnenen Hausgeburten in die Klinik verlegt; beim ersten Kind ist dieser Szenenwechsel aber wesentlich wahrscheinlicher (46%).

Hausgeburt verlegt, weil:

(Mehrfachnennungen)

	1. Kind	2. Kind	3. Kind
vorz. BS, keine Wehen	14	5	1
Geburtsstillstand EÖ	12	1	1
Geburtsstillstand AP	1		
suspekte HTs	6	5	1
grünes FW	2		
hoher Blutdruck	1		

n = 49

Konsequenz:	1. Kind	2. Kind	3. Kind
PDA	12	3	2
Sectio	2		
VE	3		
Forceps		2	

„Komplikationen" während der Klinikgeburt:

hoher Geradstand	2 (1 x Sectio, 1 x Sp.P.!)
Deflexionslagen	2
hiHHL	1
Atonie pp	1
Kind verlegt	1 (zur Überwachung mit stark gestautem Kopf, nach einer Nacht zurück zur Mutter nachhause)

Meine Ergebnisse

1 Frau wurde zur manuellen Plazentalösung in die Klinik verlegt.

Auch Sens et al. geben als häufigste Geburtsrisiken den vorzeitigen Blasensprung und die Terminüberschreitung an.

Geburtsdauer nach Klinikaufnahme

durchschnittlich 9,1 Stunden, was ganz deutlich zeigt, daß abgebrochene Hausgeburten nicht zu hektischen, operativen Entbindungen führen müssen.

– selten 2-3 Stunden (z.B. HT-Veränderungen späte EÖ; Sp.P., ambulante Geburt)

– oft 7-9 Stunden (z.B. PDA-Wunsch)

– selten 13-27 Stunden (z.B. nach vorzeitigem Blasensprung ohne Geburtswehen)

Vergleicht frau die Konsequenzen der abgebrochenen Hausgeburten mit den Verläufen der Geburten, die zwar als Hausgeburten geplant waren, aber nicht begonnen wurden, so erweist sich die Effizienz der Auswahlkriterien.

vollendete Hausgeburten

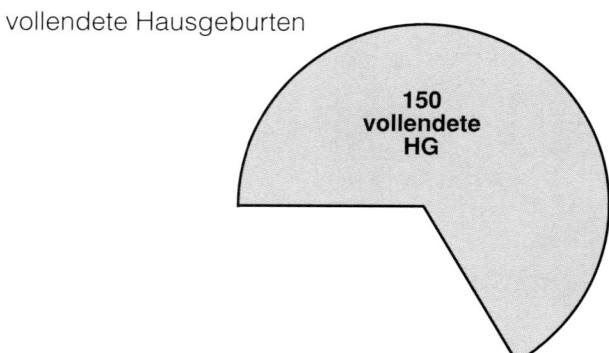

Soziale Daten

Die mit Abstand größte Altersgruppe der Frauen ist die der 26-30jährigen, gefolgt von den 31-35jährigen; erst dann folgen die 21-25jährigen.

186

Meine Ergebnisse

Dies liegt zum einen an der Zahl der Mehrgebärenden, die sich häufiger zur Hausgeburt entschließen als Erstgebärende.

Zum anderen entscheiden sich oft Erstgebärende mit höherer Bildung, mehr Selbstbewußtsein für eine Hausgeburt. Und die sind etwas älter als die „Statistik-Erstgebärende".

Die Frauen kommen meist aus dem Gesundheitswesen, aus dem Erziehungs-/Beratungsbereich oder sind künstlerisch-kreativ tätig.

Berufe, in der Reihenfolge ihrer Häufigkeit:

Studentinnen, Hausfrauen, Hebammen, Sozialpädagoginnen, Krankenschwestern, Lehrerinnen, Krankengymnastinnen, Erzieherinnen.

Dies sind zwar typische Frauenberufe, aber nicht die in der Gesamtbevölkerung häufigsten.

Die Partner sind in erster Linie Studenten, Selbständige, Akademiker.

AusländerInnen kommen im Hausgeburtenklientel selten vor; wenn, dann sind es integrierte, hochqualifizierte ohne Sprach- oder andere MigrantInnenprobleme.

Diese Angaben decken sich mit den Ergebnissen von Sens et al.[2] die beim Vergleich von ca. 500 vollendeten Hausgeburten mit 62.000 Klinikgeburten 1989 herausfanden, daß die Hausgeburtenfrauen älter, fast ausschließlich Deutsche, häufiger noch in Ausbildung/Studium sind, insgesamt einen höheren Sozialstatus haben.

Demographische Risikofaktoren[3] (Mütter unter 18 bzw. über 35 Jahren, hohe Ordnungszahl der Geburt, uneheliche Geburt, niedrige Schulbildung der Mutter/Eltern, niedrige Sozialschicht) finden sich mit Ausnahme der „unehelichen Geburt" in meinem Klientel selten; hier gibt es viele „eheähnliche Verhältnisse", die wohl genauso das geborgene Gefühl vermitteln, daß der Rahmen stimmt.

---

[2] Sens et al. Einbeziehung der Hausgeburtshilfe in die Perinatalerhebung. Niedersächsisches Ärzteblatt 24/1992, S. 22f
[3] Beate Wimmer-Puchinger. Schwangerschaft als Krise. Berlin 1992. S. 37f.

Meine Ergebnisse

Geburtsdauer:

1. Kind Ø 8,0 Stunden

2. Kind Ø 4,3 Stunden

Geburtsdauer ab MM vollständig in Minuten:

n=26	1. Kinder
210	X
120	XX
80	X
65	X
60	XXXXX
50	X
45	XX
40	XXX
30	X
25	X
20	XXXXXXX
15	X

Wehenmittel:

Oxytocin

	EÖ	AP	NGP	n =
1.	1	3	7	(38)
2.		1	20	(86)
3.			5	(23)
4.				(4)

Schmerzmittel: (kein Pethidin, Dolantin etc.)

		n =
1.	14	(38)
2.	11	(86)
3.	1	(23)
4.	0	(4)

188

Meine Ergebnisse

Verletzungen: (Mehrfachnennungen, z.B. DR III nach Epi)

Epi med.	med-lat.	intakt	DRI	DRII	DRIII	Scheide/Labien	
14	5	7	3	2	2	9	38 x 1. Kind
22	5	31	16	11	3	3	86 x 2. Kind
		11	6	1	1		23 x 3. Kind
		3	1				4 x 4. Kind

Kinder:

Geburtsgewicht:

2551 - 2750 g	1
2751 - 3000 g	4
3001 - 3250 g	18
3251 - 3500 g	31
3501 - 3750 g	44
3751 - 4000 g	30
4001 - 4250 g	16
4251 - 4500 g	4
4501 - 4750 g	1

Das Durchschnittsgewicht der HG-Kinder liegt also deutlich über dem aller Babies. Ein Zeichen für gute Plazentafunktion in der Schwangerschaft aufgrund günstiger sozialer Verhältnisse, geringem Genußmittelkonsum etc. Eine gute Voraussetzung für Hausgeburten.

2 x Neugeborenennotdienst:

1 x Spina Bifida

1 x Aspiration 2 Stunden pp (Kind ist gesund)

Ein Kind mußte zuhause reanimiert werden (2/8/10).

Nahezu alle Kinder wurden voll gestillt.

Meine Ergebnisse

Komplikationen bei Hausgeburten

3 x hiHHL   AP 50-100 Min., davon aktiv 20-60 Min.

2 x schwere Schulterentwicklung Apgar 4/6/8 bzw. 7/8/9

1 x VoHL   AP 120 Min., davon aktiv 30 Min.

1 x Scheitellage   AP 210 Min., davon aktiv 60 Min.

mehrere Geburten im tiefen Querstand ohne Probleme;

1 x fetale Bradykardie 2/8/10

1 x manuelle Plazentalösung zuhause

1 x Spina Bifida

1 x Aspiration, Zyanose 2 Stunden pp.

Klinikhebammen befragen mich oft nach schlechten Herztönen der Kinder, insbesondere nach plötzlichen, dramatischen Herztonabfällen. Dies kommt unter den dargestellten Rahmenbedingungen äußerst selten vor; auch die erwähnten Verlegungen in die Klinik wegen „suspekter Herztöne" waren eben (noch) nicht pathologisch.

Dieses Hausgeburten-Phänomen bestätigen auch Sens et al.[4], die schlechte Herztöne für das Klinikkollektiv mit 16,6% angeben, für die Hausgeburten mit 0,6%.

Arzt zur Geburt

150 vollendete Hausgeburten,

davon:

100 x Arzt zur Geburt

 39 x Arzt nach der Geburt

 11 x ohne Arzt, davon 4 x mit zweiter Hebamme

---

[4] Sens et al., a.a.O., S. 23

Die Diskussion um die Hausgeburtshilfe

„Immer mehr Frauen suchen nach Alternativen zu den konventionellen Geburtshilfemethoden. Manche Fachkräfte tun Dinge außerhalb der Legalität, um den natürlichen Anforderungen einer Geburt gerecht zu werden. Diese Bewegung gerät unter immer stärkeren Druck seitens der ärztlichen Standesvertreter, die sie zu stoppen versuchen. Manche Hebammen wandern sogar ins Gefängnis. Andere Ärzte und Ärztinnen werden abqualifiziert, weil ihr Vorgehen als „bizarr" angesehen wird. Es gäbe keine derartigen Hexenverfolgungen, wenn diese Bewegung nur eine vorübergehende Modeerscheinung wäre. Die medizinische Geburtshilfe ist eine Disziplin, die am meisten zur Schwächung der Primärgesundheit in unserer Gesellschaft beigetragen hat."

Aus: Michel Odent. Von Geburt an gesund, S. 136, München 1989

Angesichts der geringen Zahl von Hausgeburten ist es verblüffend, wie erbittert und oft polemisch die Diskussion um die Hausgeburtshilfe geführt wird.

Dabei wird oft einzig über das physische Risiko für Kind und Mutter diskutiert und spekuliert.

So gibt Thieme an, daß im Jahre 1987 in West-Berlin 466 außerklinischen Entbindungen 123 Geburten gegenüberstanden, die wegen „plötzlicher Komplikationen" im Krankenhaus beendet werden mußten.[1]

Leider differenziert er nicht in tatsächliche „plötzliche Komplikationen" und Verlegungen aufgrund z.B. PDA-Wunsch der Frau, mangelnde Wehentätigkeit nach Blasensprung etc. Eine hohe Prozentzahl verlegter Hausgeburten läßt nicht zwangsläufig auf viele „Beinahe-Katastrophen" schließen, sie kann ein Hinweis auf mangelnde Selektion, aber auch auf vorsichtiges Arbeiten und frühzeitiges Verlegen sein.

In der Bayrischen Perinatalerhebung 1989 wurden nach risikofreier Schwangerschaft 10,9% dieser Geburten als „durch akute Geburtsrisiken gefährdet" eingestuft.[2] Unter diesen „akuten Geburtsrisiken" finden sich z.B. schlechte Herztöne und Fieber unter der Geburt. Beides Vorkommnisse, die zuhause selten vorkommen und außerdem eine ruhige Verlegung in die Klinik zulassen. Auch in der Klinik sind dies ja Vorkommnisse, die sich langsam entwickeln und keine Akutintervention erfordern.

Untersuchungen über den tatsächlichen Verlauf von Hausgeburten und abgebrochenen Hausgeburten gibt es erst in jüngerer Zeit.

Tew und Damstra-Wijmenga[3] haben in ihrer Analyse des gesamten niederländischen Geburtsjahrgangs 1986 (36% Hausgeburten) herausgefunden, „daß

---

[1] Thieme, Wie hoch ist das tatsächliche Mortalitätsrisiko einer Hausgeburt?, in: Der Frauenarzt 31, 7/1990, S. 648
[2] Thieme, a.a.O., S. 648
[3] Marjorie Tew und Sonja Damstra-Wijmenga, Die sichersten GeburtsbegleiterInnen: neue Belege aus Holland. DHZ 5/92, S. 173ff

Die Diskussion um die Hausgeburtshilfe

bei allen Geburten nach der 32. Schwangerschaftswoche die Mortalität unter der nicht eingreifenden Betreuung von Hebammen viel geringer ist als unter dem eingreifenden Management von Ärzten für Geburtshilfe, und das unabhängig vom vorhergesagten Risiko der Geburt."[4]

Dieses – zumindest in Hinblick auf die Frühgeburten erstaunliche Ergebnis – beweist, wie wichtig es ist, nicht nur das „wo" der Geburt, sondern auch das „wie" zu diskutieren. „Bei einer Schwangerschaftsdauer von über 36 Wochen – das sind 93,3% aller Geburten und davon fast die Hälfte unter der Betreuung von Ärzten für Geburtshilfe – war die Perinatalsterblichkeit bei den Ärzten für Geburtshilfe mit 8,1 Promille zehnmal so hoch wie bei den Hebammen (0,8 Promille)."[5]

(Im Unterschied zu Deutschland sind in den Niederlanden ÄrztInnen berechtigt, ohne Hebammen Geburtshilfe zu leisten.)

Auch die britische Medizinzeitschrift „The Lancet" stellt fest, daß angesichts der vorliegenden britischen Daten weder die mangelnde Sicherheit von Hausgeburten noch die höhere Sicherheit von Klinikgeburten nachgewiesen ist.[6]

1990 verabschiedet die Deutsche Gesellschaft für Gynäkologie und Geburtshilfe eine Stellungnahme zur Hausgeburtshilfe, in der sie Haus- und Praxisgeburten „wegen ihrer typischen und immanenten Gefahren für das Kind strikt" ablehnt.[7]

Den Hausgeburten betreuenden Hebammen und ÄrztInnen wird vorgeworfen, daß sie „....in Kenntnis der Gefahren der Hausgeburtshilfe die Sicherheit des Kindes und der Mutter unter der Geburt leichtfertig aufs Spiel setzen."[8]

Daraufhin fordert die WHO mit Schreiben vom 24.1.1991 Berg und Hickl auf, ihre Behauptungen mit Fakten zu untermauern. Marsden Wagner schreibt für die WHO: „....Wir in der WHO haben eine sehr sorgfältige Analyse der Fachliteratur aus der ganzen Welt zu diesem Thema gemacht und ich kann Ihnen versichern, daß es keinen wissenschaftlichen Anhaltspunkt gibt, der belegt, daß eine geplante Hausgeburt für eine Frau, die eine normale Schwangerschaft hatte, gefährlicher als eine Klinikgeburt sei" (Übersetzung F.L.)

Die von der WHO geforderten Belege für die angeblich dramatisch hohe Mortalitätsrate bei Hausgeburten in Deutschland bleibt die DGfGuG schuldig. Auch der Vorschlag der WHO, einen Kongreß zur Hausgeburtshilfe in Deutschland abzuhalten, wird nicht aufgegriffen. Ebenso bleibt ein Schriftwechsel meinerseits mit Berg und Hickl unergiebig.

---

[4] Tew, a.a.O., S. 173
[5] Tew, a.a.O., S. 177
[6] zitiert nach Tew, a.a.O., S. 181
[7] Hickl und Berg, Stellungnahme der Deutschen Gesellschaft für Gynäkologie und Geburtshilfe zur Hausgeburtshilfe, in: Mitteilungen der DGfGuG, 3/1990, S. 3
[8] Hickl und Berg, a.a.O., S. 3

Die Diskussion um die Hausgeburtshilfe

Sens et al. kommen in ihrer Auswertung von Hausgeburten, die im Zeitraum März 1987 bis Dezember 1991 mit dem Perinatalbogen erfaßt wurden, zu dem Ergebnis: „daß in dem hier dargestellten Kollektiv von 492 vollendeten Hausgeburten nach gründlicher Analyse der Einzelfälle keine einzige schwere Komplikation dokumentiert worden ist, die der Geburtsleitung unter den Bedingungen der Hausgeburtshilfe angelastet werden könnte."[9] Sie betonen die Wichtigkeit einer guten Selektion für die Hausgeburt. Die Behauptung, Hausgeburtshilfe habe eine erhöhte Mortalität und Morbidität, ist nicht haltbar. 1992 verabschiedet der Hauptausschuß des Bundes Deutscher Hebammen e.V. (BDH) eine Resolution, die differenziert und positiv zur Hausgeburtshilfe Stellung bezieht. (s. Kasten, S. 194)

Auf dem Hebammenkongreß Schloß Goldegg wurden im Oktober 1993 Teile einer noch nicht veröffentlichten Untersuchung über Hausgeburten in der Schweiz vorgestellt. Für diese Untersuchung wurden Frauen, die eine Hausgeburt (HG) wünschten mit Frauen, die eine Klinikgeburt (KG) anstrebten, verglichen. Es wurden keine Unterschiede hinsichtlich der sozialen Schicht[10], sehr wohl aber in Bezug auf Parität und Anamnese gefunden.

Aus diesen beiden Gruppen wurden dann „Paare" gebildet, d.h. es wurden jeweils eine Frau, die eine HG wünschte, einer Frau, die eine KG wünschte, zugeordnet; dabei mußten die Frauen in den Kriterien Alter, wievielte Schwangerschaft, Nationalität, soziale Schicht, Partnergruppe, internistische und gynäkologische Anamnese übereinstimmen.

Eine Selbsteinschätzung, die die Frauen im achten Schwangerschaftsmonat per Fragebogen (Rücklauf 93%!) vornahmen, ergab, daß die HG-Frauen sich als selbstbewußt einschätzen, sie sind weniger besorgt und ängstlich, sehen die Geburt als natürliches Ereignis. Die KG-Frauen sahen sich mehr um Risiken besorgt, machten sich Sorgen um das Kind, ihr Vertrauen in die Geburtsmedizin war größer, sie hatten eher den Wunsch, sich anzupassen.

Von den Frauen, die eine HG gewünscht hatten, hatten dann 75% tatsächlich eine Hausgeburt.

Erstaunlich sind folgende Ergebnisse: von den Frauen, die eine Hausgeburt wünschten (d.h. inclusive der doch nicht begonnenen bzw. abgebrochenen) hatten 90% eine Spontangeburt gegenüber 78% bei den Frauen, die eine Klinikgeburt wünschten.

---

[9] Sens, Rienhoff, Mühlhaus, Wenzlaff; Einbeziehung der Hausgeburtshilfe in die Perinatalerhebung, DHZ 7/93, S. 270

[10] Allgemein wird das Hausgeburtenklientel – auch meins – mit „obere Mittelschicht" beschrieben; eventuell lassen sich die Abweichungen der schweizer Untersuchung damit erklären, daß es entweder eine nicht unterbrochene Hausgeburtentradition oder eine schon länger währende Renaissance gibt.
In deutschen Großstädten übernehmen die üblichen, gut informierten, selbstbewußten Kreise die VorreiterInnenrollen.

Die Diskussion um die Hausgeburtshilfe

Hebammenverband steht zur Hausgeburtshilfe

– Die Betreuung der Schwangerschaft, der Geburt und des Wochenbettes gehört laut Hebammengesetz vom 4.6.1985 zum Aufgabenbereich der Hebamme, solange es sich um regelrechte Verläufe handelt.
Einer zunehmenden Pathologisierung, Technisierung und Medikalisierung dieser Lebensphasen muß im Interesse der Frauen, Kinder und Familien entschieden entgegengetreten werden.

– Schwangerschaft, Geburt und Wochenbett sind nicht einfach körperliche Abläufe, sondern ebenso psychosexuelle und soziale Prozesse, für deren ungestörten Verlauf emotionale Sicherheit und Geborgenheit unabdingbar sind.
Die freie Wahl einer Hebamme und eines Arztes/einer Ärztin sowie das Wachsen einer Vertrauensbeziehung durch die ganzheitliche Betreuung in der Schwangerschaft, unter der Geburt und im Wochenbett begünstigen einen ungestörten Ablauf dieses wichtigen Lebensabschnittes.

– Hausgeburt, Geburtshaus- und Praxisgeburt sowie ambulante oder stationäre Klinikentbindung stehen mit jeweils spezifischen Vor- und Nachteilen gleichberechtigt nebeneinander.
Es gilt, gemeinsam mit den werdenden Eltern, die ihren Wünschen und Möglichkeiten angemessene Geburtsform zu wählen.
Dabei hat die Auswahl nach geburtshilflichen Kriterien Priorität vor psychologischen oder sozialen Aspekten.

– Die heutigen Möglichkeiten der Schwangerschaftsvorsorge und Geburtsüberwachung sowie die sozialen Veränderungen haben günstige Voraussetzungen für Hausgeburtshilfe geschaffen.
Frauen, die heute eine Hausgeburt planen, haben signifikant weniger anamnestische Risiken. Sie bereiten sich intensiv auf die Geburt vor und nehmen die Vorsorgeuntersuchungen durch Hebamme und/oder Arzt wahr.

– Nach komplikationslosem Schwangerschaftsverlauf, angemessener Vorsorge und guter Überwachung der Geburt kommt es extrem selten zu akuten Notsituationen unter der Geburt.
Wir appellieren an alle in der Hausgeburtshilfe Tätigen, bei sich anbahnenden Abweichungen vom regelrechten Verlauf frühzeitig die Klinik aufzusuchen.
Wir fordern alle in der Klinik Tätigen auf, vorurteilsfrei mit Hausgeburtshebammen zusammenzuarbeiten.
Wir wünschen eine partnerschaftliche Zusammenarbeit mit Frauen- und Kinderärztinnen in Anerkennung der jeweiligen Kompetenzen.

Die Diskussion um die Hausgeburtshilfe

Vergleicht frau hier nur die Erstgebärenden, so sind es 83% versus 63%.

Eine Sectio hatten 5,5% der HG-Wunsch-Frauen, aber 11,4% der KG-Wunsch-Frauen, eine vag.-OP-Geburt hatten 4,5% der HG-Wunsch-Frauen, aber 10,9% der KG-Wunsch-Frauen.

Einen intakten Damm hatten 35% der HG-Wunsch-Frauen, aber nur 8% der KG-Wunsch-Frauen. Dabei ist zu beachten, daß die verglichenen Paare in der Parität identisch waren!

Diese Untersuchung stützt meine Erfahrung, daß Frauen/Paare, die eine Hausgeburt wünschen, von ihrer Persönlichkeitsstruktur her dazu auch geeignet sind. Und, daß die Atmosphäre und der Stil der Geburtshilfe Auswirkungen auf die nüchternen geburtshilflichen Ergebnisse haben.

„Die Regierung unterstützt und fördert Hausgeburten"

Eine Haltung wie sie sich in obigem Zitat ausdrückt – es entstammt der niederländischen Berufsbeschreibung für Hebammen – ist für Deutschland zur Zeit undenkbar. Hier befinde ich mich in einem gesellschaftlichen Zusammenhang, der mir ständig Rechtfertigungen abverlangt und mich unter Beweiszwang setzt.

Der Großteil der veröffentlichten Meinung spricht sich vehement gegen Hausgeburten aus, dabei wird ohne gründliche Recherche nachgeplappert, was Ärztefunktionäre behaupten. Die liberalere Variante preist ambulante Klinikgeburten als „sichere Alternative", ohne zu verstehen, daß bei diesem Weg nur noch das häusliche Wochenbett an Hausgeburten erinnert. Diese verquere Ansicht führt zu Titeln wie „Hausgeburt in der Klinik"[1]; frau stelle sich eine Schlagzeile vor, die lautet: „Klinikgeburt zuhause"!

In diesem Umfeld zu arbeiten, ermüdet zusätzlich zu der Nacht- und Wochenendarbeit.

Odent hat das gesellschaftliche Umfeld treffend beschrieben: „...können wohl keine rationalen Gründe für das immer noch bestehende Mißtrauen gegenüber Hausgeburten geltend gemacht werden. Diesem Mißtrauen liegt mangelnder Wille zugrunde. Die subtilste Art und Weise, Hausgeburten in Mißkredit zu bringem, ist, sie so gefährlich wie möglich zu machen. Zum Teil geschieht dies dadurch, daß man eine Atmosphäre von Schuld schafft. Wenn eine Frau es wagt, an eine Hausgeburt zu denken, wird sie als erstes gefragt, was sie tun würde, wenn es zu Komplikationen käme... Die Hausgeburten werden dadurch gefährlich gemacht, daß man eine konfliktbeladene Atmosphäre schafft. Wenn eine Hebamme eine Frau während der Wehen vom Zuhause ins Krankenhaus bringen muß, weiß sie, daß sie mit Kritik, ja oft sogar Spott zu rechnen hat. Hausgeburten werden auch dadurch gefährlich gemacht, daß es keine angemessene Ausbildung für Hebammen gibt und daß oft die Frauen, die sich am besten (für die Ausbildung, F.L.) eignen würden, nicht die sind, die ausgewählt werden. Alter ..., Erfahrung, Initiative und die Fähigkeit, eigene Entscheidungen zu treffen, sind die hauptsächlichen Qualitäten, die eine Hebamme für die Arbeit bei Hausgeburten haben muß."[2]

Auch bei uns werden meist anpassungswillige „Arzthelferinnen" zur Ausbildung zugelassen, weniger selbstbewußte Frauen mit Berufs- und Lebenserfahrung.

---

[1] Medical Tribune
[2] Michel Odent. Von Geburt an gesund. München 1989, S. 126f

Ausblick

Die katastrophale Bezahlung für Hausgeburten ist bekannt; meist wird dies aber nur auf die Hebammen bezogen gesehen. Für die wenigen Ärzte, die Hausgeburten mitbetreuen, stellt sich dies aber ähnlich dar. Angesichts der Verantwortung, der hohen Versicherungsprämien, dem Verdienstausfall bei einer Geburt in der Praxiszeit läß sich der Einsatz von ÄrztInnen in der Hausgeburtshilfe hierzulande nur mit ideellen und emotionalen Beweggründen erklären – und auch nicht lange durchhalten.

Zumal eine Zuzahlung durch das meist gewillte Hausgeburtenklientel rechtlich problematisch ist und in der schlecht informierten Öffentlichkeit auf wenig Verständnis stoßen würde.

So hat sich für mich die Situation ergeben, daß der Arzt, mit dem ich am längsten zusammenarbeite, keine Kassenfrauen mehr bei Hausgeburten betreut – und sonst gibt es zur Zeit keineN ÄrztIn, mit dem/der ich zusammenarbeiten könnte. Heißt: Erstgebärende kann ich nur entbinden, wenn sie privat versichert sind; Mehrgebärende, hier vor allem Frauen, die ich von vorausgegangenen Geburten kenne, entbinde ich mit einer zweiten Hebamme gemeinsam; dies bedeutet wiederum eine finanzielle Einbuße für uns Hebammen.

So deprimierend es ist: wir müssen dem Umstand Rechnung tragen, daß die Kraft Einzelner nicht auf Dauer ausreicht, sich gegen gesellschaftliche Zustände zu stemmen.

Zur Veränderung bräuchte es eine kontinuierliche, langatmige Lobbyarbeit unserer Kundschaft auf allen politischen Ebenen. Das Problem dabei: Frauen/Paare mit Hausgeburtenwunsch nehmen frühestens im dritten Monat mit Entsetzen, Traurigkeit und Wut wahr, wie die Verhältnisse sind – wenn sie nämlich keine Hebamme bzw. keineN ÄrztIn für die Geburt finden – und sind dann nicht bereit, sich für Veränderungen einzusetzen, von denen sie selbst voraussichtlich nicht mehr profitieren werden. Und die, die begeistert von ihrer Hausgeburt und der Hebammenarbeit sind, werden vom Kinderstreß und dem Kampf um einen Kindergartenplatz aufgefressen.

Warum allerdings die Kassen und Versicherungen, die so viel von Kostendämpfung im Gesundheitswesen und Prävention reden, sich nicht zu Verbündeten der Hebammen machen, kann frau nur ahnen.

So werde ich in absehbarer Zukunft wohl nur noch ab und zu das Vergnügen haben, eine Hausgeburt zu begleiten. Mein Arbeitsschwerpunkt hat sich auf den Aufbau einer Hebammenpraxis verlagert, die Aktivitäten in der Hebammenfortbildung werden um den „Einstieg in die Hausgeburtshilfe" erweitert – mit der Hoffnung, daß junge Kolleginnen diesen schönen, schweren Bereich unseres weiten Berufsfeldes am Leben erhalten.

Literatur

Historisches:

- Jeanne Achterberg, Die Frau als Heilerin; München 1991
- Becker, Bovenschen, Brackert u.a., Aus der Zeit der Verzweiflung. Zur Genese und Aktualität des Hexenbildes, Frankfurt 1977
- Edward Shorter, Der weibliche Körper als Schicksal, München 1984

Wissenschaftliche Untersuchungen:

- Sheila Kitzinger, Place of Birth; Oxford University Press
- Marjorie Tew und Sonja Damstra-Wijmenga, Die sichersten GeburtsbegleiterInnen: neue Belege aus Holland, in: DHZ 5/92, S. 173ff
- Sens et al., Einbeziehung der Hausgeburtshilfe in die Perinatalerhebung; in DHZ 7/93, S. 270ff und DHZ 8/93, S. 310ff

Hausgeburt:

Inge Kelm-Kahl, Hausgeburt – Besser für Mutter und Kind, Reinbek

Erfahrungsberichte von Hebammen

- Adeline Favre, Ich, Adeline, Hebamme aus dem Val d'Anniviers, Zürich 1982
- Marianne Grabrucker, Vom Abenteuer der Geburt; Fischer Tabu

Geburtsphilosophie

- Michel Odent, Die Geburt des Menschen, München 1980
- Michel Odent, Von Geburt an gesund, München 1989
- Stanislav Grof, Geburt, Tod und Transzendenz, München 1985
- Susanne Kühnel, Plädoyer für ein ökologisches Modell in der Geburtshilfe, in: DHZ 3/90
- Marianne Krüll, Die Geburt ist nicht der Anfang, Stuttgart 1989

Belletristik:

- Hans Hellmut Kirst, Mit diesen meinen Händen, München 1957
- Rolf Hochhuth, Die Hebamme, Reinbek 1971
- Karin Köster-Lösche, Mutter Grielosch, Mainz 1991

Literatur

Arbeitshilfen/Lehrbücher:

– Janet Balaskas, Aktive Geburt, München 1993

– Elisabeth Davis, Hebammenhandbuch, München 1992

– Ina May Gaskin, Spiritual Midwifery, Summertown, 1978

– Harder, Kriegerowski etal., Hebammenkunde, Berlin 1994

– Jean Liedloff, Auf der Suche nach dem verlorenen Glück, München 1980

– Frauke Lippens, Geburtsvorbereitung, eine Arbeitshilfe für Hebammen, Hannover 1993

Dank

Während der Arbeit an diesem Buch habe ich mich mit meiner Entwicklung im Hebammenberuf im Allgemeinen und in der Hausgeburtshilfe im Besonderen auseinandergesetzt. Dabei ist mir bewußt geworden, wievielen Menschen ich wichtige Impulse verdanke.

Diesen Dank möchte ich hier ausdrücken:

* Ilse Dall, meine Lehrhebamme;

* Viresha, für alle Hausgeburtenkolleginnen, die mich vertreten und unterstützt haben, mit denen ich mich austauschen und auch kontrovers diskutieren konnte;

* Lore, die mich als Freundin und tolle Klinikhebamme angeregt, korrigiert, unterstützt hat;

* Hannelore, für alle Klinikhebammen, die vorurteilsfrei meine Arbeit unterstützen und liebevoll abgebrochene Hausgeburten betreuen;

* Conny, als der Gynäkologe, der am längsten und zuverlässigsten mit mir zusammenarbeitet;

* Jovana, Hamido und Kanti, meine LehrerInnen in spiritueller und körpertherapeutischer Arbeit;

* Hein und Willi, für alle Kinder, deren Geburt in diese Welt ich begleiten durfte und von denen ich so viel gelernt habe.